Claudia Stahl-Kadlec
Hubert Donhauser

HP - Trainer

Repetitorium für den Heilpraktiker zur Ausbildungsbegleitung und Vorbereitung auf die Amtsärztliche Überprüfung

Bibliografische Informationen der Deutschen Bibliothek:
Die Deutsche Bibliothek verzeichnet diese Publikation in der deutschen Nationalbibliografie; detaillierte bibliografische Informationen sind im Internet unter:
<http://dnb.ddb.de> abrufbar.

Claudia Stahl-Kadlec • Hubert Donhauser
HP-Trainer

2005, Lehmanns Media – LOB.de, Berlin
ISBN: 3-86541-095-2

Druck und Herstellung: TRIGGERagent, Berlin

Inhaltsverzeichnis

Hinweise:

- Die Autoren haben sich bei der Auswahl und Zusammenstellung der Inhalte sowie der Kommentierung um größtmögliche Richtigkeit bemüht. Dennoch kann daraus keine Gewähr für die in diesem Skript/Buch enthaltenen Angaben und Aussagen gemacht werden. Ebenso große Sorgfalt wurde darauf verwendet, dass die in diesem Skript/Buch gemachten Aussagen dem neuen Erkenntnisstand Rechnung tragen. Dies entbindet allerdings den Leser nicht davon, Informationen, welche er diesem Skript/Buch entnommen hat zu überprüfen! Es ist weiterhin zu beachten, dass Richtlinien, Verordnungen, Erkenntnisse usw. im Laufe der Zeit einem ständigen Wandel unterliegen.
- Die Wiedergabe von Gebrauchsnamen, Handelsnamen, Warenbezeichnungen usw. in diesem Skript/Buch berechtigt auch ohne besondere Kennzeichnung nicht zu der Annahme, dass solche Namen im Sinne der Warenzeichen- und Markenschutzgesetzgebung als frei zu betrachten wären und daher von jedermann benutzt werden dürfen.
-

Vorwort

Auf Anregungen vieler Heilpraktikerinnen- und Heilpraktikeranwärter hin ist das vorliegende Projekt entstanden, das sich u. a. maßgeblich an dem seit einiger Zeit geänderten Überprüfungsmodus für diese Berufsgruppe orientiert. Sinn des neuen Vorgehens ist vor allem eine bundesweite Vereinheitlichung und somit auch eine größere Gerechtigkeit im Überprüfungsverfahren.
Dieses Werk will die Lernenden aber nicht erst im Endspurt auf die amtsärztliche Überprüfung unterstützen, sondern sie schon während ihres Studiums begleiten sowie allen an einer Heilpraktikerausbildung Interessierten Einblick in wichtige Studienschwerpunkte gewähren.
Im Laufe unserer langjährigen Erfahrung als Dozenten an verschiedenen Heilpraktikerinstitutionen ist uns immer wieder aufgefallen, dass es zu den einzelnen Unterrichtssequenzen nur selten ernsthafte Lernzielkontrollen gibt, die es den Lernenden ermöglichen würden, ihren aktuellen Wissensstand „streßfrei“ festzustellen. Viele Absolventen von Heilpraktikerschulen versäumen es, sich schon während ihrer Ausbildungszeit auf konkretes Prüfungswissen zu konzentrieren und dieses einzuüben. Eine frühzeitige Vorbereitung würde aber den Nutzen der Ausbildung nicht nur im Sinne einer souveränen Prüfungsbewältigung heben, sondern gerade auch im Hinblick auf die spätere verantwortungsvolle Praxistätigkeit. Der vorliegende Band tangiert vorwiegend Fragen des mündlichen bzw. praktischen Teils der Überprüfung, jedoch lassen diese - u. a. im wiederholten Aufgreifen in unterschiedlichem Kontext - Akzente des schriftlichen Tests mit erkennen.
Die hier vorgeschlagenen Antworten wurden mit größter Sorgfalt erstellt und mehrfach korrigiert. Allerdings kann für ihre Richtigkeit letztlich keine Gewähr übernommen werden. Sie entbinden den Leser selbstverständlich nicht von einer weiteren und tieferen Einarbeitung in medizinische und rechtliche Fachbereiche, wobei die ausgewählten Literaturvorschläge am Ende des Werkes als Orientierungshilfe dienen mögen.
Ihre Motivation für eine intensivere Einarbeitung ist sicher, dass Sie nicht nur für die Überprüfung vor dem Amtsarzt lernen, sondern für die spätere eigene Praxistätigkeit, die im Sinne der Sorgfaltspflicht und eines gezielten „lege artis“-Vorgehens optimale Vorbereitung und ständige Weiterbildung verlangt.

Wir bitten Sie um Verständnis dafür, dass wir aus Gründen der Übersichtlichkeit darauf verzichtet haben, die Berufsbezeichnungen jeweils zusätzlich in der weiblichen Form aufzuführen.

An dieser Stelle möchten wir uns ganz besonders herzlich bei all jenen bedanken, die zum Gelingen dieses Buches beigetragen haben, vor allem auch den Amtsärztinnen und Amtsärzten, die richtungweisende Impulse für die Gestaltung dieses Bandes gaben.
Im Voraus schon sei all jenen gedankt, die uns mit Anregungen und Kritik versorgen wollen, um dieses Projekt auch in Zukunft aktuell und lebendig zu halten. Wir hoffen, Ihnen mit diesem Werk ein kleines Stück weiterhelfen zu können auf Ihrem Weg zu einer verantwortungsvollen Praxistätigkeit.

HP Claudia Stahl-Kadlec & Dr. Dr. Hubert Donhauser

1 - Rechts- und Berufskunde

1.

Was ist dem HP nicht erlaubt?

Die Berufs- und Tätigkeitseinschränkungen des Heilpraktikers werden den verschiedensten Gesetzen und Verordnungen entnommen. Das gilt auch für zwingende Vorschriften, die bei der Berufsausübung zu beachten sind.

Folgende **Tätigkeitseinschränkungen** sind z. B. zu beachten:

- Ausübung **der Heilkunde** ohne Erlaubnis **(Heilpraktikergesetz HPG § 1)**
- **Berufsausübung unter anderer Bezeichnung als unter dem Titel „Heilpraktiker" (HPG § 1)**
- **Ausübung der Heilkunde im** Umherziehen **(HPG § 3)**
- **Ausübung der** Zahnheilkunde **(HPG § 6)**
- **Ausübung der Heilkunde** bei gelegentlichen Vorträgen oder im Anschluß an Vorträge **(3. Durchführungsverordnung DVO § 2)**
- **Durchführung der** Leichenschau **und Ausstellung von** Totenscheinen **(3. DVO § 72)**
- **Behandlung von einigen, u. a. meldepflichtigen übertragbaren Krankheiten bzw. Infektionen (siehe z. B. Infektionsschutzgesetz (IfSG) §§ 6, 7, 15, 34)**
- Arbeit mit vermehrungsfähigen Keimen **ohne Erlaubnis (siehe z. B. IfSG §§ 44 ff.)**
- **Behandlung von sexuell übertragbaren Krankheiten (siehe z. B. IfSG §§ 24)**
- Leistung von Geburtshilfe **(Überwachung vom Beginn der Wehen an bis zum Schluß des Muttermundes; Hebammengesetz § 4) Ausnahme: Notfall**
- **Gewerbs- oder berufsmäßige Herstellung und Abgabe von Arzneimitteln ohne Erlaubnis (Arzneimittelgesetz AMG)**
- Verschreibung von Arzneimitteln, **deren Verschreibung ausdrücklich Ärzten vorbehalten ist (AMG)**
- Verschreibung von betäubungsmittelhaltigen Präparaten **(sowie deren Herstellung oder deren Anbau; Betäubungsmittelgesetz BMG)**
- Vorschriftswidrige Abfallbeseitigung **(betrifft Chemikalien, Kanülen, infektiöses Material u. a., Unterlagen wie z. B. Karteikarten und Patientenunterlagen; siehe Abfallbeseitigungsgesetz und Vorschriften der Ortsbehörde)**
- **Durchführung von Heilbehandlungen nach der Reichsversicherungsordnung,** also keine Behandlung auf Krankenschein **(RVO §§ 122 und 182)**

- **Benutzung nicht geeichter eichpflichtiger Geräte** (z. B. Blutdruckmeßgeräte, Geräte zur quantitativen Messung; Eichverordnung)
- Nichtordnungsgemäße Instandhaltung medizinisch-technischer Geräte (u. a. Medizinproduktegesetz)
- **Unzulässige und irreführende Werbung** im Zusammenhang mit der Berufsausübung (Gesetz über die Werbung auf dem Gebiete des Heilwesens HWG)
- **Führung eines akademischen Grades** ohne Genehmigung einer deutschen Behörde, auch wenn er von einer ausländischen Hochschule verliehen wurde (Gesetz über die Führung akademischer Grade)
- **Untersuchung bei strafbaren Handlungen** (Untersuchungen oder Entnahme von Blutproben; siehe Strafprozeßordnung StPO)
- **Anwendung von Röntgen-Strahlen** ohne Genehmigung sowie fachlichen Nachweis (Verordnung über den Schutz von Schäden durch Röntgenstrahlen RöV § 23)
- **Benutzung des Roten Kreuzes oder des Schweizer Wappens** im Zusammenhang mit der Berufsausübung ohne ausdrückliche Genehmigung (Gesetz über Ordnungswidrigkeiten)
- Zwangsweise Einweisung in ein Pflegeheim oder eine psychiatrische Anstalt (nach dem Unterbringungsgesetz nur Juristen erlaubt)
- Aufnahme oder Fortführung von Untersuchungen und/oder Behandlungen, wenn der HP im Rahmen der **Sorgfaltspflicht** erkennen muß, dass seine Kenntnisse, Fähigkeiten und Möglichkeiten für den betreffenden Fall nicht ausreichen; dies gilt besonders im Falle der akuten Lebensgefahr. Zu beachten wäre in diesem Zusammenhang auch das Verbot von **Ferndiagnosen** und **Fernbehandlungen**

2.

Welche medizinischen Behandlungen sind dem HP verboten?

- Zahnbehandlungen
- Behandlung der nach dem IfSG genannten Infektionen bzw. Krankheiten
- Geburtshilfe (außer Notfall)
- Behandlungen nach der Reichsversicherungsordnung
- Behandlungen generell dann, wenn sie über die Möglichkeiten und Fähigkeiten des HP hinausgehen
- Schutzimpfung (kaum vereinbar mit der Sorgfaltspflicht).

3.

Nennen Sie die wichtigsten Pflichten des HP!

- **Sorgfaltspflicht:** z. B. einwandfreie Einrichtung, Hygiene, Fortbildung, Arbeiten entsprechend „lege artis"
- **Schweigepflicht**
- **Aufklärungspflicht:** Diagnose, Therapie, Nebenwirkungen, Gefahren, Kosten
- **Haftpflicht** (Versicherung)
- **Hilfspflicht**
- **Meldepflicht** (Infektionsschutzgesetz (IfSG))
- Dokumentationspflicht.

4.

Was versteht man unter dem Begriff „Kurierfreiheit"?

Kurierfreiheit bedeutet die Freiheit zur Feststellung, Heilung und Linderung von Krankheiten, Leiden oder Körperschäden beim Menschen. **Ausnahme: Notfall!**

5.

Ist laut IfSG auch der Heilpraktiker zur Meldung verpflichtet?

Selbstverständlich, laut **§ 8 „Zur Meldung verpflichtete Personen" Ziffer 8** des IfSG ist der Heilpraktiker zur Meldung verpflichtet: „... im Falle des § 6 Abs. 1 der Heilpraktiker".

6.

Wann muß laut IfSG namentlich gemeldet werden?

Auskunft hierüber gibt **§ 9 (3)** des IfSG: (3) „Die namentliche Meldung muss **unverzüglich, spätestens innerhalb von 24 Stunden nach erlangter Kenntnis** erfolgen. ..."

7.

Wohin muß laut IfSG gemeldet werden?

Auch hierüber gibt der **§ 9 (3)** des IfSG Auskunft:
(3) „Die namentliche Meldung muss unverzüglich, spätestens innerhalb von 24 Stunden nach erlangter Kenntnis **gegenüber dem für den Aufenthalt des Betroffenen zuständigen Gesundheitsamt** ... erfolgen. Eine Meldung darf wegen einzelner fehlender Angaben nicht verzögert werden. Die Nachmeldung oder Korrektur von Angaben hat unverzüglich nach deren Vorliegen zu erfolgen. Liegt die Hauptwohnung oder der gewöhnliche Aufenthaltsort der betroffenen Person im Bereich eines anderen Gesundheitsamtes, so **hat das unterrichtete Gesundheitsamt** das für die Hauptwohnung, bei mehreren Wohnungen das für den gewöhnlichen Aufenthaltsort des Betroffenen zuständige Gesundheitsamt unverzüglich zu benachrichtigen".

8.

Welche Personen haben laut Infektionsschutzgesetz Meldepflicht?

Laut **§ 8 „Zur Meldung verpflichtete Personen“** des Infektionsschutzgesetzes gilt hierzu folgendes:

„(1) Zur Meldung oder Mitteilung sind verpflichtet:

1. im Falle des § 6 der feststellende Arzt; in Krankenhäusern oder anderen Einrichtungen der stationären Pflege ist für die Einhaltung der Meldepflicht neben dem feststellenden Arzt auch der leitende Arzt, in Krankenhäusern mit mehreren selbständigen Abteilungen der leitende Abteilungsarzt, in Einrichtungen ohne leitenden Arzt der behandelnde Arzt verantwortlich,
2. im Falle des § 7 die Leiter von Medizinaluntersuchungsämtern und sonstigen privaten oder öffentlichen Untersuchungsstellen einschließlich der Krankenhauslaboratorien,
3. im Falle der §§ 6 und 7 die Leiter von Einrichtungen der pathologisch-anatomischen Diagnostik, wenn ein Befund erhoben wird, der sicher oder mit hoher Wahrscheinlichkeit auf das Vorliegen einer meldepflichtigen Erkrankung oder Infektion durch einen meldepflichtigen Krankheitserreger schließen lässt,
4. im Falle des § 6 Abs. 1 Nr. 4 und im Falle des § 7 Abs. 1 Nr. 36 bei Tieren, mit denen Menschen Kontakt gehabt haben, auch der Tierarzt,
5. im Falle des § 6 Abs. 1 Nr. 1, 2 und 5 und Abs. 3 Angehörige eines anderen Heil- oder Pflegeberufs, der für die Berufsausübung oder die Führung der Berufsbezeichnung eine staatlich geregelte Ausbildung oder Anerkennung erfordert,
6. im Falle des § 6 Abs. 1 Nr. 1, 2 und 5 der verantwortliche Luftfahrzeugführer oder der Kapitän eines Seeschiffes,
7. im Falle des § 6 Abs. 1 Nr. 1, 2 und 5 die Leiter von Pflegeeinrichtungen, Justizvollzugsanstalten, Heimen, Lagern oder ähnlichen Einrichtungen,
8. im Falle des § 6 Abs. 1 der Heilpraktiker.“

9.

Welche Krankheiten sind nach § 6 (1) des IfSG namentlich zu melden?

Nach dem IfSG § 6 (1) gilt folgendes:

(1) **Namentlich ist zu melden**:

1. der **Krankheitsverdacht, die Erkrankung sowie der Tod** an

a) Botulismus
b) Cholera
c) Diphtherie

d) humaner spongiformer Enzephalopathie, außer familiär-hereditärer Formen
e) akuter Virushepatitis
f) enteropathischem hämolytisch-urämischem Syndrom (HUS)
g) virusbedingtem hämorrhagischen Fieber
h) Masern
i) Meningokokken-Meningitis oder -Sepsis
j) Milzbrand
k) Poliomyelitis (als Verdacht gilt jede akute schlaffe Lähmung, außer wenn traumatisch bedingt)
l) Pest
m) Tollwut
n) Typhus abdominalis/Paratyphus sowie die **Erkrankung und der Tod** an einer behandlungsbedürftigen Tuberkulose, auch wenn ein bakteriologischer Nachweis nicht vorliegt,

2. der **Verdacht auf und die Erkrankung an** einer mikrobiell bedingten Lebensmittelvergiftung oder an einer akuten infektiösen Gastroenteritis, wenn
a) eine Person betroffen ist, die eine Tätigkeit im Sinne des § 42 Abs. 1 ausübt,
b) zwei oder mehr gleichartige Erkrankungen auftreten, bei denen ein epidemischer Zusammenhang wahrscheinlich ist oder vermutet wird,

3. der **Verdacht** einer über das **übliche Ausmaß einer Impfreaktion hinausgehenden** gesundheitlichen Schädigung,

4. die **Verletzung eines Menschen durch ein tollwutkrankes, -verdächtiges oder -ansteckungsverdächtiges Tier** sowie die **Berührung** eines solchen Tieres oder Tierkörpers,

5. soweit nicht nach den Nummern 1 bis 4 meldepflichtig, das **Auftreten**
a) einer bedrohlichen Krankheit oder
b) von zwei oder mehr gleichartigen Erkrankungen, bei denen ein epidemischer Zusammenhang wahrscheinlich ist oder vermutet wird, wenn dies auf eine schwerwiegende Gefahr für die Allgemeinheit hinweist und Krankheitserreger als Ursache in Betracht kommen, die nicht in § 7 genannt sind.

10.

Welche weiteren Aussagen macht der § 6 des IfSG zur Meldung von Erkrankungen?

Der § 6 (2) und (3) macht folgende, weitere Aussagen:
(2) Dem Gesundheitsamt ist über die Meldung nach Absatz 1 Nr. 1 hinaus mitzuteilen, wenn Personen, die an einer **behandlungsbedürftigen Lungentuberkulose leiden, eine Behandlung verweigern oder abbrechen**. ...
(3) Dem Gesundheitsamt ist unverzüglich das **gehäufte Auftreten nosokomialer Infektionen**, bei denen ein **epidemischer Zusammenhang wahrscheinlich ist oder vermutet wird**, als Ausbruch nichtnamentlich zu melden. ...

11.

Welche Aussagen macht der § 24 des IfSG?

Im Abschnitt 5 des IfSG macht der § 24 „Bekämpfung übertragbarer Krankheiten" folgende Aussagen:
„Die Behandlung von Personen, die an einer der in **§ 6 Abs. 1 Satz 1 Nr. 1, 2 und 5 oder § 34 Abs. 1** genannten übertragbaren Krankheiten erkrankt oder dessen verdächtig sind oder die mit einem Krankheitserreger nach **§ 7** infiziert sind, ist insoweit **im Rahmen der berufsmäßigen Ausübung der Heilkunde nur Ärzten gestattet.** Satz 1 gilt entsprechend **bei sexuell übertragbaren Krankheiten** und für Krankheiten oder Krankheitserreger, die durch eine Rechtsverordnung auf Grund des **§ 15 Abs. 1** in die Meldepflicht einbezogen sind. Als Behandlung im Sinne der Sätze 1 und 2 gilt auch der direkte und indirekte Nachweis eines Krankheitserregers für die Feststellung einer Infektion oder übertragbaren Krankheit; § 46 gilt entsprechend".
Der Grund für diese Einteilung liegt in der Schwere der Erkrankungen bzw. den möglichen Komplikationen und in der zu ihrer Behandlung notwendigen Medikamentation.

12.

Was sagt das IfSG über die Tollwut?

Im IfSG § 6 (1) wird die Tollwut aufgeführt. Somit besteht nach § 24 des IfSG auch ein **Behandlungsverbot für Heilpraktiker** bezüglich der Tollwut!
Weiterhin steht im IfSG § 6 (1) „**Namentlich ist zu melden**":
„4. die Verletzung eines Menschen durch ein tollwutkrankes, -verdächtiges oder -ansteckungsverdächtiges **Tier** sowie die **Berührung** eines solchen Tieres oder Tierkörpers, ..."

13.

Was ist laut IfSG eine übertragbare Krankheit?

Laut **§ 2 „Begriffsbestimmungen"**des IfSG ist eine **übertragbare Krankheit:**
„Eine durch Krankheitserreger oder deren toxische Produkte, die unmittelbar oder mittelbar auf den Menschen übertragen werden, verursachte Krankheit...".

14.

Was bedeutet nosokomiale Infektion im Sinne des § 2 des IfSG?

Laut **§ 2 „Begriffsbestimmungen"**des IfSG ist eine **nosokomiale Infektion:**
„Eine Infektion mit lokalen oder systemischen Infektionszeichen als Reaktion auf das Vorhandensein von Erregern oder ihrer Toxine, die im zeitlichen Zusammenhang mit einer stationären oder einer ambulanten medizinischen Maßnahme steht, soweit die Infektion nicht bereits vorher bestand...".

15.

Was ist laut § 2 des IfSG ein Krankheitsverdächtiger?

Laut **§ 2 „Begriffsbestimmungen"**des IfSG ist ein **Krankheitsverdächtiger**:
„Eine Person, bei der Symptome bestehen, welche das Vorliegen einer bestimmten übertragbaren Krankheit vermuten lassen...".

16.

Was ist laut § 2 des IfSG ein Ansteckungsverdächtiger?

Laut **§ 2 „Begriffsbestimmungen"**des IfSG ist ein **Ansteckungsverdächtiger**:
„Eine Person, von der anzunehmen ist, dass sie Krankheitserreger aufgenommen hat, ohne krank, krankheitsverdächtig oder Ausscheider zu sein...".

17.

Was sind Ausscheider im Sinne des § 2 des IfSG?

Laut **§ 2 „Begriffsbestimmungen"**des IfSG ist ein **Ausscheider**:
„Eine Person, die Krankheitserreger ausscheidet und dadurch eine Ansteckungsquelle für die Allgemeinheit sein kann, ohne krank oder krankheitsverdächtig zu sein...".

18.

Was bedeutet Ausscheidungs verdächtiger nach § 2 IfSG?

Laut **§ 2 „Begriffsbestimmungen"**des IfSG ist ein **Ausscheidungsverdächtiger**:
„Eine Person, von der anzunehmen ist, dass sie Krankheitserreger aufgenommen hat, ohne krank, krankheitsverdächtig oder Ausscheider zu sein...".

19.

Was versteht das IfSG unter einem Impfschaden?

Laut **§ 2 „Begriffsbestimmungen“** des IfSG ist ein **Impfschaden**:
„Die gesundheitliche und wirtschaftliche Folge einer über das übliche Ausmaß einer Impfreaktion hinausgehenden gesundheitlichen Schädigung durch die Schutzimpfung; ein Impfschaden liegt auch vor, wenn mit vermehrungsfähigen Erregern geimpft wurde und eine andere als die geimpfte Person geschädigt wurde...“.

20.

Welche wichtigen Gesetze und Verordnungen sind für den HP relevant?

- Heilpraktikergesetz vom 17. 02. 1939
- 3. Durchführungsverordnung (DVO) zum Gesetz über die Vereinheitlichung des Gesundheitswesens
- Infektionsschutzgesetz
- Gesetz über den Verkehr mit Arzneimitteln
- Betäubungsmittelgesetz
- Abfallbeseitigungsgesetz
- Hebammengesetz
- Gesetz über das Meß- und Eichwesen bzw. Eichverordnung
- Gesetz über die Werbung auf dem Gebiete des Heilwesens
- Gesetz über Ordnungswidrigkeiten
- Gesetz über die Führung akademischer Grade
- Gesetz über die Ausübung der Zahnheilkunde.

21.

Was hat ein HP bezüglich Betäubungsmitteln zu beachten?

Grundlage für die Beantwortung stellt hier das **Betäubungsmittelgesetz (BtMG)** bzw. Gesetz über den Verkehr mit Betäubungsmitteln dar. Dem Heilpraktiker ist **der Umgang mit und das Applizieren von Betäubungsmitteln** seinen Patienten gegenüber streng verboten!

22.

Welche Aussagen im Arzneimittelgesetz sind u.a. für HP relevant?

- Verbot der gewerbs- oder berufsmäßigen Herstellung und Abgabe von Arzneimitteln ohne Erlaubnis
- Verbot der Verschreibung von Arzneimitteln, deren Verschreibung ausdrücklich Ärzten vorbehalten ist.

23.

Was ist Heilkunde?

Heilkunde im Sinne des Gesetzes über die berufsmäßige Ausübung der Heilkunde ohne Bestallung ist jede berufs- oder gewerbsmäßig vorgenommene Tätigkeit zur Feststellung, Heilung oder Linderung von Krankheiten, Leiden oder Körperschäden bei Menschen, auch wenn sie im Dienste von anderen ausgeübt wird.

24.

Was sind Arzneimittel?

Arzneimittel sind Stoffe und Zubereitungen aus Stoffen, die dazu bestimmt sind, durch Anwendung am oder im menschlichen oder tierischen Körper:

1. Krankheiten, Leiden oder krankhafte Beschwerden zu heilen, zu lindern, zu verhüten oder zu erkennen
2. die Beschaffenheit, den Zustand oder die Funktionen des Körpers oder seelische Zustände erkennen zu lassen
3. vom menschlichen oder tierischen Körper erzeugte Wirkstoffe oder Körperflüssigkeiten zu ersetzen
4. Krankheitserreger, Parasiten oder körperfremde Stoffe abzuwehren, zu beseitigen oder unschädlich zu machen oder
5. die Beschaffenheit, den Zustand oder die Funktion des Körpers oder seelische Zustände zu beeinflussen.

25.

Wie kann sich ein Heilpraktiker bezüglich verschreibungspflichtiger Medikamente z. B. orientieren?

Orientierungshilfen zur Verschreibungspflicht geben z. B. folgende Werke:
Rote Liste (herausgegeben vom Bundesverband der Pharmazeutischen Industrie e. V. Frankfurt; Kennzeichnung der verschreibungspflichtigen Medikamente mit dem Kürzel „Rp").
Gelbe Liste Pharmaindex (herausgegeben von der IMP-Kommunikationsgesellschaft, Neu-Isenburg; Kennzeichnung der verschreibungspflichtigen Medikamente mit dem Kürzel „Rp").
Scribas-Tabelle (herausgegeben vom Deutschen Apotheker-Verlag, tabellarische Auflistung der verschreibungspflichtigen Arzneimittel).

2 - Zytologie

1.

Geben Sie eine Definition des Begriffes „Zelle“!

Die Zellen sind die **kleinsten Bausteine unseres Körpers mit Lebenseigenschaften**, welche eine innere Einheit gewährleisten. Sie stellen somit die kleinsten selbständigen Funktionseinheiten des Organismus dar.

2.

Welche Kennzeichen für lebendes Gewebe sind Ihnen bekannt?

Die Zellen sind die **kleinsten Bausteine unseres Körpers mit Lebenseigenschaften**, welche eine innere Einheit gewährleisten. Sie stellen somit die kleinsten selbständigen Funktionseinheiten des Organismus dar.

3.

Erläutern Sie allgemein kurz den Begriff Stoffwechsel bei Zellen!

Unter **Stoffwechsel bei Zellen** versteht man eine Fähigkeit, einfach gebaute Stoffe aus der Umgebung aufzunehmen und sie in die körpereigenen und meist komplizierter gebauten Substanzen umzubauen, oder die Fähigkeit, durch den Abbau komplizierter, "energiereicher" Moleküle Energie zur Durchführung der Lebensprozesse zu gewinnen.

4.

Erläutern Sie allgemein kurz die Begriffe Wachstum und Entwicklung bei Zellen!

Unter **Wachstum** und **Entwicklung bei Zellen** versteht man einen irreversiblen, unwiderruflichen Formenwandel im Laufe der Zeit, bei dem nach einem mehr oder weniger langen Zeitabschnitt der individuelle Organismus entweder in seine Nachkommen aufgehen oder mit dem Tod enden kann.

5.

Welches ist mit die größte Zelle im menschlichen Organismus?

Eine der größten Zellen im menschlichen Organismus ist die **weibliche Eizelle** mit einem Durchmesser von ca. 200 - 250 ɥm.

6.

Wie bezeichnet man tierische Einzeller, wie pflanzliche Einzeller?

Tierische Einzeller bezeichnet man als **Protozoen**, pflanzliche Einzeller als **Bakterien**.
Einzeller sind im Prinzip die kleinsten eigenständigen Lebewesen, sie bestehen nur aus einer einzigen Zelle, die aber alle Funktionen des Lebens zu erfüllen imstande ist.

7.

Was versteht man unter Metazoen?

Metazoen sind **„Vielzeller“**, d. h. es handelt sich um größere Lebewesen. Sie bestehen z. T. aus einer unvorstellbar großen Zahl von Zellen. Beim Menschen schätzt man diese auf ca. 100 Billionen.

8.

Geben Sie ein Beispiel für sehr kleine und für sehr lange Zellen im menschlichen Körper!

Als Beispiel für **sehr kleine Zellen** im menschlichen Körper könnte man die **Lymphozyten** nennen.
Die insgesamt **längsten Zellen** im menschlichen Körper stellen die **Nervenzellen** mit ihren Fortsätzen dar.

9.

Was macht die Hauptmasse der meisten Zellen aus und welche vier Hauptbestandteile kann man darin unterscheiden?

Insgesamt gesehen macht der **Zellleib** die Hauptmasse der meisten Zellen aus. In diesem - dem sogenannten **Zytoplasma** - kann man **vier Hauptbestandteile** voneinander unterscheiden:

- Hyaloplasma,
- Zellorganelle,
- Metaplasma,
- Paraplasma.

10.

Was versteht man unter dem Hyaloplasma und welche Strukturen kann es enthalten?

Das **Hyaloplasma** (griech. „hyalos“ - glasig) oder auch **Protoplasma** (griech. „protos“ - das Erste) ist das im Lichtmikroskop einheitlich (homogen) erscheinende Grundplasma jeder Zelle. Es besteht im Prinzip aus einem Eiweiß-Kolloid. Durch elektronenmikroskopische Untersuchungen dieses Grundplasmas hat man seine Feinstruktur detailliert beschreiben können. Man unterscheidet am Hyaloplasma z. B. folgende Strukturen:

- Matrix,
- Plasmalemm,
- Zytosomen.

11.

Erläutern Sie die Strukturen des Hyaloplasmas näher!

Die **Matrix** stellt das eigentliche „Grundzytoplasma“ dar. Sie läßt keine kleineren, auch mit dem Elektronensikroskop nicht mehr erkennbare Unterstrukturen erkennen. Man nimmt heute an, dass die Hauptmasse der Matrix aus kugelförmigen Eiweißmolekülen (Sphäroproteine) besteht. Durch ganz bestimmte „Haftpunkte“ können diese Eiweißmoleküle zu Ketten (sog. Filamente) oder zu Flächen (sog. Membranen) zusammengefügt werden. Zwischen diesen Proteinen liegen Zellwasser und Zellwasserlösungen (ca. 70% der Zelle bestehen aus Wasser).

Das **Plasmalemm** - ein dünnes Häutchen, auch **Zellmembran** genannt - trennt jede Zelle von ihrer Umgebung ab. Über den Aufbau dieser Zellmembran gibt es eine Menge unterschiedlicher Theorien. Gesichert erscheint, dass die Zellmembran aus Eiweiß- und Fettmolekülen besteht, die in drei Schichten miteinander verknüpft sind: Eine Eiweißschicht aus fadenförmigen Molekülen bildet die Oberfläche, darunter befindet sich eine Doppelschicht aus Fettmolekülen, der zum Inneren der Zelle eine weitere Eiweißschicht folgt. Da dieser Membrantyp nicht nur die Zelle nach außen hin abschirmt, sondern auch einige „Organe“ der Zelle (Zellorganellen) umgibt, spricht man von einer sogenannten „Einheitsmembran“ (Unit Membrane).

Diese hat u. a. folgende Aufgaben:
Schutzfunktion,
spezielle Transportaufgaben,
selektive Diffusion.

Die **Zytosomen** sind rundliche Körperchen im Zytoplasma und dienen vorwiegend als Speicherraum mit z. B. folgenden Inhaltsstoffen:

- körpereigene Stoffe,
- körperfremde Stoffe.

12.

Was sind Zellorganellen?

Um den **Anforderungen des Lebens** genügen zu können, benötigt die Zelle eine Reihe von ganz besonderen **Bauelementen** sogenannte Zellorganelle („Zell-Organe“). Durch diese wird sie einerseits selbständig und lebensfähig, andererseits kann sie durch Ausbildung verschiedener dieser Bauelemente zum Spezialisten für jeweils ganz bestimmte Aufgaben im Lebensverbund mit anderen Zellen werden.

13.

Welche Bestandteile kann man zu den Zellorganellen zählen?

Folgende Bestandteile kann man z. B. zu den **Zellorganellen** rechnen:

- Golgi-Apparat,
- Mitochondrien,
- endoplasmatisches Retikulum,
- Ribosomen,
- Lysosomen,
- Zentrosom.

14.

Erläutern Sie bitte kurz Funktionen von Mitochondrien und Golgi-Apparat!

Die **Mitochondrien** finden sich so gut wie in allen Zellen. Sie haben ein faden- bzw. stäbchenförmiges Aussehen und stellen die „Kraftwerke der Zellen" dar. Ihre Hauptaufgabe besteht darin, die in organischen Molekülen (Kohlenwasserstoffen) gebundenen, für die Zelle aber nicht direkt verwertbare Energie freizusetzen und diese in eine für die Zelle verfügbare Form, das sogenannte Adenosintriphosphat (ATP) umzuwandeln und sie dadurch für energieverbrauchende Prozesse (z.B. Synthesen, Bewegungsvorgänge, aktive Transportleistungen etc.) nutzbar zu machen.
Der **Golgi-Apparat** dient der Zelle bei der Sekretion und bei der Resorption von Stoffen. Bei der Sekretion werden die einzelnen Sekretbausteine zuerst im Endoplasmatischen Retikulum (dem sog. ER) gebildet und dann innerhalb der Zelle an den Golgi-Apparat weitergeleitet. Dort erfolgt eine Eindickung zu einer weiteren Vorstufe des zu bildenden Sekrets, danach Ausstoßung als Sekret aus der Zelle. Auch bei der Resorption werden zuerst die Stoffe im Golgi-Apparat angereichert und dann an das ER weitergeleitet.
Man kann am Golgi-Apparat u. a. folgende Strukturen unterscheiden:

- kleine Bläschen (Vesikulae),
- große Bläschen (Vacuolen),
- Doppellamellen (Sacculi).

15.

Erläutern Sie bitte kurz Funktionen des Endoplasmatischen Retikulums und der Ribosomen!

Das **Endoplasmatische Retikulum (ER)** kann sich in zwei unterschiedliche Typen unterscheiden:

- Die glattwandige oder agranuläre Form. Sie dient vornehmlich der Speicherung und dem innerzellulären Transport von in der Zelle gebildeten Produkten.
- Die rauhwandige oder granuläre Form. Sie ist die am häufigsten vorkommende Form des ER. Das rauhe ER ist an der Oberfläche mit winzigen Körnchen, den sog. Ribosomen besetzt. Ihm kommt eine große Bedeutung zu bei z. B. der Kohlenhydratverwertung, dem innerzellulären Strofftransport bzw. der zelleigenen Eiweißsynthese.

Die **Ribosomen** sind für die Proteinsynthese mit zuständig. Ribosomen sind sehr kleine, nur unter dem Elektronenmikroskop sichtbare Strukturen, deren Hauptbestandteile Ribonukleinsäuren (RNS) sind. Man findet sie teils auf der Oberfläche des Endoplasmatischen Retikulums (vgl. rauhes ER), teils frei in der Matrix verstreut gelagert.

16.

Erläutern Sie bitte kurz Funktionen der Lysosomen und der Zentrosomen!

Die **Lysosomen** („lysieren" - auflösen, zersetzen) sind die sogenannten „Müllarbeiter der Zellen", d. h. sie helfen beim Abbau von Stoffwechselschlacken oder Fremdsubstanzen.
Das **Zentrosom** (auch Zentralkörperchen oder Zentriol genannt) ist ein Zellorganell, das im Dienst der Zellteilung und im Dienst eventueller Bewegungseinrichtungen in der Zelle (Zytoplasma) steht. Die Hauptaufgabe des Zentrosom stellt die geordnete Bewegung der Chromosomen während der Zellteilung dar, es kann sich am bzw. in der Nähe des eigentlichen Zellkerns befinden.

17.

Was versteht man unter dem Metaplasma einer Zelle?

Unter dem Begriff **Metaplasma** (griech. - „meta", „zwischen") versteht man bestimmte Differenzierungen des **Protoplasmas** (auch **Hyaloplasma**) mit spez. Sonderleistungen bzw. spezifische Gebilde einer Zelle mit besonderer, begrenzter funktioneller Aufgabe. Folgende Strukturen kann man z. B. diesbezüglich zum Metaplasma zählen:

- **Tonofibrillen**: Dies sind faserartige Elemente in den Epithelzellen der Außenhaut. Sie verleihen der Haut Beanspruchbarkeit (Elastizität, Zugfestigkeit).
- **Neurofibrillen**: Neurofibrillen sind ebenfalls faserartige Strukturelemente, speziell Nervenzellen. Sie stehen im Dienste der Erregungsleitung.
- **Myofibrillen**: Dies sind ganz bestimmte, verkürzbare (sog. kontraktile) Faserelemente in den Muskelzellen. Sie ermöglichen die eigentliche Muskelarbeit.

18.

Was versteht man unter dem Paraplasma einer Zelle?

Mit dem Begriff **Paraplasma** bezeichnet man die reversiblen, leblosen Einschlüsse in der Zelle, die innerhalb der Zelle gebildet wurden, oder deren Aufnahme von außen in die Zelle hinein erfolgt ist.
Einige der paraplasmatischen Substanzen sind auch Reservestoffe, die gespeichert werden für den Zellstoffwechsel.

19.

Beschreiben Sie allgemein den Kern einer Zelle (Nukleus) etwas näher!

Fast jede lebende Zelle hat einen Kern. Es gibt allerdings wichtige Ausnahmen, wie z. B. die Roten Blutkörperchen (Erythrozyten), welche kernlos sind.
Der **Zellkern** stellt das vom übrigen Zellinhalt abgegrenzte Steuerungszentrum der Zelle dar. In ihm befinden sich die sogenannten Chromosomen, welche die Erbanlagen enthalten.

Der Zellkern ist mitverantwortlich für die Zellteilung, Zellerhaltung bzw. Zellvermehrung.
Die **Nukleinsäuren** sind mit die wichtigsten Substanzen im Zellkern (Nukleus). Diese können sowohl im Kernkörperchen als Ribonukleinsäuren (RNS), als auch im übrigen Kernraum als Desoxyribonukleinsäuren (DNS) vorkommen.

20.

Erläutern Sie kurz die im Zellkern vorkommenden Chromosomen beim Menschen!

Die **Chromosomen** sind die eigentlichen Träger der Erbsubstanz, in ihnen sind somit alle Eigenschaften des Individuums gespeichert bzw. verankert. Sie bestehen (größtenteils) aus Desoxyribonukleinsäure (DNS) und färben sich mit basischen Farbstoffen stark an. (Daher stammt auch ihr Name: „chromos", griechisch: Farbe).
Die menschlichen Zellkerne besitzen 46 Chromosomen, 2 von ihnen sind Geschlechtschromosomen (sie bestimmen die Geschlechtszugehörigkeit und tragen die Bezeichnung X und Y). Beim weiblichen Geschlecht sind es 22 Chromosomenpaare und „XX"; beim männlichen Geschlecht sind es 22 Chromosomenpaare und „XY".
Eine Ausnahme machen die Zellkerne menschlicher Ei- und Samenzellen. Sie besitzen nicht 46 Chromosomen sondern nur 23 Chromosomen, also die halbe Anzahl. Bei der Eizelle sind es 22 Chromosomen und das Geschlechtschromosom X; bei der Samenzelle sind es ebenfalls 22 Chromosomen und das Geschlechtschromosom X oder Y. Hätten Ei- und Samenzelle nicht den halben Chromosomensatz, so würde sich die Anzahl der Chromosomen von Generation zu Generation immer wieder verdoppeln.
Der Aufbau von Chromosomen gestaltet sich ungefähr folgendermaßen: Auf einem Eiweißfaden sind in bestimmter Reihenfolge stark DNS-haltige „Anschwellungen" (Chromomeren) spiralig angeordnet, welche die Träger der **Erbanlagen (Gene)** darstellen. Man kann die Erbmasse als den Bestand an DNS-Doppelsträngen in der Zelle bezeichnen (Genbestand). Damit die Erbsubstanz ihre Aufgabe, die Lebensvorgänge zu steuern, erfüllen kann, muß sie stabil sein, aber gleichzeitig große Variationsmöglichkeiten bieten und in der Lage sein, sich selbst zu erneuern (Autoreproduktion). All diesen Forderungen wird die DNS gerecht. Ein DNS-Molekül kann man mit einer spiralig um eine Säule gelegten Strickleiter vergleichen („Doppelhelix"). Jeder der beiden Längsstränge der Strickleiter besteht aus einer Abfolge von Zucker (Desoxyribose) und Phosphorsäure. Die Sprossen der Leiter liegen zwischen den Zuckern und bestehen aus zwei durch eine Wasserstoffbrücke (H) miteinander verbundenen stickstoffhaltigen Basen. Es kommen wiederum nur vier Basen vor: Adenin (A), Thymin (T), Cytosin (C), Guanin

(G). Es ergeben sich also folgende 4 Möglichkeiten: A-H-T, T-H-A, C-H-G, G-H-C. Die Reihenfolge dieser vier Sprossen kann beliebig kombiniert werden. Diese vier möglichen Kombinationen stellen die Buchstaben des Genetischen Codes dar. Jedes „Wort" der Erbanweisung besteht stets nur aus drei Buchstaben (Triplett). (Die DNS einer befruchteten Eizelle beim Menschen enthält ungefähr gleichviel Informationen wie eine Bibliothek von 1500 Bänden zu je 500 Seiten à 500 Worte).

21.

Welche Arten von Zellteilung kennen Sie?

Folgende **Arten von Zellteilung** wären möglich:

- **Meiose** (griech. - „meiosis", Verringerung, auch Reduktionsteilung genannt; lat. - „reducere", verringern, zurückführen) Diese kommt vorwiegend bei Geschlechtszellen (Gameten) vor. Jede Tochterzelle erhält bei dieser Art der Zellteilung je einen halben (haploiden) Chromosomensatz.
- **Mitose (indirekte Zellteilung):** Die Mitose kommt bei so gut wie allen anderen Körperzellen vor. Jede Tochterzelle erhält einen vollständigen und kompletten (im Gegensatz zur Meiose doppelten - diploiden) Chromosomensatz.
- **Amitose (direkte Zellteilung):** Bei dieser Art der Zellvermehrung erfolgt eine direkte Durchschnürung des Kerns, ohne dass die Chromosomen direkt sichtbar werden, eine Verteilung von Chromosomen erfolgt hierbei relativ zufällig. Diese Art der Zellteilung kommt im menschlichen Körper nur überaus selten vor.

22.

Erklären Sie die Phasen, in welcher eine Mitose ablaufen kann!

Die Dauer des Mitoseablaufs kann zwischen einer halben und zwei Stunden wechseln. Die gesamte **Mitose** läuft üblicherweise in **vier Phasen** ab:

- **Prophase** (griechisch „pro", bedeutet „vor") Auseinanderrücken der Zentralkörperchen zu den Zellpolen hin, die Chromosomen werden sichtbar. Es entsteht dabei die sogenannte Zentralspindel.
- **Metaphase** (griechisch „meta", bedeutet „zwischen"). Die Chromosomen ordnen sich in der Mitte sternenförmig an. Von den einzelnen Zentriolen ziehen Spindelfasern zu den jeweiligen, einzelnen Chromosomen.
- **Anaphase** (griechisch „ana", bedeutet „voneinander"). Die sich jeweils gegenüberliegenden chromosomen trennen sich jetzt voneinander und wandern zu den entgegengesetzten Zellpolen.
- **Telophase** (griechisch „telos", bedeutet „Ende"). Der Zellleib schnürt sich nun in der Mitte durch, es entstehen somit zwei identische Zellen.

Anschließend erfolgt die sogenannte „Rekonstruktion“ der so neu entstandenen Zellen, d. h. die neuen Tochterzellen nehmen ihre für sich typische Gestalt an, und fügen sich in ihren spezifischen Arbeitsbereich ein.

23.

Erläutern Sie kurz das Wachstum bzw. Wachstumsmöglichkeiten von Zellen!

Das eigentliche **Wachstum der Zelle** ist im Prinzip eine mengenmäßige Zunahme der zelleigenen Eiweißmasse durch Aufbau aus Nährstoffen, einhergehend mit einer Größenzunahme der Zelle.
Folgende Möglichkeiten kann man z. B. unterscheiden:

- **Hypertrophie**: Vermehrung der Zellgröße durch funktionelle Belastung (z. B. Muskelzellwachstum bei starker sportlicher Betätigung).
- **Hyperplasie:** Vermehrung der Zellzahl durch funktionelle Belastung (z.B. Zunahme an roten Blutkörperchen (Erythrozyten) durch Aufenthalt in großen Höhen).
- **Atrophie:** Abnahme von bereits vorhandenem Gewebe durch eine Zellverkleinerung (z.B. bei einer Immobilität von Gliedmaßen).

Regeneration bedeutet in diesem Zusammenhang ein Ersetzen von abgestorbenen oder verloren gegangenen Zellen (z. B. bei Wunden) durch Zellteilung.

24.

Geben Sie unterschiedliche Möglichkeiten von Zellbewegungen an!

Man kann z. B. folgende Arten von Zellbewegungen feststellen:

- **Amöboide Bewegungen:** Hierbei bewegen sich ganze Zellen unter Ausnutzung der Zytoplasmaströmung. (Das Zytoplasma einer lebenden Zelle befindet sich in einer ständigen Durchmischungsströmung (die eigentliche Plasmaströmung), deren Ursache ein ständiger Wechsel der Zelleiweiße ist, bedingt auch durch einen wechselnden Wassergehalt der verschiedenen Zelleiweiße).
- **Flimmerbewegung:** Für diese Bewegungsart sind bestimmte Zellorganellen von Nöten, wie z. B. die Kinozilien (Flimmerhärchen). Solche Kinozilien finden sich als dichter Überzug beim Flimmerepithel in der Luftröhre, oder als einzelne Geißel bei Spermien.
- **Muskelbewegungen:** für diese Bewegungen sind Strukturen des Metaplasmas verantwortlich: die sog. Myofibrillen. Die Myofibrillen sind verkürzbare (kontraktile) Faserelemente in den Muskelzellen.

25.

Welche Arten der Stoffaufnahme einer Zelle kennen Sie?

Folgende Arten der Stoffaufnahme einer Zelle kann man z. B. unterscheiden:

- **Phagozytose:** Aufnahme von relativ großen, groben, ungelösten Partikeln (z. B. Bakterien, Fremdkörper).
- **Pinozytose:** Darunter versteht man die Aufnahme gelöster Teilchen oder reiner Flüssigkeiten in die Zelle.
- **Mikropinozytose:** Ist eine Pinozytose im ultramikroskopischen Bereich (wird auch als Membranvesikulation bezeichnet).

Cytopempsis: Ist der aktive durch eine Zelle hindurch geleitete Stofftransport mittels kleiner Vakuolen oder Vesikel, ohne (z. T. signifikante) Veränderung des transportierten Stoffes.

26.

Was ist die Karyolymphe?

Karyolymphe bezeichnet man auch mit dem Begriff **„Kernsaft“**. Darunter versteht man die eiweißhaltige Flüssigkeit, welche sich im eigentlichen Zellkern befindet. In ihr schwimmen u. a. die Chromosomen.

27.

Was versteht man unter einer Chromosomenaberration?

Unter einer **Chromosomenaberration** versteht man eine **Chromosomenabweichung** vom üblichen Normalfall im Hinblick z. B. auf Anzahl und Form.

28.

Welchen Chromosomenschaden kann man bei einem Down- Syndrom diagnostizieren?

Das **Down-Syndrom** wird auch mit dem Begriff **„Trisomie 21“** (veraltet „Mongolismus) bezeichnet. Bei dieser Erkrankung liegen in allen Zellen statt 46 Chromosomen 47 vor. Dies begründet sich auf ein zusätzliches Vorhandensein des Chromosomes mit der Nummer 21.

29.

Welche pathologische Gegebenheit liegt einem Klinefelter-Syndrom zu Grunde?

Von einem **Klinefelter-Syndrom** können nur Männer betroffen sein. Bei diesem Krankheitsbild handelt es sich um eine Vermehrung der Geschlechtschromosomen. Normalerweise liegt im gesunden Zustand die Kombination XY vor. Bei einem Klinefelter-Syndrom befindet sich in allen Zellen ein weiteres X Chromosom, so dass hier die Kombination XXY vorliegt.

30.

Erläutern Sie den Unterschied zwischen Anabolismus und Katabolismus.

Unter **Katabolismus** versteht man ein Zersetzen von Stoffstrukturen in ihre einzelnen Grundbestandteile.
Anabolismus dagegen bedeutet das Aufbauen komplizierter Strukturen aus einfachen Grundstoffen heraus.

3 - Histologie

1.

Erläutern Sie den Begriff Gewebe!

Mit dem Begriff **Gewebe** bezeichnet man Körperstrukturen, welche aus einem **Verband gleicher oder ähnlicher Zellen** bestehen, die zusammen auf eine ganz bestimmte Funktion hin ausgerichtet bzw. spezialisiert sind.

2.

Welche Grundtypen von Gewebearten kennen Sie?

Folgende verschiedenen Grundtypen von Gewebearten kann man z. B. unterscheiden:

- **Nervengewebe** (Bildung bzw. Leitung von Reizen, spez. Nervenreizen),
- **Muskelgewebe** (Ermöglichen Bewegungen und Kontraktion),
- **Stütz- und Bindegewebe** (Stütz- und Haltefunktion sowie Stoffwechselfunktion),
- **Epithelgewebe** (Auskleidung von inneren und äußeren Oberflächen).

Jede dieser Gewebearten kann in mehrere Untergruppen eingeteilt werden.

3.

Welche grobe Charakterisierung weist ein menschliches Organ auf? Was bedeuten in diesem Zusammenhang Parenchym- und Mesenchymgewebe?

Ein menschliches Organ (z. B. Leber, Nieren, Herz) wird aus verschiedenen Geweben aufgebaut und ist ein relativ selbständig arbeitender Teil des Organismus.
Das Organ hat eine ganz bestimmte Aufgabe im menschlichen Lebenssystem zu erfüllen.
Organgewebe bezeichnet man deshalb auch als **Parenchymgewebe**, im Gegensatz dazu das **Mesenchymgewebe**, welches keine spezifischen Aufgaben im Organismus erfüllt (z. B. Fettgewebe, Bindegewebe).

4.

Erläutern Sie kurz das Epithelgewebe; was versteht man in diesem Zusammenhang unter einem Endothel bzw. Mesothel?

Der Name **Epithelgewebe** kommt aus dem Griechischen: „epi“ bedeutet: „auf“; „thelos“ bedeutet: „Hülle“.Epithelien sind geschlossene Zellverbände, welche äußere oder innere Oberflächen bekleiden. Man findet Epithelgewebe immer dort, wo eine Oberfläche abzudecken ist.
Als **Endothel** bezeichnet man die Schleimhaut, also z. B. die Innenauskleidung der Blut- und Lymphgefäße usw..
Als **Mesothel** bezeichnet man die epitheliale Auskleidung von serösen Höhlen. Hierunter versteht man Leibeshöhlen, deren

Organe auf ihren Oberflächen einen Film aus einer klaren Flüssigkeit tragen, die ein reibungsfreies Gegeneinandergleiten der Organe gewährleistet (z. B. Pleura, Pericard, Peritoneum).

5.

Beschreiben Sie das allgemeine Bauprinzip des Epithelgewebes!

Mit der Unterseite sitzen alle Epithelzellverbände einer **Basalmembran** (Grundmembran bzw. Grenzmembran bzw. Membrana Propria) auf. Hierbei handelt es sich um ein ganz feines „Häutchen", das aus einer einheitlich aussehenden Grundsubstanz von „Mukopolysacchariden" besteht, das mit einem feinen Gitternetz aus sog. „Retikulinfasern" durchknüpft ist. Besonders dicke bzw. stabile Basalmembranen nennt man auch „Glashaut". Der Kontakt der Epithelzellen mit der Basalmembran geschieht oft durch Strukturen, die an „Wurzelfüßchen" erinnern. Dies sind kleine Auswüchse an der Basis von Epithelzellen, die in die Basalmembran hineingreifen, und die neben einer besseren Haftung auch einen schnelleren Stofftransport zwischen Zelle und Außenraum ermöglichen. Das Epithelgewebe an sich ist immer gefäßlos. Es wird alleine durch Diffusion ernährt, durch außerhalb der Basalmembran liegende blutgefäßhaltige Strukturen. Bei mehrschichtigen Epithelgeweben sind Interzellularspalten vorhanden, welche die Diffusion erleichtern sollen.

6.

Welche Aufgaben hat das Epithelgewebe und welche unterschiedl. Arten kennen Sie?

Folgende **Aufgaben hat das Epithelgewebe** z. B.:

- Stoffaustausch,
- Schutz,
- Sekretion,
- Reizaufnahme.

Folgende **Arten von Epithelgewebe** kann man unterscheiden:

- Drüsenepithel,
- Sinnesepithelien,
- Deck- oder Oberflächenepithel.

Deck- oder Oberflächenepithelien werden noch einmal unterteilt in einschichtige und mehrschichtige Zellverbände bzw. nach der Form der Epithelzelle (Plattenepithel, Zylindrisches Epithel, Kubisches Epithel, Übergangsepithel).

7.

Charakterisieren Sie kurz das mehrschichtige Epithel!

Beim **mehrschichtigen Epithel** kann man erkennen, dass mehrere Zelllagen übereinander sitzen. Immer nur die unterste Zellschicht liegt einer Basalmembran auf; Vorkommen: vor allem an stark beanspruchten Stellen und Oberflächen des

Körpers. Man unterscheidet:

- **Verhorntes mehrschichtiges Plattenepithel.** Vorkommen: z. B. gesamte Oberhaut (Epidermis) Diese Epithelart zeigt mehrere Zellschichten übereinander: Die oberen Zellschichten werden durch Umwandlung des Stoffes Keratohyalin in Keratin (Horn) in sog. Hautschuppen übergeführt.
- **Unverhorntes mehrschichtiges Plattenepithel.** Diese Epithelart weist drei unterschiedliche Zellschichten auf, wobei die untersten Schichten für das „Nachwachsen“ der Zelloberschicht verantwortlich sind. Vorkommen: z. B. Bindehaut, Vagina, Glans penis, Anus, Osophagus, Lippen, Mundhöhle.

8.

An welchen Stellen im Körper kann mehrschichtiges Zylinderepithel bzw. Übergangsepithel vorkommen?

Bei einem **mehrschichtigen Zylinderepithel** kann man erkennen, dass nur die oberste Zellschicht eine zylindrische Form besitzt; die unteren Schichten dienen dem Nachwachsen bzw. Ersatz der oberen Zellen.
Vorkommen: z. B. männliche Harnröhre,
große Ausführgänge der Speicheldrüsen.
Bei dem **Übergangsepithel** sieht man, dass die oberste Zelllage aus relativ großen, z.T. mehrkernigen Deckzellen besteht, darunter folgen kleinere meist einkernige Zellen. Im ungedehnten Zustand kann man unter dem Mikroskop am Übergangsepithel kleine „Falten“ erkennen - bei einer Dehnung verschwinden die „Falten“ und das Epithel erscheint gestreckt; es erfolgt also keine Zellverschiebung.
Vorkommen: Vor allem in Organen, deren Volumen starken Schwankungen unterliegt (z. B. Harnblase, Harnleiter).

9.

Was sind Stereozilien?

Unter dem Begriff **Stereozilien** versteht man kleine „Büschel“ aus zarten Cytoplasmafortsätzen an der Oberfläche einer Zelle. Diese „Büschel“ sind immer unbeweglich und stehen in Beziehung zur Sekretabsonderung und Resorption.
Vorkommen z. B.: Nebenhodengang.

10.

Welche Aufgabe haben Flimmerhärchen?

Alle **Flimmerhaare** schlagen vorwiegend immer in eine Richtung, so dass ein „Flimmerstrom" in einem ganz bestimmten Verlauf festzustellen ist. Durch diesen Mechanismus können Teilchen oder kleine Körperchen transportiert werden.
Vorkommen: Eileiter, Schleimhaut der oberen Atemwege.

11.

Nach welchen Kriterien könnte man Drüsen im Körper des Menschen einteilen?

Man kann **Drüsen im menschlichen Körper** z. B. nach folgenden Kriterien einteilen:

- nach der Form,
- nach der chemischen Beschaffenheit ihres Sekretes,
- nach der Art der Sekretabgabe,
- nach der Richtung der Sekretabgabe.

12.

Erläutern Sie die Begriffe seröse- und mucöse Drüsen!

Seröse Drüsen bilden ein eiweißreiches, dünnflüssiges Sekret. Vorkommen: z. B. Ohrspeicheldrüse, Tränendrüse.
Mucöse Drüsen produzieren einen zähflüssigen Schleim. Vorkommen: z. B. Gaumendrüsen.
Gemischte Drüsen sind in der Lage, einen gemischten Schleim aus serösem und mucösem Sekret zu produzieren. Vorkommen: Speicheldrüsen des Mundbodens, Drüsen in der Speiseröhre.

13.

Welche Sekretionstypen von Drüsen sind Ihnen bekannt?

Man kann insgesamt gesehen **drei Sekretionstypen von Drüsen** im menschlichen Körper unterscheiden:

- **Merokrine Sekretion:** Hierbei geschieht die Sekretion durch Auswurf des Drüsenzellproduktes (Sekret) aus der Drüsenzelle ohne große Membran- oder Zytoplasmaverluste. Vorkommen: z. B. bei Drüsen mit einer relativ hohen Sekretionsleistung (alle endokrinen Drüsen, Speicheldrüsen etc.).
- **Apokrine Sekretion:** Zusammen mit dem Sekret werden auch Plasmateilchen abgegeben, d.h. es gehen Zytoplasmateilchen verloren, die wieder ersetzt werden müssen. Vorkommen: Muttermilchdrüse.
- **Holokrine Sekretion:** Hierbei geht die Stoffabgabe mit einem kompletten Zellexitus einher. Die ganze Zelle wird vom Sekret ausgefüllt. Vorkommen: z. B. Talgdrüsen der Haut.

14.

Was versteht man unter exokrinen bzw. endokrinen Drüsen?

Endokrine Drüsen besitzen keinen Ausführungsgang und geben ihr Sekret (z.B. Hormone) ohne Umschweife an den Blutkreislauf weiter.
Vorkommen: z. B. Schilddrüse, Nebenniere, Hypophyse.
Exokrine Drüsen besitzen einen Ausführungsgang und geben so ihr Sekret an eine innere oder äußere Oberfläche ab. Vorkommen: z. B. Speicheldrüsen.

15.

Welche Aufgabe hat das Bindegewebe, welche das Stützgewebe?

Das **Bindegewebe** ist das am häufigst vorkommende Gewebe im Körper. Es verbindet Organe, Organsysteme und Gewebe miteinander und gewährleistet so eine feste, ortsbeständige Lage der einzelnen Funktionseinheiten im Körper.
Das **Stützgewebe** hat, wie der Name schon sagt, eine stützende, aber auch eine Stoffwechselfunktion für diverse Zellen bzw. Zellbereiche.
Je mehr eine Stützfunktion dieser Gewebeart gefragt ist, umso mehr tritt eine Stoffwechselfunktion in den Hintergrund und umgekehrt.

16.

Welche Strukturen zählt man zum Bindegewebe, welche zum Stützgewebe?

Zum **Stützgewebe** zählt man:

- Knorpelgewebe,
- Knochengewebe,
- Zahnbein.

Zum **Bindegewebe** zählt man:

- embryonales Bindegewebe (Mesenchym),
- retikuläres Bindegewebe,
- Bindegewebe des Erwachsenen,
- Fettgewebe

17.

Welche unterschiedlichen Knorpelarten kennen Sie und wo können diese vorkommen?

Insgesamt gesehen zeichnet sich das **Knorpelgewebe** durch eine extreme Widerstandsfähigkeit aus. Die Knorpelzellen sind rundlich und liegen meist in Gruppen von 2 oder 3 Zellen in Hohlräumen der eigentlichen Knorpelsubstanz. Die Grundsubstanz enthält Mukopolysaccharide.
Folgende Knorpelarten wären zu nennen:

- **Elastischer Knorpel**: dieser enthält in seiner Grundsubstanz elastische Verknüpfungen. Vorkommen: z.B. Ohrknorpel.
- **Hyaliner Knorpel**, dieser ist durchscheinend; Vorkommen: er überzieht z. B. die Gelenkflächen, bildet Rippenknorpel, einen Teil der Nasenscheidewand, den Großteil der Kehlkopfknorpel und die Trachealringe. Auf einer ganz frühen Entwicklungsstufe weist das Embryo ein Grundgerüst aus hyalinem Knorpel auf.
- **Faserknorpel:** Diese Knorpelgewebeart enthält derart viel Fasergewebe, dass es nur an manchen Orten von Knorpelgrundsubstanz durchdrungen werden kann. Vorkommen: z. B. Zwischenwirbelscheiben, Meniskus am Knie.

18.

Was wissen Sie allgemein über das Knochengewebe?

Das **Knochenskelett** stellt den absolut gewichtigsten Teil des passiven Bewegungsapparates dar. Es umlagert: Rückenmark, blutbildendes Knochenmark, Gehirn, Sinnesorgane etc. zum Schutze. Durch das Knochengerüst erhält der Körper seine Festigkeit und Form, außerdem stellt das Knochengewebe einen wichtigen Mineralstoffspeicher (z. B. Kalzium) dar.
Das aus dem Mesenchym stammende **Knochengewebe** ist (neben dem Zahnbein) das am höchsten differenzierte Stützgewebe unseres Körpers. Seine absolut hohe Festigkeit (z.B. gegen Druck, Zug, Biegung und Torsion) beruht auf einer Einlagerung von anorganischen Bestandteilen in die organische Interzellularsubstanz. Zu den **anorganischen Bestandteilen** zählen: Hydroxylapatit, Fluorapatit, Carbonapatit, Calciumcarbonat, Phosphat und Magnesiumcarbonat. Sie stellen ca. 65% der Knochensubstanz dar; 25% sind **organischer Natur** und 10% des lebenden Knochens bestehen aus Wasser. (Die organischen Bestandteile bestehen zu 95% aus Kollagenfasern und zu ca. 5% aus amorpher Interzellularsubstanz.).
Man kann folgende Knochenzellen unterscheiden:

- **Osteozyten** (ausdifferenzierte Knochenzellen, die in den Höhlen von verkalkter Knochengrundsubstanz liegen),
- **Osteoblasten** (Vorstufen der Osteozyten, die die eigentliche Knochengrundsubstanz bilden).
- **Osteoklasten** (sorgen für den immerwährenden Abbau der von den Osteoblasten gebildeten Knochengrundsubstanz).

Die Knochengrundsubstanz unterliegt damit einem ständigen Auf- und Abbau. Das Gleichgewicht dieser beiden Prozesse (dem ständigen Knochenumbau) ist verantwortlich für die absolute Form der Knochen.
Das **Knochengewebe** bildet zwei Hauptstrukturen aus: eine im Knocheninneren befindliche, poröse (spongiöse) und eine äußere, feste (kompakte) Knochensubstanz. Man nennt diese auch: **Substanzia Spongiosa** bzw. **Substanzia Kompakta.**
Die Substanzia Spongiosa besteht aus einem Wabenwerk feinster „Knochenbläschen bzw. Knochenbälkchen", in dessen Winkeln sich das blutbildende (rote) Knochenmark befinden kann. Beim Mittelstück z. B der langen Röhrenknochen, fehlen diese Spongiosabälkchen fast vollkommen. Es entsteht ein einheitlicher Hohlraum (sog. Markhöhle), der beim Erwachsenen mit gelbem, aus Fettgewebe bestehendem Knochenmark, angereichert ist.
An der Außenseite ist der Knochen von einer **Knochenhaut (Periost)** überzogen. Diese bringt dem Knochen lebensnotwendige Blutgefäße und Nerven zu. Sie ist auch die Struktur,

die bei einer Knochenverletzung die Knochenregeneration bzw. Heilung stimuliert.
Folgende unterschiedliche Knochentypen kann man unterscheiden:

- **Lange Knochen** (z.B. Oberschenkelknochen, Röhrenknochen),
- **Breite oder platte Knochen** (z.B. Schulterblatt, Beckenknochen),
- **Kurze Knochen** (z.B. Wirbel),
- **Lufthaltige Knochen** (Oberkiefer, Stirnbein, Siebbein),
- **Gemischte Knochen** (Kreuzbein).

An den Röhrenknochen unterscheidet man Schaft **(Diaphyse)** und die Gelenkenden **(Epiphysen)**. Als **Apophysen** bezeichnet man die aus dem Knochen hervorgehenden Anbauten, welche den Sehnen als Anheftung dienen.

19.

Was versteht man unter Dentin?

Das **Zahnbein (Dentin)** ist die Kernsubstanz der Zähne. Vom Aufbau her gleicht das Dentin der Grundstruktur der Knochen, enthält aber teilweise noch mehr organische Substanzen.

20.

Erläutern Sie kurz die Bedeutung von embryonalem Bindegewebe und dem Bindegewebe von Erwachsenen!

Vom **embryonalem Bindegewebe** stammen im Prinzip alle Stützgewebe unseres Körpers ab. Dieses embryonale Gewebe kommt ausschließlich während der Entwicklung in der Gebärmutter vor. Seine Zellen bilden ein „Netzwerk“, das durch eine wässrige Lösung aus Salzen und Eiweißkörpern umkleidet wird. Die Zellen des embryonalen Bindegewebes können sich sehr stark teilen und sich auch aus dem Verband lösen. Das **Bindegewebe eines erwachsenen Menschen** ist durch äußerst vielseitige Funktionen charakterisiert. Die Anordnung des Bindegewebes kann z. B. locker sein (interstitielles Bindegewebe), oder straff (z. B. Sehnengewebe).
Bei den Bindegewebszellen handelt es sich um teils ortsbeständige Zellen (fixe Zellen) oder teils um bewegliche Zellen. Zu den fixen Zellen rechnet man die eigentlichen Bindegewebszellen (Fibrozyten). Zu den beweglichen Zellen gehören die Histiozyten und die Granulozyten, welche sich aus der Blutbahn entfernt haben bzw. von dort ausgewandert sind.
Die eigentlichen Fasern des Bindegewebes sind die kollagenen Fasern. Sie besitzen eine überaus hohe Zugfestigkeit und sind aus einzelnen kollagenen Fibrillen zusammengesetzt.
Folgende Funktionen kann man unterscheiden:

- **Stoffwechselfunktion** (die Stoffwechselaufgabe wird primär von den eigentlichen Zellen übernommen. Der Stoffaustausch an sich läuft in der Interzellularsubstanz ab),

- **Bindefunktion** (lockeres interstitielles Bindegewebe, straffes Bindegewebe z.B. der Aponeurosen und der Sehnen),
- **Funktionsbeteiligung am Wasserhaushalt des Menschen** (der größte Teil des extrazellulären Wassers füllt die einzelnen Spalträume des lockeren Bindegewebes. Große Wasseransammlung im Gewebe kann zu Ödemen führen),

Funktionsbeteiligung hinsichtlich der Wundheilung (Wunden heilen unter Bildung von Granulationsgewebe, das später in derberes Narbengewebe übergeht).

21.

Welche Aufgaben besitzt das retikuläre Bindegewebe?

Das retikuläre Bindegewebe stellt das „Grundmaschenwerk" der gesamten **lymphatischen Organe** und des **Knochenmarks** dar. Es ähnelt in etwa dem embryonalen Bindegewebe und besteht aus den sog. Retikulumzellen und den Retikulumfasern. Diese können sich in die verschiedensten Richtungen entwickeln. Die Retikulumzellen können solche Fasern hervorbringen, die sich an den Zellen anlagern, um damit eine festere Verbindung der Zellen untereinander zu erreichen. Weiterhin spielen Zellen dieser Kategorie eine wichtige Rolle im Abwehrsystem des Körpers; eine dritte Untergruppe letztlich kann sich in fremdkörperfressende und -speichernde Zellen umändern (Phagozyten).

22.

Welche unterschiedlichen Arten von Fettgewebe sind Ihnen bekannt und welche Aufgaben haben diese zu erfüllen?

Das **Fettgewebe** kommt so gut wie überall im Körper vor und kann als eine Form des retikulären Bindegewebes betrachtet werden. Das eigentliche Fett liegt im Cytoplasma der Fettzellen, diese sind von Retikulinfasern umgeben. Je nach der Farbe unterscheidet man z. T. **folgende unterschiedliche Fettgewebearten**:

- **Braunes Fettgewebe** kommt fast ausschließlich beim Neugeborenen vor und dient primär als Wärmeschutz. Beim Erwachsenen kommt es noch vereinzelt im Hals und Brustbereich vor.
- **Gelbes Fettgewebe**, dies stellt den größten Anteil des Gesamtfettgewebes dar. Die Zellen des gelben (bzw. weißen) Fettgewebes sind nur von einem einzigen großen Tröpfchen Fett ausgefüllt. Es bleibt also nur ein ganz kleiner Saum von Cytoplasma übrig, in welchem der flachgedrückte Kern liegt.

Hinsichtlich der **Funktion von Fettgeweben** kann man folgende Einteilung treffen:

- **Speicherfett**, es lagert sich vor allem im Unterhautfettgewebe ab und dient als Brennstoffvorrat.

- **Baufett**, es ebnet die toten Winkel im Körper aus und bildet an mechanisch beanspruchten Stellen diverse Polster aus. Die einzelnen Fettläppchen sind durch Bindegewebe voneinander getrennt. Vorkommen: Ferse, Gesäß, Nierenlager; das Baufett der Augenhöhle dient als Gelenkpfanne für den Augapfel.
- **Isolationsfett**, dieses ist u. a. mit für die Wärmeregulation des Körpers zuständig.

23.

Erläutern Sie kurz die unterschiedlichen Arten der Muskelgewebe!

Insgesamt gesehen zeichnet sich das **Muskelgewebe** vor allem durch besonders rasche und ausgiebige Verkürzbarkeit (**Kontraktion**) aus. Durch diese Verkürzung stellen die Muskeln den aktiven Teil unseres Bewegungsapparates dar. Als Reiz zur Kontraktion wirkt ein Nervenimpuls, doch kommt es u. U. auch auf mechanische, chemische und elektrische Reize sowie durch Wärmereiz zu einer Verkürzung. Die Zellen des Muskelgewebes enthalten diverse Merkmale und Strukturen des Metaplasmas, die sog. Myofibrillen. Diese stellen die eigentliche Basis für die Muskelarbeit dar. Die Muskelkontraktion ist demnach ein „physikochemischer" Vorgang, wobei durch Verkürzung der Muskelfibrillen (Myofibrillen) mechanische Arbeit geleistet wird.

Man kann folgende Arten von Muskelgewebe unterscheiden:

- **Glatte Muskulatur**, diese besteht aus spindelförmigen Zellen mit einem, in der Mitte gelegenen, länglichen Kern. Sie stellt die Muskelschicht der Hohlorgane und der Gefäße dar. Sie arbeitet langsam, rhythmisch, unwillkürlich und eigengesetzlich (autonom). Die Muskelkontraktion selbst zeigt „wurmförmige" (peristaltische) Bewegungen und hängt vom betriebseigenen autonomen Nervensystem ab. Die Kontraktion wird durch u.a. Stoffe wie Azetylcholin (Parasympathicus) und Adrenalin (Sympathicus) ausgelöst.
- **Quergestreifte Muskulatur**, ist die Muskelart, die ca. 40% des eigentlichen Körpergewebes ausmacht. Sie besteht aus recht langen Fasern mit sehr vielen, am Rande liegenden Kernen. Die Länge kann bis über 5cm betragen. Das von einer Hülle (Sarkolemm) eingeschlossene eigentliche Muskelgewebe (Sarkoplasma) enthält zahlreiche Muskelfasern (Myofibrillen), die eine „Querstreifung" aufweisen, weil sie aus abwechselnd hellen und dunklen Schichten bzw. „Scheiben" aufgebaut sind. (Diese „Scheiben" bestehen aus ineinandergreifenden Eiweißmolekülen, sog. Aktin- und Myosinfilamenten). Ihre Koppelung führt unter Einwirkung von Calciumionen zu einer Muskelkontraktion. Mit dem Abtransport der Calciumionen kommt

es zu einer Entkoppelung der einzelnen Filamente und damit zu einer Erschlaffung der Muskelfibrillen.

- **Herzmuskulatur:** diese zeigt Eigentümlichkeiten sowohl der glatten als auch der quergestreiften Muskulatur. Die Zellkerne liegen immer in der Mitte der Fasern, welche untereinander verknüpft sind. Die Fasern zeigen eine Querstreifung. Die Herzmuskulatur arbeitet auch autonom.

24.

Beschreiben sie kurz das Nervengewebe des menschlichen Körpers!

Das Nervengewebe bildet das Nervensystem mit **nervösen Zentren** (für die Reizverarbeitung) und den **peripheren Nerven**, welche die Reize von der Peripherie zum Zentrum leiten (**afferente Leitung**) oder vom Zentrum zur Peripherie führen (**efferente Leitung**). Nervenzellen finden sich vor allem im Gehirn und im Rückenmark - ein menschliches Gehirn zählt ca. 15 Milliarden Neurone. Das Grundelement des Nervengewebes ist das sog. **Neuron**. Dieses setzt sich zusammen aus der Nervenzelle (Ganglienzelle) und deren Fortsätzen (**Nervenfasern**). So gut wie immer ist ein z.T. sehr langer Fortsatz - der sog. **Neurit** - vorhanden, der mit einer breiten Basis aus der Nervenzelle hervorgeht. Daneben besitzt die Zelle aber noch andere, kürzere Verästelungen, die sog. Dentriten.
Die bei der Nervenfunktion auftretenden physikochemischen Veränderungen sind von elektrischen Ladungen begleitet, und zwar durch Änderung der immer vorhandenen elektrischen Ladungen an der Zellmembran. Das Nervengewebe, das sich auf Erregungsleitung ausgerichtet hat, ist so hoch differenziert, dass sich seine Zellen im erwachsenen Zustand nicht mehr teilen können.

25.

Was versteht man unter Synapsen bei Nervengewebe?

Unter **Synapsen** versteht man eine umschriebene Berührungsstelle, an welchen Nervenimpulse von einem Neuron zu einem anderen oder zu einem Erfolgsorgan übergeleitet werden. Die Reizübertragung erfolgt durch **chemische Überträgersubstanzen** (sog. **Transmitter** oder **Neurotransmitter**), die zu diesem Zwecke jeweils an Berührungspunkten von Nerv zu Nerv oder Nerv zu Muskel oder Organ in der Synapse stationiert sind.

26.

Welche Phänomene können bei einer Reizweiterleitung beteiligt sein?

Man könnte bei der Reizleitung folgende zwei Phänomene unterscheiden:

- **Chemische Reizleitung** - diese liegt vorwiegend an den einzelnen Synapsen vor, bei welchen chemische Überträgersubstanzen (Neurotransmitter) für eine Reizweiterleitung sorgen.
- **Elektrische Reizleitung** - diese ist vor allen Dingen dann zu beobachten, wenn ein Nervenimpuls innerhalb einer Nervenfaser transportiert wird (z. B. entlang des Axon).

27.

Gliedern und erläutern Sie kurz den Begriff Refraktärzeit!

Unter **Refraktärzeit** versteht man die teilweise Unerregbarkeit eines Nervs kurz nach einer vorher erfolgten Nervenerregung (Nervenimpuls). Man unterscheidet:

- **Relative Refraktärzeit** - während dieser Zeitphase ist der entsprechende Nerv nur überaus schwer schwer bzw. nur schwach erregbar.
- **Absolute Refraktärzeit** - während dieser Zeitphase ist der entsprechende Nerv nicht erregbar.

28.

Was sind Gliazellen?

Gliazellen umgeben die Neurone bzw. Nervenzellen u. a. des zentralen Nervensystems. Sie haben die Aufgabe diese Nervenzellen zu Stützen bzw. zu halten und sie mit Nährstoffen zu versorgen.
Speziell bei den peripheren Nerven entspricht die Gliazelle den sogenannten **Schwann´schen Zellen**.

29.

Erläutern Sie kurz zwei Arten der Ossifikation!

Bezüglich der **Ossifikation** (Verknöcherung des Gewebes) kann man folgende zwei Arten unterscheiden:

- **Chondrale Ossifikation** - knorpelige Verknöcherung (z. B. bei zuerst knorpelig vorstrukturierten Röhrenknochen, die im Nachhinein dann feste Knochenstruktur annimmt).
- **Desmale Ossifikation** - bindegewebige Verknöcherung (z. B. kann bei Feten schon eine direkte Umstrukturierung von Bindegewebe zu Knochengewebe - z. B. bei Schädelknochen, Schlüsselbein - erfolgen).

4 - Hygiene

1.

Definieren Sie Desinfektion und Sterilisation!

Desinfektion:
Maßnahmen, die durch
- **Abtötung**
- **Reduzierung**
- **Inaktivierung**
- **Entfernung**

von pathogenen Mikroorganismen (Bakterien, Viren, Pilzen, Protozoen) ein **Material** in einen **nichtinfektiösen Zustand** versetzen (sogenannte Keimarmut, Sporen können überleben).

Maßnahmen zur Desinfektion:
- **chemisch** durch:
  - Desinfektionsmittel (z. B. Chlor, Jod, Brom, Alkohol, Formaldehyd)
- **physikalisch** durch:
  - Strahlendesinfektion (UV-Bestrahlung)
  - Dampfdesinfektion (strömender Wasserdampf)
  - Heißluftdesinfektion (trockene Hitze um 100 °C)
  - Auskochen (ca. 20 Minuten)
- **mechanisch** durch:
  - Mikrofiltrierung, Waschen und Spülen.

Anwendungsbereiche sind Haut und Hände (Feindesinfektion), Apparate und Einrichtungen (Grobdesinfektion) und Räume (Raumdesinfektion).
Verwendet werden überwiegend chemische Mittel (Lösungen, z. B. Sterilium, Primasept für Haut und Hände, Gigasept für Apparate und Einrichtungen).
Nicht abgetötet werden bei der Desinfektion u. U. die Dauerformen von Mikroorganismen (Sporen).

Sterilisation:
Maßnahme, die eine **völlige Keimfreiheit** bezweckt (Entkeimung), Abtöten oder Entfernen aller lebensfähigen Vegetativ- und Dauerformen (Sporen) von pathogenen und apathogenen Mikroorganismen z. B. durch
- **Heißluftsterilisation** (z. B. bei 160 °C: 200 Minuten, bei 180 °C: 30 Minuten, bei 200 °C: 10 Minuten)
- **Dampfsterilisation** mit gespanntem und gesättigtem Wasserdampf im Autoklaven (z.B. bei 121 °C: 20–30 Minuten, bei 134 °C: 10–15 Minuten, bei 140 °C:>M< 10 Minuten).

Die Sterilisiergeräte werden nach Anweisungen des Herstellers betrieben.

2.

Beschreiben Sie die genaue Handhabung der Desinfektion!

Man verwendet ein Desinfektionsmittel, das vom BGA geprüft und anerkannt ist. Die Dosierung ist jeweils exakt nach den Vorschriften des Herstellers vorzunehmen, da nur so die optimale Wirkung gewährleistet ist.
Desweiteren folgt man einem Hygieneplan, der genaue Angaben über Reinigung, Desinfektion und Sterilisation enthält. Solche Pläne können bei den entsprechenden Herstellerfirmen angefordert werden.
Wo möglich, sollte Einmalware (Papierhandtücher, Einmalscheuertücher etc.) verwendet werden.

Händedesinfektion:
Bei Arbeitsbeginn und **vor Berührung** des Patienten werden die Hände **erst gereinigt und dann desinfiziert.**
Sofort **nach Kontakt** mit infizierten Materialien oder Personen sind die Hände zu **desinfizieren und anschließend zu reinigen**.
Dazu gibt man eine Menge von ca. 3 ml Desinfektionslösung in die hohle Hand, verteilt sie gleichmäßig und läßt sie unter leichtem Reiben 1/2 Minute einwirken, bevor man die Hände wäscht. Es gibt auch Kombinationspräparate, die gleichzeitig desinfizieren und reinigen. Zum Abtrocknen werden möglichst Einmalhandtücher verwendet.
Händedesinfektion muß erfolgen:

- bei Arbeitsbeginn
- vor Feierabend
- nach Patientenberührung
- nach Kontakt mit Exkrementen, Blut, Eiter etc.
- nach Berührung mit kontaminierten Instrumenten
- vor Blutabnahme oder Injektion (am besten Einmalhandschuhe verwenden).

Hautdesinfektion des Patienten:

- vor Injektionen
- vor Punktionen, auch Blutabnahmen
- vor Infusionen
- vor Operationen.

Am Patienten sind die betreffenden Hautstellen mit 70%igem Alkohol (sterilfiltriertem Isopropanol; nicht keimfrei filtrierter Alkohol kann Tetanus- oder Gasbrandsporen enthalten!), mit Hilfe von sterilen Tupfern zu desinfizieren. Die Einwirkzeit beträgt mindestens 1/2 Minute.

Chirurgische Händedesinfektion:
vor operativen Eingriffen.
Beide Hände und Unterarme werden bis zu den Ellenbogen 3 bis 5 Minuten lang mit warmem Wasser, Seife und Bürste gereinigt und mit einem sterilen Einweghandtuch abgetrocknet. Je Hand nimmt man nun 3 ml alkoholisches Desinfektionsmittel und reibt dieses bis zu den Ellenbogen ein. Dann werden sterile Einweghandschuhe angezogen.

Flächendesinfektion:
ist nötig z. B. für Behandlungsräume, Labors, Räume zur physikalischen Therapie, Flächen mit Kontaminationsgefahr (Liegen, Labortische usw.), Geräte, die am Patienten appliziert werden. Flächendesinfektion sollte Wisch- und Scheuerdesinfektion sein. Man verwendet vom BGA geprüfte und anerkannte Desinfektionsmittel nach Dosierungsanleitung des jeweiligen Herstellers (Einwirkungszeit: 1–6 Stunden).
Raumdesinfektion:
z. B. als Formalinräucherung nach Anwesenheit eines Patienten mit offener Tuberkulose (Einwirkungszeit: ca. 6 Stunden).

Wäschedesinfektion:
- Kochen
- chemische Desinfektion: Textilien vollständig in Lösung legen (Einwirkungszeit: ca. 12 Stunden).

3.

Wie führt man eine Flächendesinfektion durch?

Flächendesinfektion sollte eine Wisch- und Scheuerdesinfektion sein. Dazu kann man die „Zwei-Eimer-Methode" einsetzen: Im ersten Eimer befindet sich die frische Desinfektionslösung (Dosierung nach Angaben des Desinfektionsmittel-Herstellers). Im zweiten Eimer befindet sich reines Wasser, in dem der Scheuerlappen immer wieder gereinigt werden kann.

4.

Wie werden die Mittel und Methoden der Desinfektion und Sterilisation in ihrer Wirkung unterteilt?

Mittel der Gruppe A töten vegetative bakterielle Keime einschließlich Mykobakterien ab sowie Pilze einschließlich pilzlicher Sporen.
Mittel der Gruppe B inaktivieren zusätzlich Viren.
Mittel der Gruppe C töten bakterielle Sporen einschließlich der Sporen des Milzbranderregers ab.
Mittel der Gruppe D (dazu gehören Autoklav und Sterilisator) sind zur Abtötung von bakteriellen Sporen einschließlich der Erreger von Gasbrand und Tetanus geeignet.
Zur Abtötung dieser Sporen müssen Sterilisationsverfahren (z. B. gespannter und gesättigter Wasserdampf von 121 °C bei

einer Einwirkdauer von 20–30 Minuten) angewendet werden, da hier die Desinfektion nicht ausreicht.

5.

Beschreiben Sie die Sterilisation!

Ziel der Sterilisation ist das Abtöten vegetativer Keime, auch die Inaktivierung von Viren und das Abtöten bakterieller Dauerformen (Sporen). Gängige Sterilisationsverfahren in der Praxis sind

- **Heißluft-Sterilisation:** z. B. bei 160 °C: 200 Minuten, bei 180 °C: 30 Minuten, bei 200 °C: 10 Minuten.
- **Dampfsterilisation:** z. B. bei 121 °C: 20–30 Minuten, bei 134 °C: 10–15 Minuten, bei 140 °C: 10 Minuten.

Die Zeiten beziehen sich jeweils auf die reine Sterilisierzeit, die Anheiz- und Abkühlzeiten müssen noch hinzugerechnet werden.

Überprüfung erfolgt mit Hilfe des Sporenpäckchens (enthält bakterielle Dauerformen, Sporen), das u. U. zum üblichen Sterilisiergut in den Sterilisator gelegt wird. Zur Überprüfung schickt man es an das Medizinische Landesuntersuchungsamt, wo festgestellt wird, ob der Sterilisiervorgang ordnungsgemäß erfolgte. Außerdem können Teststreifen (Thermoindikatoren) eingesetzt werden.
Beim Heißluftsterilisator könnte man die Sterilisationswirkung für sich auch überprüfen, indem man an eine ungünstige Stelle etwa pflaumengroße Wattebäuschchen legt. Wenn sie nach erfolgter Sterilisation leicht braun gefärbt sind, verläuft das Verfahren zufriedenstellend.

Bei der Heißluftsterilisation mit trockener Hitze ist folgendes zu **beachten**:

- Der Sterilisator sollte nicht zu dicht gefüllt sein, da Luft ein schlechter Wärmeleiter ist.
- Das Sterilisiergut muß trocken und sauber sein, damit sich keine Verdunstungskälte entwickelt.
- Die Sterilisation ist abhängig von Temperatur und Zeit. Richtwerte für die Sterilisation sind 200 Minuten bei 160 °C, 30 Minuten bei 180 °C, 10 Minuten bei 200 °C; Temperaturen unter 160 °C sind unwirksam, über 200 °C nicht zu empfehlen. Pulver könnte in Heißluft, Öl im Autoklaven sterilisiert werden. Überprüfung mit Hilfe des Sporenpäckchens (siehe oben).

Folgende **Materialien** können im Heißluftsterilisator nicht sterilisiert werden: Gummiwaren, Textilien, Kunststoffe oder papierähnliche Stoffe. Geeignet sind nur hitzebeständige Geräte, Instrumente und Glaswaren.

6.

Welche Zeit benötigen Sie insgesamt für eine Sterilisation, wenn Sie bei 180 °C 30 Minuten dauert?

30 Minuten Zeit für die Sterilisation bedeutet, dass das zu sterilisierende Material über die Dauer von 30 Minuten die Temperatur von 180 °C haben muß. Die gesamte Sterilisierzeit beinhaltet also auch die **Anheizzeit** (vom Einschalten bis zum Erreichen der Soll-Temperaturanzeige am Thermometer), die **Angleichzeit** (von der Solltemperatur am Thermometer bis zur Solltemperatur im Sterilisiergut) und die **Abkühlzeit** (Trocknung und Belüftung bis zur Entnahme der Instrumente). Die gesamte Sterilisationszeit geht also wesentlich über die 30 Minuten der eigentlichen Einwirkzeit hinaus.

5 - Bewegungsapparat

1.

Beschreiben Sie den Aufbau der Wirbelsäule!

Die Wirbelsäule baut sich folgendermaßen auf:

- 7 Halswirbel (Lordose)
- 12 Brustwirbel (Kyphose)
- 5 Lendenwirbel (Lordose)
- 5 Kreuzbeinwirbel
- 4–5 Steißbeinwirbel.

Die Konstruktion der Wirbelkörper läßt eine Öffnung frei, durch die das Rückenmark verläuft. Zwischen den einzelnen Wirbelkörpern sind die Bandscheiben eingebettet, die die Beweglichkeit der Wirbelsäule ermöglichen und Stöße dämpfen.

2.

Beschreiben Sie den allgemeinen Aufbau der Wirbelkörper!

Ein Wirbel besteht aus dem Wirbelkörper, in dem ein Loch ausgespart ist. Die Gesamtheit der Wirbellöcher bildet den Wirbelkanal, in dem das Rückenmark verläuft.
Vom Wirbelkörper geht der Wirbelbogen aus, der zu den beiden Querfortsätzen führt.
In der Mitte des Wirbelkörpers entspringt der Dornfortsatz.
Außerdem besitzt jeder Wirbel noch zwei obere und zwei untere Gelenkfortsätze.
Die Wirbelbögen zeigen auf jeder Seite eine Eindellung, die zwischen zwei Wirbeln ein Zwischenwirbelloch bilden, durch das die Rückenmarknerven austreten können.
Die Halswirbelsäule besitzt z. T. seitliche Durchtrittsöffnungen für Gefäße.
Im Bereich der Brustwirbelsäule finden die Rippen Aufhängepunkte.

3.

Was ist eine Bandscheibe, und welche Funktion hat sie?

Eine Bandscheibe – auch Discus intervertebralis genannt – ist eine Zwischenwirbelscheibe, die aus dem Annulus fibrosus (bindegewebsartiger und knorpeliger äußerer Ring) und dem Nucleus pulposus (innerer Gallertkern) besteht. Sie stellt die knorpelige Verbindung zwischen zwei Wirbelkörpern dar und fungiert als elastischer Puffer zwischen den einzelnen Wirbelkörpern.

4.

Was ist ein Bandscheibenvorfall, und welche Untersuchungen führen Sie zuseiner Feststellung durch?

Durch Flüssigkeitsverarmung des Gallertkerns sinken Elastizität und Innendruck der Bandscheibe. Der Faserknorpelring lockert sich auf, und es kann u. U. zu Einrissen und einer Ablösung von Teilen des Faserrings kommen. Der Gallertring kann sich nun vorlagern, vorwölben oder einklemmen sowie in die Zwischenwirbelkörper oder in den Rückenmarkkanal einbrechen. Dies nennt man dann Bandscheibenvorfall.
Ein Bandscheibenvorfall ist also ein **Austritt bzw. eine Verlagerung von Gewebe des Nucleus pulposus (Gallertkern)** der Bandscheibe, ein Prozeß, der aus Rissen im Annulus fibrosus (äußerer Ring) resultieren kann.

Zur Feststellung des Bandscheibenvorfalls führt man folgende **Untersuchungen** durch:
Anamnese: Lokalisation des Schmerzes, Erfragen von Sensibilitätsstörungen oder Lähmungserscheinungen
Inspektion: Alterskyphose, Skoliose etc.
Palpation: z. B. Schmerzempfindlichkeit
Perkussion: z. B. Schmerzen in den Intervertebralräumen
Funktionsprüfung: z. B. Rumpfbeugung nach vorwärts (physiologisch um 90°) oder **Ott-Zeichen** als Verschiebung einer Hautmarke, die man zwischen C7 und 30 cm kaudal davon ansetzt und die sich bei maximaler Rumpfbeugung um mindestens 2 cm vergrößern muß sowie **Schober-Zeichen**, bei dem die im Stehen gemessene Distanz zwischen L5 und 10 cm kranial davon beim Vorwärtsbeugen normalerweise mindestens 4 cm beträgt.

5.

Bei welchen Symptomen muß ein Patient mit dem Verdacht auf einen Bandscheibenvorfall unbedingt einer ärztlichen Behandlung zugeführt werden?

Bei Lähmungserscheinungen, Sensibilitätsstörungen und Taubheitsgefühl muß ein Patient mit Verdacht auf einen Bandscheibenvorfall unbedingt einer ärztlichen Behandlung zugeführt werden.

6.

Beschreiben Sie den Aufbau des Kniegelenks!

Das Kniegelenk ist ein Scharniergelenk zwischen den Gelenkknochen des Femur und dem Schienbein. Beide sind durch halbmondförmige Faserknorpelscheiben, die Menisken, aneinander angepaßt.
Die Gelenkenden sind mit den Seitenbändern verbunden, die nur in Streckstellung völlig gestrafft sind. In Beugestellung erschlaffen sie und gestatten eine geringe Drehbewegung nach innen und außen. Die Kreuzbänder verhindern eine Überstreckung des Kniegelenks.
Die Kniescheibe bzw. Patella, eine Verknöcherung (Sesambein) des Musculus quadriceps femoris, ist an ihrer Rückseite mit hyalinem Knorpel überzogen. Sie gestattet die Beugung des Kniegelenks nur in eine Richtung.
Die an der Bewegung des Kniegelenks beteiligten Muskeln sind der Musculus quadriceps femoris (Streckung), die ischiokruralen Muskeln (Beugung), der Musculus biceps femoris (Außenrotation) sowie Musculus semitendinosus und Musculus semimembranosus (Innenrotation).

7.

Nennen Sie die Symptome des Morbus Bechterew!

Symptome des Morbus Bechterew (Spondylitis ankylosans), einer chronisch-entzündlich-degenerativen (rheumatischen) Erkrankung unbekannter Genese, von der meist Männer (mit positivem HLA-B27) betroffen sind:

- allmählich fortschreitende Versteifung der Wirbelsäulengelenke unter Beteiligung des Iliosakralgelenkes; fortschreitende Fibrose und Verknöcherung der Wirbelsäulengelenke einschließlich des Bandapparates der Bandscheiben und wirbelsäulennaher Gelenke (Funktionsprüfung mit Finger-Fußboden-Abstand, Kinn-Sternum-Distanz (normal jeweils 0), Thoraxumfangdifferenz zwischen Aus- und Einatmung (normal mehr als 6 cm), Schober- und Ott-Zeichen (Beschreibung siehe Beantwortung der Frage 4)
- Beginn mit uncharakteristischen „polyarthritischen“ Beschwerden, Bewegungs- und Erschütterungsempfindlichkeit der Wirbelsäule, Ischialgien und Kreuzschmerzen etc.
- nach ca. zwei bis zehn Jahren typische Rundrückenhaltung und schmerzhafte, allmählich erliegende Brustatmung, häufig Myo- und Endokarditis möglich.

8.

Was versteht man unter Osteoporose?

Osteoporose ist eine **quantitative Verminderung** des Knochengewebes bei **erhaltener Knochenstruktur**, verursacht durch einen gesteigerten Knochenabbau und/oder verminderten Knochenaufbau. Die Ursachen der primären Osteoporose sind nicht vollständig geklärt (postmenopausal evtl. teilweise durch Östrogenmangel), die der sekundären Osteoporose können in Immobilität, Lähmungen, Mangelernährung (Resorptionsstörungen im Darm), Alkoholabusus oder Hyperparathyreoidismus bestehen.

9.

Was kann der HP bei Osteoporose tun?

Aufgaben des HP bei Osteoporose sind Abklärung aller möglichen Ursachen, die zu einer primären oder sekundären Osteoporose führen können und Behandlung der festgestellten Grunderkrankung wie beispielsweise Hormonmangel („Östrogenmangeltheorie“) oder Malabsorption (Kalzium-Aufnahme?). Der HP könnte eine sanfte Bewegungstherapie mit dem Patienten erarbeiten (kein Kalzium ohne Bewegung!). Auf keinen Fall fehlen sollte die Beratung zur Reduzierung von Risikofaktoren wie z. B. Übergewicht.

10.

Definieren Sie Arthrose und Arthritis!

Arthrose oder auch Osteoarthropathie ist eine degenerative Gelenkerkrankung. Sie entsteht vorwiegend durch ein Mißverhältnis von Belastung (Beanspruchung) und Belastbarkeit (Leistungsfähigkeit, Beschaffenheit) der betreffenden Gelenkanteile und -gewebe.
Man unterscheidet die primäre Form, die durch den Alterungsprozeß des Gelenkknorpels entsteht, von der sekundären Form, der präarthrotische Zustände zugrundeliegen: z. B. endokrine Störungen, angeborene Fehlbildungen mit Fehlbelastungen, überschwere Gelenkbelastungen oder Traumen (Sport u. a.).

Arthritis ist eine Gelenkentzündung. Im Unterschied zur Arthrose stehen hier folgende Symptome im Vordergrund: Schmerzen, Schwellung, Überwärmung, Bewegungseinschränkung, Gelenkerguß, Rötung (allgemeine Entzündungszeichen).

11.

Was ist bei Schmerzen, die durch degenerative Prozesse im Schultergelenk hervorgerufen werden, kontraindiziert?

Kontraindiziert ist hier die totale Stillegung des Gelenks, da dann das ohnehin schon geschädigte Gelenk nicht mehr versorgt und noch weniger geschmiert würde.

12.

Was verstehen Sie unter Gicht?

Die Gicht oder Arthritis urica wird in 2 Formen unterteilt: die primäre Gicht, eine erbliche Stoffwechselerkrankung und die sekundäre Gicht, eine Folgekrankheit.

Die **primäre Gicht** – auf einer erblichen Störung des Purinstoffwechsels beruhend – ist charakterisiert durch

- Hyperurikämie
- Arthritis (anfangs rezidivierende Anfälle einer akuten Arthritis oder Periarthritis, im fortgeschrittenen Stadium chronische Arthropathien)
- lokalisierte Uratablagerungen („Gichttophi"), evtl. Uratnephrolithiasis.

Die **sekundäre Gicht** wird eventuell durch eine Niereninsuffizienz oder durch Erkrankungen ausgelöst, die mit einem gesteigerten Zellumsatz und vermehrtem Zelluntergang einhergehen (hämolytische Anämie, Leukämie u. a.).

Grundzüge der **Therapie** bestehen in der Gabe von Urikosurika, Urikostatika und Diät (Verzicht auf purinhaltige Lebensmittel, auch zur Prophylaxe).

13.

Nennen Sie Anteile der Körperteile an der Gesamtkörpermasse in Prozent!

Kopf:	9 %
Oberkörper:	2 × 9 %
Beckenbereich:	2 × 9 %
Arme:	2 × 9 %
Beine:	4 × 9 %
	= 11 × 9 %
männliche Geschlechtsorgane:	1 %.

14.

Ein Patient verstaucht sich morgens auf dem Arbeitsweg den Fuß, arbeitet den ganzen Tag und kommt dann zu Ihnen: Dürfen Sie ihn behandeln?

Insgesamt gesehen sollte der Patient aus versicherungstechnischen Gründen zu einem Arzt geschickt werden, da sich der Unfall auf dem Arbeitsweg ereignet hat und somit als „Arbeitsunfall" betrieblich versichert ist (Behandlung durch den HP im Notfall).

6 - Blut

1.

Wie sieht ein Gesamtblutbild aus?

Normalwerte:

- **Erythrozyten** (rote Blutkörperchen):
  Frauen: 4,2–5,4 Mio/mm³;
  Männer: 4,6–6,2 Mio/mm³
- **Leukozyten** (weiße Blutkörperchen):
  4 800–10 000/mm³ Blut, die sich aufteilen in
  - **Granulozyten:** 60–70 % davon
    neutrophile Granulozyten: 55–70 %
    eosinophile Granulozyten: 2–4 %
    basophile Granulozyten: 0–1 %
  - **Lymphozyten:** 25–40 %
  - **Monozyten:** 2–6 %.
- Thrombozyten: 180 000/mm³ –300 000/mm³
- Hämoglobin: Frauen: 120–160 g/l
  Männer: 140–180 g/l
- **Hämatokrit:** Frauen: 37–47 %
  Männer: 40–52 %

Im Blutplasma finden sich:

- Albumine
- Globuline
- Fibrinogen und andere Blutgerinnungsfaktoren
- Elektrolyte
- Nahrungsstoffe
- Hormone
- Schlackenstoffe.

Jedes Labor liefert die genauen Angabeneinheiten zur Blutanalyse mit, so dass speziell auf diese Zahlenangaben geachtet werden muß. (Sie können u. U. von Labor zu Labor unterschiedlich ausfallen.)

2.

Beschreiben Sie das Differentialblutbild in Prozenten! Wann tritt Eosinophilie, wann Eosinopenie auf?

Das Differentialblutbild, d. h. das **weiße Blutbild** teilt sich auf in:

- Granulozyten
  neutrophile: 55–70 %
  eosinophile: 2–4 %
  basophile: 0–1 %
- Monozyten: 2–6 %
- Lymphozyten: 25–40 %.

Eosinophilie: z. B. bei Allergien, allergischem Schock, Wurmerkrankungen bzw. Parasitenbefall, Scharlach, Morbus Hodgkin, nach überstandenem Infekt, nach bestimmten Medikamenten.
Eosinopenie: z. B. auf dem Höhepunkt schwerster Infektionen, bei prognostisch ungünstig verlaufenden Krankheiten, infolge vermehrter Ausschüttung von Steroidhormonen.

3.

Wo findet die Blutbildung beim Erwachsenen statt?

Sie findet sowohl im roten Knochenmark statt, das sich vorwiegend in den platten und kurzen Knochen sowie – altersabhängig – in den Epiphysen der langen Röhrenknochen befindet, als auch im lymphatischen System. Unter pathologischen Bedingungen wäre auch die Leber zur Blutbildung geeignet (physiologisch während der Embryonalzeit bis zum 6./7. Monat).

4.

Welche Farbe hat das arterielle Blut?

Das arterielle Blut ist hellrot – im Gegensatz zum dunkelroten venösen. Der Sauerstoff wird zum größten Teil an das Hämoglobin der Erythrozyten gebunden im Blut transportiert, nur ein sehr geringer Teil befindet sich frei gelöst im Serum.

5.

Beschreiben Sie Form und Funktion der Erythrozyten!

Erythrozyten sind feste Bestandteile im Blut (rote Blutkörperchen).
Sie besitzen keinen Kern: Dieser wird während der Reifungsphase abgestoßen.
Die beidseitig eingedellten Scheiben haben einen Durchmesser von ca. 7,5 nm.
Ihre **Lebensdauer beträgt etwa 120 Tage**, überalterte und geschädigte Erythrozyten werden in der Milz und in der Leber abgebaut.
Die Aufgabe der Erythrozyten ist der **Sauerstofftransport** von den Lungenalveolen zu den Körperzellen sowie der **CO_2-Transport** von den Körperzellen zu den Lungenalveolen, in denen der Gasaustausch stattfindet.
Erythrozyten werden beim Erwachsenen im roten Knochenmark gebildet, beim Fetus bis zum 6./7. Monat im Dottersack, in der Leber etc..
Normalwerte der Erythrozyten sind beim Mann ca. 4,6 bis 6,2 Mio/mm^3, bei der Frau ca. 4,2 bis 5,4 Mio/mm^3 Blut.

6.

Beschreiben Sie Bildung und Aufgaben der Leukozyten!

Bildung:
Die Leukozyten werden beim Erwachsenen im roten Knochenmark der platten und kurzen Knochen und – je nach Lebensalter – in den Epiphysen der langen Röhrenknochen gebildet. Die Stammzelle der Lymphozyten wird im roten Knochenmark gebildet, ihre Ausdifferenzierung erfolgt – bis zur Pubertät – im Thymus (T-Lymphozyten), im lymphatischen System und im Blut (B-Lymphozyten).

Aufgaben:
Leukozyten leisten die spezifische und die unspezifische **Immunabwehr**. Zur **unspezifischen** gehören die Monozyten (Makrophagen, d. h. große Freßzellen) und z. T. die Granulozyten (Mikrophagen, d. h. kleine Freßzellen), die ihre Aufgabe durch Phagozytose bewerkstelligen.
Zur **spezifischen Immunabwehr** gehören die Lymphozyten (B- und T-Lymphozyten), die durch Antikörperbildung Antigene blockieren können.

7.

Wann kommt es zur Leukozytose, wann zur Leukopenie?

Leukozytose:
Normalerweise befinden sich ca. 4 000 bis 10 000 Leukozyten in 1 µl Blut. Zu Werten über 10 000/µl Blut, also einer Leukozytose, kommt es **physiologisch** bei Schwangerschaft, körperlicher Anstrengung und Streß, **pathologisch** bei nichtviralen Erkrankungen, Infektionen, akut lokalen Entzündungen, Eiterungen, Apoplexie und Leukämie (hier bis zu 300 000 oder gar 500 000/µl Blut).

Leukopenie:
Von Leukopenie spricht man, wenn die Granulozyten (bei denen die neutrophilen die Hauptanzahl bilden) unter 3 000/µl Blut liegen. Dies ist **physiologisch** bei alten Menschen und nach überstandenen Infektionskrankheiten, **pathologisch** bei viralen Infekten und wenigen bakteriellen Infekten wie Typhus abdominalis und Brucellose, im Endstadium schwerster Infektionen, bei Leukämien, bei Knochenmarkschädigungen durch Strahlenbehandlungen, Chemotherapie, Toxine u. a..

8.

Warum kommt es beim Typhus abdominalis zur Leukopenie?

Beim Typhus abdominalis handelt es sich um eine sehr schwere Infektionskrankheit mit einem hohen Verbrauch an Granulozyten. Das Knochenmark kann hier den erhöhten Bedarf nicht mehr schnell genug decken.

9.

Wo werden die Lymphozyten gebildet und welche Aufgabe haben sie?

Bildung:
Die Stammzelle der Lymphozyten wird im roten Knochenmark gebildet. Ihre Differenzierung und Vermehrung findet im Thymus (T-Lymphozyten) sowie u. a. im Blut (B-Lymphozyten) statt.

Funktion:
Die Lymphozyten sind Träger der spezifischen Immunabwehr. **T-Lymphozyten** sind (zusätzlich zu Monozyten und Granulozyten) Träger der zellulären Abwehr; außerdem bilden sie das Interferon.

- Killerzellen greifen Antigene an.
- T-Helferzellen initiieren und unterstützen teilweise die Killerzellen bei ihrer Aufgabe.
- Suppressorzellen bremsen die Heftigkeit der Immunreaktion.
- Memoryzellen bzw. Gedächtniszellen speichern die Information über das Antigen für eine spätere Infektion.

B-Lymphozyten sind Träger der humoralen Abwehr. Sie befinden sich vorwiegend in Blut, Milz, Lymphknoten und RES). Ihre Aufgaben sind:

- Herstellung eines spezifischen Antikörpers
- als Plasmazelle Produktion der Immunglobuline.

10.

Wann und bei welchen Erkrankungen kommt es zur Linksverschiebung bzw. zur Rechtsverschiebung?

Linksverschiebung bedeutet, dass im Knochenmark vermehrt neutrophile Granulozyten gebildet und vermehrt jugendliche und stabkernige Granulozyten sowie unreife Leukozyten wie Myeloblasten, Promyelozyten und Myelozyten in das periphere Blut entlassen werden. Bei der graphischen Darstellung in einem Koordinatensystem verschiebt sich in diesem Fall die Normalkurve nach links. Linksverschiebung tritt auf bei vielen **Infektionskrankheiten, Entzündungen und Eiterungen.** Finden sich vermehrt stabkernige Neutrophile (und einige Metamyelozyten) im peripheren Blut, z. B. bei einer akuten Infektion, spricht man von einer **reaktiven Linksverschiebung** im Differentialblutbild.

Eine **pathologische Linksverschiebung** mit Myelozyten, Promyelozyten und Myeloblasten im Blutausstrich weist auf schwerste Erkrankungen des Knochenmarks hin.
Rechtsverschiebung bedeutet, dass die Bildung weißer Blutkörperchen verzögert ist. Wenn im Knochenmark nicht genügend neutrophile Granulozyten gebildet werden, finden sich im

peripheren Blut vermehrt übersegmentierte Granulozyten. Rechtsverschiebung tritt u. a. auf bei **perniziöser Anämie**, **Produktionsstörung des Knochenmarks** durch Zytostatika etc. und bei **Agranulozytose** mit starker Herabsetzung der neutrophilen Granulozyten (z. B. bei infektiös toxischen Erkrankungen oder Überempfindlichkeitsreaktionen auf bestimmte Medikamente).

11.

Was versteht man unter Transaminasen?

Transaminasen sind Biokatalysatoren oder Enzyme, die Aminosäuren umformen können. Zu den Transaminasen gehören GOT (bzw. AST), GPT (bzw. ALT), GLDH, Gamma-GT, CK (oder CPK), LDH, AP, SP, CHE, Lipase, Amylase.
Bei verschiedenen Erkrankungen sind diese Enzyme in charakteristischer Weise erhöht oder erniedrigt, so dass man aufgrund dieser Befunde u. a. auf die Erkrankung schließen kann.

GOT (**G**lutamat-**O**xalat-**T**ransaminase) bzw. **AST** (**As**partataminо**t**ransferase) ist erhöht bei schweren Schädigungen der Zellen (es wird frei, wenn Mitochondrien zerstört werden), besonders bei Herzinfarkt, Leberzell- und Skelettmuskulaturschädigung.

GPT (**G**lutamat-**P**yruvat-**T**ransaminase) bzw. **ALT** (**Al**aninamino**t**ransferase), ein zytoplasmatisches Enzym, ist bereits bei leichten Schädigungen der Zellen erhöht, so bei schon leichten Lebererkrankungen.

GLDH (**Gl**utamat-**De**h**y**drogenase) kommt wiederum in den Mitochondrien vor und ist z. B. bei schwerer Leberzellschädigung erhöht.

Gamma-GT (Gamma**g**lutamyl**t**ransferase) ist ein membrangebundenes Enzym und deutet vor allem auf Erkrankungen der Leber-, Gallen- und Pankreasgänge hin. Es ist erhöht bei Pankreatitiden, Pankreaskopf-Karzinom, posthepatischem Ikterus. Bei Alkoholikern ist es z. T. außerordentlich stark erhöht.

CK (Kreatinkinase) oder **CPK** (Kreatinphosphokinase) ist in Form seines Isoenzyms CK-MB bei Herzinfarkt erhöht.

LDH (**L**aktat**de**h**y**drogenase) ist z. B. bei Herzinfarkten nach einer Woche erhöht; man kann also durch seine Bestimmung u. U. auch stumme Infarkte nachweisen.

AP (**a**lkalische **P**hosphatase) ist erhöht bei Verschlußikterus, bei Erkrankungen mit erhöhtem Knochenaufbau (z. B. Akromegalie), Schwangerschaft im letzten Trimenon und erniedrigt bei Vitamin-C-Mangel, Unterernährung, Hypothyreose.

SP (**S**aure **P**hosphatase) ist v. a. bei Prostataerkrankungen erhöht.

CHE (**Ch**olin**e**sterase) ist erniedrigt bei schweren Leberschädigungen.

12.

Was ist eine Sepsis?

Eine Sepsis ist eine Überschwemmung des Blutes mit Krankheitserregern z. B. aus einer lokalen Infektion.

13.

Was ist eine Verbrauchskoagulopathie?

Verbrauchskoagulopathie ist ein Absinken aller Gerinnungsfaktoren nach anfänglich erhöhtem Verbrauch.

14.

Nennen Sie Befund, Symptome, Labor und Therapiemöglichkeit der Polycythämia rubra vera!

Polyzythämie ist eine maligne Vermehrung aller Blutzellreihen mit unbekannter Ätiologie (vor allem der Erythrozyten, da sie 98 % der festen Blutbestandteile ausmachen).

Symptome:

- Müdigkeit, Schwindel, Kopfschmerzen
- Hypertonie
- Blutfülle (Plethora), „blühendes Aussehen“ mit Belastung des Herzens (evtl. Lippenzyanose)
- Sehstörungen durch Veränderungen des Augenhintergrundes
- Parästhesien
- Dyspnoe
- Magen- und Duodenalulzera
- Hepatosplenomegalie
- evtl. Pruritus
- Thrombose- und Blutungsneigung (wenn HK < 55–60 %)
- Gefahr der Entwicklung einer Knochenmarkschwäche mit Anämie
- Störung des Sauerstofftransports durch eine relativ hohe Blutviskosität
- Gefahr einer Herzinsuffizienz durch Dauerbelastung.

Labor:

- korpuskuläre Bestandteile (v. a. Erythrozyten) erhöht
- Hämoglobin erhöht
- Hämatokrit erhöht

- BSG erniedrigt
- Harnsäure erhöht.

Therapie:
Da es sich um eine maligne Erkrankung unbekannter Ätiologie handelt: z. B. Zytostatika, Strahlentherapie. Der HP kann begleitend mit Aderlässen behandeln, die eine vorübergehende Erleichterung bringen.

15.

Beschreiben Sie die Polyglobulie!

Polyglobulie ist eine reaktiv vermehrte Produktion von Erythrozyten und damit eine Erhöhung des Hämatokrits und des Hämoglobins aufgrund von

- Sauerstoffmangel im Körper (pathologisch bei Herzinsuffizienz und Lungenerkrankungen, physiologisch bei Aufenthalt in großen Höhen)
- Hämoglobinstörungen bei angeborener Methämoglobinämie und Rauchern (CO-Hb)
- autonomer Überproduktion von Erythropoetin infolge von Tumoren z. B. in den Nieren und in der Leber
- hormonaler Stimulation der Erythropoese z. B. durch Morbus Cushing (u. a. Therapie mit Kortikoiden).

Symptome:
- Rötung des Gesichtes und der Extremitäten
- evtl. Lippenzyanose
- kardiale Symptome
- Kopfschmerzen
- Schwindel
- Ohrensausen
- Müdigkeit
- Sehstörungen.

Komplikationen:
- erhöhte Thrombosegefahr durch Bluteindickung
- vermehrt Thromboembolien
- Knochenmarkinsuffizienz
- Gefahr der Ausbildung einer akuten Leukämie.

Labor:
Hämatokrit, Hämoglobin und Erythrozyten erhöht, BSG erniedrigt, Harnsäure im Blut erhöht (durch vermehrten Zellabbau in Milz und Leber).

Therapie:
Für den HP nur begleitend in Form von Aderlässen, schulmedizinisch durch Unterdrückung der Blutbildung im Knochenmark (myelosuppressive Therapie), z. B. mit Zytostatika oder Radiophosphor.

16.

Beschreiben Sie die verschiedenen Formen der Anämie!

Anämien können in normochrome, hypochrome und hyperchrome sowie in normozytäre, hypozytäre und hyperzytäre Formen eingeteilt werden. Anämie ist eine Verminderung des Hämoglobins und/oder der Erythrozyten durch

- **Bildungsstörung von Hämoglobin oder Erythrozyten**
- **vermehrten bzw. vorzeitigen Erythrozytenabbau oder -untergang (hämolytische Anämie)**
- **akuten oder chronischen Blutverlust nach außen (Blutungsanämie).**

Mögliche Ursachen sind: **erhöhter Verbrauch** während des Wachstums, der Stillzeit oder der Schwangerschaft, (bei Frauen im gebärfähigen Alter sind oft Menstruationsblutungen die Ursache einer Eisenmangelanämie), evtl. nach Operationen mit größerem Blutverlust; **alimentär** durch erniedrigte Eisenzufuhr; **Resorptionsstörungen** z. B. bei entzündlichen Darmerkrankungen und Sprue; **Transportstörungen; chronischer Blutverlust** bei Karzinomen z. B. in Magen oder Darm, chronischen Infekten, „inneren Verletzungen“ u. a..

Allgemeine Symptome bei Anämien:

- Müdigkeit
- Leistungsminderung
- Konzentrationsschwäche
- schlechtes Gedächtnis
- Ohrensausen
- Schwindel
- Ohnmachtsneigung
- Kopfschmerzen
- Schlaflosigkeit
- Blässe
- Veränderungen der Haut und Schleimhäute
- glatte Zunge
- Mundwinkelrhagaden
- brüchige Nägel
- Tachykardie
- systolisches Herzgeräusch
- Verbreiterung der Blutdruckamplitude
- Herzverbreiterung
- kardiale Ödeme
- Atemnot
- Hyperventilation
- Kälteempfindlichkeit
- Muskelschmerzen bei Belastung.

Anämie durch ungenügende Bildung von Hämoglobin oder Erythrozyten

Hierzu gehören

- **Eisenmangelanämie** (hypochrom, mikrozytär) mit erniedrigter Erythrozytenzahl und stark erniedrigtem Hb-Wert, erniedrigten MCV- und MCH-Werten (mittleres Erythrozyteneinzelvolumen und mittlere Hämoglobinkonzentration), erniedrigtem Serumeisen und Ferritin, erhöhtem Transferrin und vermehrter totaler Eisenbindungskapazität bei erhöhter freier Eisenbindungskapazität. **Therapeutisch** gilt es, die Ursachen festzustellen und auszuschalten sowie oral zweiwertiges Eisen zu verabreichen.
- **perniziöse Anämie** (hyperchrom, makrozytär) infolge von Vitamin-B12-Mangel und/oder Folsäuremangel durch Malabsorption oder Mangel an Intrinsic factor (Anazidität des Magens, chronische Gastritis, Magenkarzinom oder teilweise bzw. vollständige Magenentfernung). **Spezielle Symptome** sind hier Lacklippen, Lackzunge, Zungenbrennen und neurologische Störungen. Das **Labor** zeigt im Gegensatz zur Eisenmangelanämie erhöhtes Eisen, neben der Anämie häufig auch Leukopenie und Thrombozytopenie und aufgrund der Bildungsstörung der Erythrozyten eine Hämolyse mit erhöhtem LDH und erhöhtem indirekten Bilirubin. Nach Feststellung und Ausschaltung der Ursachen wird **therapeutisch** bei Vorhandensein des Intrinsic factors oral und bei Fehlen des Intrinsic factors parenteral (i. m.) Vitamin B 12 substituiert.
- **renale Anämien** infolge Erythropoetinmangel durch Niereninsuffizienz.

Anämie durch vermehrten Erythrozytenabbau oder -untergang (hämolytische Anämie)

Hierzu gehören

- z. B. die genetisch bedingte **Sichelzellenanämie** und die **Kugelzellenanämie** (normochrom): Die Erythrozyten werden in der Milz als fehlerhaft erkannt und frühzeitig abgebaut. Bei den hämolytischen Anämien ist auch ein leichter bis schwerer Ikterus symptomatisch, da durch den vermehrten Zellabbau auch vermehrt Bilirubin ins Blut abgegeben wird
- **Transfusionszwischenfälle.**

Das **Labor** zeigt erhöhte Retikulozytenzahlen sowie Hyperbilirubinämie mit Ikterus. Die **Therapie** besteht in einem Vermeiden von Sauerstoffmangel-Zuständen und eventueller Milzentfernung (Sichelzellenanämie).

Anämie durch akuten oder chronischen Blutverlust nach außen (Blutungsanämie)

Die akute Blutungsanämie ist eine normochrome und normozytäre Anämie. Die Erythrozyten besitzen einen normalen Hb-Gehalt und eine normale Form und Größe. Erst Stunden nach der Blutung, wenn Flüssigkeit aus dem Interstitium in die Gefäße eingeströmt ist, zeigt sich ein verminderter Hämatokrit. Zu den allgemeinen **Symptomen** kann bei der akuten Blutungsanämie noch der Schock kommen. **Therapie:** Bei hohen Blutverlusten Bluttransfusion, Ausschaltung der Ursache, Gabe von Eisen (da durch Blutverlust auch Eisenverlust).

Mögliche Komplikation bei allen Anämieformen:
Herz-/Kreislaufbelastung durch Sauerstoffmangel.

17.

Nennen Sie Beispiele für allgemeine Symptome der akuten Anämie!

- Schwindel und Kollapsneigung
- Dyspnoe bzw. Tachypnoe
- Tachykardie
- Hyperbilirubinämie.

18.

Bitte ordnen Sie zu: zweiwertiges Eisen, dreiwertiges Eisen – parenterale Gabe, orale Gabe!

Zweiwertiges Eisen wird bei oraler Gabe (etwa zweimal) besser resorbiert als dreiwertiges Eisen; auf nüchternen Magen wird es allerdings oft schlecht vertragen (Übelkeit). Die orale Einnahme sollte über mindestens drei Monate erfolgen, und zwar nicht zusammen mit Antibiotika oder Tetrazyklinen, da gegenseitige Resorptionsstörungen stattfinden können.

Parenteral (i. v.) sollte nur dreiwertiges Eisen gegeben werden, möglichst in organisch gebundener Form, damit nur sehr wenig ionisiertes Eisen in die Blutbahn gerät.

19.

Was wissen Sie über die perniziöse Anämie?

Bei der perniziösen Anämie handelt es sich um eine Bildungsstörung der Blutzellen, vor allem der roten Blutkörperchen. Da nicht genügend Vitamin B 12 und/oder Folsäure (notwendig für die Reifung der Erythrozyten) vorhanden ist, kann die Zellteilung nicht ordnungsgemäß erfolgen.
Es ergibt sich eine megaloblastäre Anämie, die hyperchrom und makrozytär ist (die Erythrozyten sind zu groß und mit zu viel Hb beladen).

Ursachen:

- **Mangel an Vitamin B 12**, z. B. aufgrund von falscher Ernährung (fehlender Ausgleich beim Vegetarier), Malabsorption im Darm (z. B. Morbus Crohn), vermehrtem Verbrauch im terminalen Ileum durch den Fischbandwurm oder bakterielle Ileumüberwucherung.
- **Mangel an Intrinsic factor**, z. B. durch Anazidität des Magens, Autoimmunantikörper gegen den Intrinsic factor, chronische Gastritis, Magenkarzinom, Magenresektion etc..

Symptome:

- Müdigkeit
- Leistungsschwäche
- Muskelschwäche
- Nachtschweiß
- gelbliche Blässe (vermehrt Hämolyse der defekten Erythrozyten)
- Lackzunge, Lacklippen
- Zungenbrennen, Schleimhautveränderungen
- neurologische Symptome (Gangunsicherheit, spastische Lähmungen, schmerzhafte Parästhesien)
- Symptome der ursächlichen Erkrankung.

Labor:
Leukozytopenie, Thrombozytopenie, Bildungsstörung der Erythrozyten, Hämolyse, Eisen erhöht, Haptoglobin erniedrigt, LDH erhöht, indirektes Bilirubin erhöht, Vitamin B 12 erniedrigt.

20.

Was ist eine Hämolyse, und wann kommt sie vor?

Man unterscheidet eine physiologische Hämolyse von einer pathologisch gesteigerten Hämolyse.
Die **physiologische Hämolyse** ist der intravasale Erythrozyteabbau nach ca. 120 Tagen.
Pathologisch gesteigerte Hämolyse bedeutet Verkürzung der Lebenszeit der Erythrozyten, charakterisiert durch erhöhten Erythrozytenzerfall und -abbau einerseits sowie andererseits gesteigerte Erythropoese mit vermehrtem Ausstoß von Retikulozyten aus dem Knochenmark ins periphere Blut.

Dafür kommen mehrere **Ursachen** in Betracht, z. B.:

- **Malaria:** Die Plasmodien befallen nach ihrer ersten ungeschlechtlichen Vermehrung in der Leber die Erythrozyten, wo sie eine zweite ungeschlechtliche Vermehrung durchmachen. Der Erythrozyt platzt (Hämolyse) und gibt die Plasmodien frei, die weitere Erythrozyten befallen.

- **Störungen in der Zusammensetzung des Blutplasmas:** Wird das Blutplasma gegenüber dem Erythrozyten hypoton oder hyperton, nimmt der Erythrozyt Wasser auf bzw. gibt Wasser ab und platzt bzw. schrumpft.
- **Angeborene Hämolysen,** z. B. Sichelzellen- oder Kugelzellenanämie: Die verformten Erythrozyten werden in der Milz als fehlerhaft erkannt und abgebaut.
- **Erworbene Störungen in der Blutbildung,** z. B. perniziöse Anämie: Auch die megaloblastären Erythrozyten werden als fehlerhaft erkannt und vorzeitig abgebaut. Die Thalassämie zeigt eine Hämoglobin-Synthese-Störung.
- **Mechanische, thermische, toxische Hämolyse,** z. B. durch intensives Laufen, künstliche Herzklappen, Verbrennungen, Gifte etc..

21.

Was verstehen Sie allgemein unter Leukämie? Beschreiben Sie Frühsymptome und Verlauf der Leukämie!

Leukämie bedeutet eine Störung des weißen Blutbildes (Leukozyten oder Lymphozyten). Die Zellen können qualitativ oder quantitativ gestört sein, die Anzahl der Blutzellen kann normal, erniedrigt oder erhöht sein.
Frühsymptome sind z. B.:

- Blässe
- Müdigkeit
- Nachtschweiß
- Infektanfälligkeit (Abwehrschwäche mit bakteriellen Infekten, Haut- und Schleimhautentzündungen, Mykosen).

Verlauf je nach Leukämie mit Lymphknotenschwellung, Milztumor, Anämie, Leukopenie, Thrombozytopenie. Die chronisch-myeloische und die chronisch-lymphatische Leukämie sind kaum heilbar.

Labor:
20 000 bis über 100 000 Lymphozyten pro µl Blut (bei der chronisch-myeloischen Leukämie bis zu 500 000/µl Blut)

Therapie:
Zytostatika, Radiotherapie, Interferon, Splenektomie etc..

22.

Unterscheiden und erklären Sie lymphatische und myeloische Leukämien!

Die Leukämien werden eingeteilt nach klinischem Zelltyp-Verlauf (**akut** oder **chronisch**), Differenzierungsgrad (**reifzellig** oder **unreifzellig**) und Abstammung der pathologisch veränderten Zellen (**lymphatisch** oder **myeloisch**). Nach der Leukämiezellzahl im Blut unterteilt man in **aleukämische** (keine Leukämiezellen), **subleukämische** (einige Leukämiezellen bei normaler Gesamtleukozytenzahl) und **leukämische** (viele Leukämiezellen bei dadurch hoher Leukozytenzahl).

Bei den **lymphatischen Leukämien** stammt die entartete, sich unkontrolliert teilende Zelle aus der Lymphozytenreihe, bei den **myeloischen Leukämien** stammt sie aus der Reihe der Granulozyten und/oder Monozyten. Im Gegensatz zu den lymphatischen treten die myeloischen Leukämien vorwiegend im höheren Alter (ab 5. Lebensjahrzehnt) auf.

80 % der akuten Leukämien im Kindesalter sind akute lymphatische Leukämien,
80 % der akuten Leukämien im Erwachsenenalter sind akute myeloische Leukämien.

Akute lymphatische Leukämie

Die Leukozytenzahl kann normal, erhöht oder erniedrigt sein. Nicht die Zellzahl, sondern der Differenzierungsgrad der Leukozyten gibt den entscheidenden diagnostischen Hinweis: Bei der ALL finden sich über 30 % (unreife) Blasten im Knochenmark; reife Leukozyten, Erythrozyten und Thrombozyten sind häufig vermindert. Wenn diese im Blutbild normal sind, kann eine ALL mit 95%iger Sicherheit ausgeschlossen werden.

Symptome (infolge der Verdrängung der anderen Blutzellreihen) sind:

- bei Anämie: Blässe, Abgeschlagenheit, Dyspnoe, Schwindel etc.
- bei Leukopenie: Infektabwehrschwäche mit bakteriellen und mykotischen Infekten, Haut- und Schleimhautentzündungen etc.
- bei Thrombozytopenie: Petechien, hämorrhagische Diathese (Blutungsneigung) und neurologische Symptome
- Organmanifestationen.

Heilungsaussichten bestehen durch Zytostatika.

Chronisch-lymphatische Leukämie

Es erkranken vorwiegend Männer im fortgeschrittenen Alter. Bei der CLL sind vorwiegend die Lymphozyten erhöht. Es handelt sich im Allgemeinen um eine (gering) maligne Entartung von B-Lymphozyten mit unkontrollierter Vermehrung (auch im peripheren Blut). Solche malignen Lymphozyten können die Aufgabe der spezifischen Immunabwehr nicht erfüllen.
Sie verdrängen die gesunden Formen, wodurch sich die **Sym-**

ptome der Erkrankung ergeben:

- Leistungsminderung
- Nachtschweiß
- derbe, schmerzlose Lymphknotenschwellung im Brust- und Bauchraum
- Immunabwehrschwäche mit Mykosen
- Ekzeme
- Hautjucken
- evtl. Hepato- und Splenomegalie.

Labor:
Lymphozyten 20 000 bis 100 000/µl Blut.

Therapie:
Zytostatika, Radiologie, Interferon, Splenektomie etc.. Heilung kaum möglich.

Chronisch-myeloische Leukämie

betrifft meist Erwachsene im Alter zwischen 30 und 40 Jahren. Es handelt sich um eine maligne Entartung von – funktionstüchtigen – Granulozyten im Knochenmark mit bis zu 500 000 Leukozyten/µl Blut.

Symptome:

- Blässe
- Leistungsschwäche
- Infektanfälligkeit
- Nachtschweiß
- Leukozytose
- riesiger Milztumor
- später durch Verdrängung der anderen Blutzellreihen Anämie und Thrombozytopenie mit Dyspnoe, Tachykardie und Blutungsneigung. (Mittlere Lebenserwartung: ca. 3,5 Jahre.)

Therapie: Zytostatika, Knochenmarktransplantation.

23.

Was versteht man unter Thrombozytose?

Thrombozytose ist eine Vermehrung der Thrombozyten über den physiologischen Wert von 180 000–300 000/µl Blut hinaus, was zu Mikro- und Makrothromben sowie zu Embolien führen kann.

24.

Wo liegt die Milz?

Die Milz liegt intraperitoneal im linken hinteren Oberbauch, etwa in Höhe der 10. Rippe. Sie schmiegt sich an die Zwerchfellkuppel, rechts berührt sie den Pankreasschwanz, den Magen, den Dickdarm und die Niere. Sie ist von einer bindegewebigen Kapsel und von Bauchfell umgeben und wiegt etwa 150–200 g, ihre Größe beträgt ca. 4 × 7 × 11 cm.

25.

Welche Funktion hat die Milz?

Sie dient dem Abbau überalterter Erythrozyten, ist also ein Filtrationsorgan. Als Teil des lymphatischen Systems bildet sie Lymphozyten und Antikörper. Außerdem fungiert sie als Blutspeicher.

7 - Verdauungstrakt

1.

Aus welchen Abschnitten besteht der Verdauungstrakt?

- Mund mit Zähnen und Zunge zum Zerkleinern und Vorverdauen der Nahrung (Kopfdarm)
- Speiseröhre (Rachen)
- Magen, Dünndarm mit Duodenum, Jejunum und Ileum (Bauhin-Klappe zum Colon hin)
- Dickdarm mit Blinddarm (und Appendix vermiformis), Colon ascendens, Colon transversum, Colon descendens, Colon sigmoideum, Rektum, Anus.

2.

Beschreiben Sie den Aufbau des Magens!

Die **Wandschichten** des Magens sind von innen nach außen:

1. Tunica mucosa mit ihren Unterschichten
   - Schleimhautepithel (einreihiges Zylinderepithel)
   - Schleimhautbindegewebe
   - Schleimhautmuskelschicht
2. Tela submucosa (Bindegewebsschicht)
3. Tunica muscularis, bestehend aus
   - Ringmuskelschicht
   - Längsmuskelschicht
   - Schrägmuskelschicht
4. Tunica serosa (Peritoneum bzw. Bauchfell).

Die **Teile** des Magens sind:

1. Cardia
2. Fundus
3. Corpus mit kleiner und großer Kurvatur
4. Antrum
5. Pylorus.

3.

Was produzieren die Magendrüsen?

- **Hauptzellen** produzieren Pepsinogen, das durch die Salzsäure im Magen in die aktive Form Pepsin überführt wird.
- **Belegzellen** produzieren Salzsäure und den Intrinsic factor, der für die Aufnahme des Vitamins B 12 im terminalen Ileum notwendig ist.
- **Nebenzellen** produzieren Schleim, der die Magenwände gegen die aggressive Salzsäure schützt.
- **G-Zellen** im Antrum produzieren Gastrin, das über den Blutweg die Magenmotilität positiv beeinflußt.

Insgesamt produzieren die Magendrüsen in 24 Stunden ca. 2–3 l Magensaft. Das Schleimhautepithel des Magens besteht aus einreihigem Zylinderepithel.

4.

Nennen Sie Ursachen und Symptome eines akuten Abdomens! Welche Maßnahmen ergreifen Sie?

Mögliche Ursachen:
Intraabdominelle Erkrankungen:

- Ileus
- Organperforationen (z. B. perforiertes Ulcus ventriculi, Appendizitis)
- Blutungen in die freie Bauchhöhle (z. B. bei Tubarruptur)
- Infektionen (z. B. akute Pankreatitis, Peritonitis, Cholezystitis)
- Traumata (Stich- und Schußverletzungen, stumpfe Traumata)
- Aneurysmaruptur
- Ischämie
- Mesenterialinfarkt.

Extraabdominelle Erkrankungen:

- Herzinfarkt
- Pneumothorax
- Pneumonie
- Pleuritis
- Stoffwechselstörungen
- Intoxikationen
- Autoimmunerkrankungen
- Blutkrankheiten
- extraabdominelle Infektionen u. a..

Symptome:

- Schmerzen im Abdominalbereich (zu Beginn evtl. lokal, später diffus)
- Stuhl- und Windverhaltung
- Schocksymptome (schneller und flacher Puls, niedriger Blutdruck, kalter Schweiß, fahle Blässe)
- bretthharter Bauch durch Abwehrspannung (bei paralytischem Ileus kein bretthharter Bauch!)
- Übelkeit, Erbrechen
- evtl. Fieber.

Maßnahmen:
Eine sichere Diagnose ist nur in der Klinik möglich, daher schnellstens Notruf (Notarzt und Notarztwagen), da es sich um einen lebensbedrohlichen Zustand handeln kann. Schonhaltung des Patienten unterstützen (Beine anwinkeln und auf Knierolle legen, Schocklage), Rauchen, Essen und Trinken verbieten, warmhalten, laufend Puls, Blutdruck und Atmung kontrollieren, venösen Zugang für den Notarzt legen, für Ruhe

sorgen und den Patienten beruhigen; evtl. – falls möglich – Eigenanamnese und Fremdanamnese beginnen.

Das akute Abdomen bedeutet eine meist lebensbedrohliche Erkrankung der Bauchhöhle, die eine schnelle Klinikeinweisung und meist einen operativen Eingriff erfordert!

5.

Erklären Sie akute Gastritis und chronische Gastritis!

Akute Gastritis

Ursachen:

- Schadstoffe (Alkohol), „Überessen“, Lebensmittelvergiftung (Staphylokokken, Salmonellen u. a.)
- Medikamente (Antiphlogistika, Azetylsalizylsäure, Glukokortikoide, Zytostatika)
- Streß
- Helicobacter pylori.

Symptome:

- Übelkeit, Erbrechen
- Aufstoßen
- Druckgefühl im Oberbauch
- Oberbauchschmerz
- unangenehmer Geschmack im Mund.

Therapie:

z. T. meist unnötig. Vorübergehende Nahrungskarenz und Weglassen der auslösenden Stoffe reicht oft aus.

Chronische Gastritis

Ursachen:

- **Typ A** (Korpusgastritis): Autoimmungastritis mit Bildung von Antikörpern gegen den Intrinsic factor, dadurch Schwund der Belegzellen und Einstellen der Säureproduktion (Anazidität), Entwicklung einer perniziösen Anämie, erhöhtes Risiko für Magenkarzinom
- **Typ B** (Antrumgastritis): bakteriell verursachte Gastritis durch Infektion der Magenschleimhaut mit Helicobacter pylori
- **Typ C** (Fundusgastritis): chemisch-toxisch induzierte, durch Gallereflux bedingte Gastritis (z. B. im Restmagen nach Billroth I- oder -II-Operation).

Symptome:

meistens keine Symptome. Typ B kann Völlegefühl nach dem Essen und Blähungen zeigen.

Therapie:
Typ A: Substitution von Vitamin B 12 parenteral, Überwachung wegen Karzinomrisiko.
Typ B: Wenn Beschwerden auftreten, Bekämpfung von Helicobacter pylori (Antibiotika, Wismut etc.).

6.

Was wissen Sie über Ulcus ventriculi und Ulcus duodeni?

Ein Ulcus ist ein umschriebener Substanzdefekt, der über die Schleimhaut hinausreicht und auch die Muscularis mucosae betrifft. Eine Differentialdiagnose zwischen Ulcus ventriculi und Ulcus duodeni ist meistens nicht möglich. Charakteristisch können folgende Hinweise sein:
Ulcus ventriculi: Sofortschmerz nach dem Essen oder nahrungsunabhängige Schmerzen.
Ulcus duodeni: Nüchternschmerz mit Besserung nach Nahrungsaufnahme oder Spät- bzw. Nachtschmerz im mittleren Oberbauch, evtl. kolikartig brennend. Möglich sind Teerstühle, typisch ist die Neigung zu Rezidiven.

Ursache der Ulkuskrankheit ist im Prinzip eine Entgleisung des Gleichgewichts zwischen aggressiven Faktoren und dem Schutzmechanismus der Schleimhaut:

- Hyperazidität des Magens (vorwiegend Zwölffingerdarmgeschwür)
- Submukosität des Magens (vorwiegend Magengeschwür).

Weitere auslösende Faktoren sind:

- Streß
- Rauchen
- Helicobacter pylori als Auslöser der Gastritis, die als Grunderkrankung für das Magengeschwür angesehen wird.

Komplikationen:

- Blutung
- Penetration
- Perforation (mit akutem Abdomen).

Spätkomplikationen:

- Magenausgangsverengung durch Narbenbildung mit Erbrechen und Gewichtsverlust
- karzinomatöse Entartung beim Ulcus ventriculi.

7.

Unterscheiden Sie differentialdiagnostisch Magenkarzinom und Ulkusleiden! Wer ist häufiger betroffen, Männer oder Frauen?

Symptome der gastroduodenalen Ulkuskrankheit:

- Nüchtern-, Spät- oder Nachtschmerz bei Ulcus duodeni mit Besserung nach Nahrungsaufnahme
- Sofortschmerz oder nahrungsunabhängige Schmerzen bei Ulcus ventriculi.

Symptome des Magenkarzinoms:
Oft fehlen Frühsymptome.
Spätsymptome sind:

- Gewichtsverlust
- Leistungsknick
- Widerwillen gegen Fleisch
- subfebrile Temperaturen
- Brechreiz
- Erbrechen durch Magenausgangsverengung
- Druckgefühl im Oberbauch
- tastbarer Oberbauchtumor
- tastbarer Virchow-Knoten als Zeichen der Metastasierung (laut „Pschyrembel“ ist der Virchow-Knoten oder die Virchow-Drüse der bei Krebs des Magens, der Lunge, der Pleura, der Speiseröhre, der Leber, der Gallenblase und des Bauchfells vergrößerte Lymphknoten hinter dem Schlüsselbeinansatz des linken M. sternocleidomastoideus)
- evtl. okkultes Blut im Stuhl
- Eisenmangelanämie durch chronische Blutung. Wichtig ist die Anamnese (Magenulkus, Magenresektion?).

Diagnostisches Vorgehen:
Spiegelung mit Gewebeentnahme: Histologie und Untersuchung auf Helicobacter pylori; evtl. Röntgen mit Kontrastbrei (Magen-Darm-Passage). Jedes Magengeschwür muß endoskopisch mit Biopsie abgeklärt werden, um ein Magenkarzinom nicht zu übersehen!

Männer erkranken viermal häufiger an einem **Ulcus duodeni** als Frauen, beim Ulcus ventriculi sind die Geschlechtsunterschiede nicht so ausgeprägt.

Beim **Magenkarzinom** beträgt das Verhältnis erkrankter Männer zu Frauen ungefähr zwei zu eins.

8.

Schildern Sie Ursache und Symptome einer Magen- bzw. Ulkusperforation!

Ursache:
„Eindringen" des Ulkus in die tiefen Schichten der Magenwand bis zu ihrer Durchdringung.

Die **Symptomatik** der Magenperforation ist die der Peritonitis bzw. des akuten Abdomens:
- messerscharfer, heftiger Schmerz im Oberbauch bei der Perforation, später bewegungsabhängige Bauchschmerzen
- Übelkeit, Erbrechen, Schluckauf
- Obstipation, Blähungen, aufgetriebener Bauch
- Abwehrspannung (bretthharte Bauchdecke)
- Exsikkose durch Blutverlust in die freie Bauchhöhle
- Hypotonie, Tachykardie: Schock.

Bei gedeckter Perforation ist die Symptomatik nicht so heftig und eher lokal begrenzt.

Maßnahmen:
Notruf, Kreislaufunterstützung, Schockmaßnahmen.

9.

Was wissen Sie über das Magenkarzinom?

Ursachen:
- genetische Faktoren: Blutgruppe A bevorzugt, nationale Herkunft: z. B. China, Japan
- exogene Faktoren: hoher Nitritgehalt der Nahrung, Geräuchertes, Gesalzenes; Helicobacter pylori
- endogene Faktoren: Anazidität (begünstigt Bakterienbildung), chronisch atrophische Gastritis Typ A, Magenulkus, 15–20 Jahre nach Magenresektion.

Symptome:
- oft keine Frühsymptome (Anamnese!)
- Gewichtsabnahme, Leistungsknick, Widerwille gegen Fleisch, subfebrile Temperaturen
- Brechreiz, Druckgefühl im Oberbauch
- im fortgeschrittenen Stadium tastbarer Oberbauchtumor
- Zeichen der Metastasierung in Leber, Lunge, Gehirn, Knochen; geschwollener Virchow-Lymphknoten
- akute Magenblutung oder chronische Blutung mit Eisenmangelanämie und Blutnachweis im Stuhl
- Magenausgangsverengung
- Tumorkachexie.

Therapie:
Chirurgie, Chemotherapie, Strahlentherapie. Durch den HP begleitend.

10.

Beschreiben Sie den Dünndarmaufbau!

Am Dünndarm unterscheidet man drei **Abschnitte:**
- Duodenum (Zwölffingerdarm)
- Jejunum (Leerdarm)
- Ileum (Krummdarm).

Aufbau der Dünndarmwand von außen nach innen:
- Bauchfell (Peritoneum)
- Längsmuskelschicht
- Ringmuskelschicht
- Schleimhautmuskulatur
- submuköses Bindegewebe (im Duodenum mit Brunner-Drüsen, die alkalisches Sekret sezernieren, um den sauren Magenbrei in den alkalischen Zustand zu überführen)
- Mucosa auf einer Basalmembran, vergrößert durch
  - Kerckring-Falten
  - Zotten (hier mit Lymphgefäßen)
  - Krypten (mit Lieberkühn-Drüsen)
  - Mikrovilli.

11.

Erklären Sie mechanischen und paralytischen Ileus!

Ursachen des mechanischen Ileus:
inkompletter oder kompletter Stop der Darmpassage aufgrund eines mechanischen Hindernisses im Darmlumen, z. B. durch:
- Kotsteine
- Gallensteine
- Würmer
- entzündliche Darmerkrankungen (Divertikulitis, Morbus Crohn)
- Volvulus
- Invagination
- Tumoren (außen und innen)
- Narben und Verwachsungen auch aufgrund von Operationen
- Hernien.

Symptome:
- allmählich zunehmender (kolikartiger) oder plötzlich auftretender periumbilikaler Schmerz
- Aufstoßen, Erbrechen, Koterbrechen („Miserere“)
- Wind- und Stuhlverhalten
- Tachykardie

- reflektorische Abwehrspannung (brettharter Bauch)
- evtl. Meteorismus
- auskultierbare Hyper- und Widerstandsperistaltik (spritzende, hochgestellte Preßstrahlgeräusche, die häufiger als 5–10 mal pro Minute auftreten)
- Hypotonie, Tachykardie: evtl. Schock.

Der Dünndarmileus hat eine kurze Anamnese, beim Dickdarmileus ist eine Entwicklung über Tage und Wochen möglich.
Ursachen des paralytischen Ileus:
neuroreflektorische, neurotoxische oder durch Elektrolytverschiebung bedingte Muskellähmung des Dünn- und/oder Dickdarms bei durchgängigem Darmlumen;
- toxisch-infektiös: Peritonitis, Pneumonie, Urämie, Coma diabeticum, Morphin, Schlafmittelabusus
- reflektorisch: postoperativer Streß, Gallen- oder Nierenkolik, Pankreatitis, Herzinfarkt
- neurogen: Tabes dorsalis, Herpes zoster, Rückenmarktraumata
- myogen: Vitaminmangel, Hypoproteinämie, Hypokaliämie, Hypomagnesiämie
- vaskulär: portale Hypertension, kardiale Stauung, lokale Ischämie infolge Mesenterialinfarkt oder -thrombose.

Symptome:
- Stuhl- und Windverhalten
- „Miserere" (in späterem Stadium)
- Meteorismus
- Schluckauf
- aufgetriebene, aber weiche Bauchdecke, keine Abwehrspannung!
- auskultatorisch „Totenstille"
- Tachypnoe, Tachykardie, Hypotonie: u. U. Schock.

Labor:
Leukozytose, erhöhter Hämatokrit, erniedrigtes Kalium („Wasser- und Elektrolytentgleisung").

Maßnahmen:
Notruf, venösen Zugang legen. Ein Ileus ist immer eine Indikation für den Chirurgen! Diagnosestellung nur im Krankenhaus!

Komplikationen:
durch Schock: Schockniere, Schocklunge, Exitus.

12.

Was ist ein Volvulus?

Ein Volvulus ist die Verdrehung eines Organs um seine Achse (z. B. Magentorsion) oder seinen Gefäßstil, beim Darm auch die „Verknotung“ zweier Schlingen (Darmverschlingung). Der Volvulus kann angeboren sein oder erworben, z. B. durch starke Blähungen oder Traumen. Beim Darm finden sich die Symptome des Ileus mit akutem Abdomen.

13.

Beschreiben Sie das Krankheitsbild der Colitis ulcerosa!

Definition:
Colitis ulcerosa ist eine entzündliche Dickdarmerkrankung mit kontinuierlicher Ausbreitung – beginnend im Rektum und fortschreitend in Richtung Dünndarm – mit Ausbildung von Ulzerationen der oberflächlichen Schleimhautschichten.

Ursachen:
unbekannt.

Symptome:
- blutig-schleimige Durchfälle (Leitsymptom)
- Bauchschmerzen
- Tenesmen
- evtl. subfebrile Temperaturen.

Labor:
- evtl. Anämie (durch blutige Durchfälle)
- Leukozytose (Entzündung)
- BSG-Erhöhung (Entzündung)
- evtl. Thrombozytose.

Untersuchung:
Tastbefund Rektum, Rektum- und Colon-Spiegelung sowie Biopsie zur histologischen Untersuchung, Röntgen mit Kontrasteinlauf, bakterielle Stuhluntersuchung.

14.

Wie kommt es zum Aszites, welche Krankheiten können ihn verursachen?

Definition:
Aszites bedeutet Bauchwassersucht, d. h. eine Ansammlung von klarer seröser, chylöser oder hämorrhagischer Flüssigkeit im normalerweise kapillären Peritonealspalt infolge kardialer und/oder portaler Stauung bei Herzinsuffizienz, Leberzirrhose, Pfortaderthrombose oder bei Hypalbuminämie durch Eiweiß-Mangelernährung.

Ursachen:
- Entzündungen des Peritoneums
- venöse Stauung (Pfortaderhochdruck, Herzinsuffizienz)
- gesteigerte Kapillardurchlässigkeit (mit Abpressen des Blutplasmas ins Interstitium)
- Lymphabflußbehinderung (z. B. durch Tumoren)
- Peritonealkarzinom
- biliäre Peritonitis
- Hämoperitoneum (hämorrhagische Diathese)
- Perikarderguß
- Pankreatitis
- Hypoproteinämie (Eiweißmangelernährung, Leberinsuffizienz, Leberzirrhose, Leberdystrophie)
- Tuberkulose im Abdomen.

Untersuchung des Aszites:
Perkutatorisch hört man eine Dämpfung.
Palpation: Der Patient liegt auf dem Rücken. Der Untersucher hält eine Hand an die eine Bauchseite des Patienten und stößt mit der anderen Hand leicht an die andere Bauchseite. Je nach Ausmaß des Aszites kann man die Wellenbewegung sehen und ein Plätschern hören (Flüssigkeitswellenpalpation).
Auskultation: Beim „Vierfüßlerstand" des Patienten kann man die auskultatorische Dämpfung der Flüssigkeit im Abdomen an den „abhängigen Körperpartien" hören, da sich die Flüssigkeit nach den Gesetzen der Schwerkraft immer am tiefsten Punkt sammelt.

Befund:
Bauchdeckenausdehnung mit Verstreichung des Nabels, Striae distensae und Zwerchfellhochstand bei entsprechendem Volumen.

15.

Was ist eine Appendizitis?

Der Appendix vermiformis ist ein Anhanggebilde am unteren Zäkum voll lymphatischen Gewebes und wird auch die „Mandel des Darmes" genannt. Normalerweise liegt er nahezu senkrecht nach unten im rechten Unterbauch, aber auch andere Lagen sind möglich.

Ursachen:
meist Infektionen, die durch Stauung des Wurmfortsatzinhaltes (Verengung oder Verlegung des Lumens durch Abknickung, Narbenstränge, entzündliche Schleimhautschwellung, Kotsteine, Würmer, Fremdkörper etc.) begünstigt werden.

Symptome:
- Bauchschmerzen, typischerweise in der Nabelgegend oder im Oberbauch beginnend und nach Stunden in den rechten Unterbauch wandernd, Nachlassen des Schmerzes beim Anwinkeln des rechten Beines oder beider Beine; Schmerzen beim Anheben des rechten Beines gegen Widerstand: Psoaszeichen
- Druckschmerz und Abwehrspannung über dem McBurney-Punkt (halbe Entfernung zwischen vorderem oberen Darmbeinstachel rechts und Nabel) und/oder Lanz-Punkt (rechter Drittelpunkt der beiden Spinae iliacae anteriores superiores)
- Loslaßschmerz über dem Blumberg-Punkt (gegenüber dem McBurney-Punkt)
- Rovsing-Verschiebeschmerz
- lokale Abwehrspannung im rechten Unterbauch (lokale Peritonitis)
- Appetitlosigkeit, Erbrechen, belegte Zunge, Schluckauf
- Tachykardie
- Fieber: 37,5–39 °C (Unterschied axillär zu rektal 1 °C im typischen Fall).

Labor:
häufig Leukozytose (nicht immer).

Komplikationen:
Perforation mit akutem Abdomen.

Vorsicht: atypische Schmerzlokalisation bei Schwangeren, evtl. wenig Symptomatik bei älteren Patienten! Keine direkte Druckpalpation im Bereich des Abdomens bei akuter Appendizitis!

16.

Was hören Sie beim Meteorismus? Worauf läßt er sich zurückführen?

Meteorismus ist eine extreme Gasansammlung im Magen-Darm-Trakt, die evtl. mit Auftreibung des Leibes und Zwerchfellhochstand verbunden ist. Er tritt auf bei:
- Aerophagie
- überschießender Darmgasbildung (nach Genuß blähender Speisen)
- Obstipation
- Dyspepsie
- Darmverschluß
- infektiösen Darmkrankheiten.

Der Meteorismus verursacht vermehrte und verstärkte Darmgeräusche und löst u. U. tympanitischen Perkussionsschall aus.

Er kann die Bauchatmung beeinträchtigen und zu Herzrhythmusstörungen führen.

17.

Was hören Sie darüber hinaus bei der Bauchauskultation?

Beim **Gesunden** hört man Darmgeräusche. Auch die Bewegungen des Magens sind bei der Auskultation zu vernehmen.
Beim **mechanischen Ileus** hört man hochgestellte, metallisch klingende, spritzende Geräusche, die durch den Versuch des Darmes entstehen, das Hindernis zu überwinden.
Beim **paralytischen Ileus** ergibt sich kein Auskultationsbefund (Totenstille), man hört allenfalls die Aorta („Ticken der Totenuhr").

18.

Was läßt sich bei Inspektion und Palpation des Bauchraumes feststellen? Welche Organe sind im Bauchraum tastbar?

Zur Untersuchung liegt der Patient mit leicht angehobenem Kopf und leicht angewinkelten Beinen entspannt auf dem Rücken, wodurch die Bauchwand entspannt wird.

Inspektion des Bauchraumes:

- Petechien
- Exantheme
- helle Striae gravidarum, rote Striae bei Morbus Cushing
- Narben, Narbenbrüche
- Gefäßzeichnung bei Kollateralkreisläufen (Pfortaderstauung, Aortenisthmusstenose)
- Caput medusae
- Pulsation im Epigastrium
- Bauchglatze bei Männern (Hormonstörung bei Leberzirrhose)
- männliche Sexualbehaarung bei Frauen (durch Androgenüberschuß)
- Auftreibung (durch Gasansammlung, Darmverschluß, Peritonitis, Aerophagie, blähende Speisen)
- Aszites
- Vorwölbung (bei Vergrößerung von Uterus, Magen, Blase, Niere, Milz, Hernie, Zysten)
- sichtbare Peristaltik.

Palpation des Bauchraumes:
Palpieren kann man Leber, Galle (wenn vergrößert), Milz (wenn vergrößert), Darm, Niere (beim tastbaren Nierentumor), Pankreas (Schwellung bei Entzündung, Tumor, Zyste), Magentumor etc..

19.

Was versteht man unter Hiatushernie?

Hiatushernie ist die Verlagerung von Magenanteilen durch den Hiatus oesophageus des Zwerchfells in den Brustraum.

Symptome:
Viele Betroffene sind beschwerdefrei, manche leiden an Refluxkrankheit. Außerdem:
- Aufstoßen
- Völlegefühl
- Druckgefühl in der Herzgegend.

Komplikationen:
- Passagestörungen
- Inkarzeration (Einklemmung: Notfall!)
- Geschwüre am Schnürring
- Anämie durch chronische Blutung.

20.

Beschreiben Sie die Anatomie der Leber. Welche Organe oder Körperteile grenzen an sie an?

Anatomie der Leber:
Die Leber liegt größtenteils im rechten Oberbauch unter der rechten Zwerchfellkuppel. Sie besteht aus zwei Hauptlappen, dem kleineren linken und dem größeren rechten Leberlappen, dieser mit dem quadratischen und dem geschwänzten Lappen. Tastbar ist bei normal großer und normal konsistenter Leber der untere scharfkantige Rand des großen Leberlappens in der Medioklavikularlinie rechts unter dem Rippenbogen. Hinter bzw. unter der Leber befindet sich die Gallenblase.

Die kleinste funktionelle Einheit der Leber ist das Leberläppchen, das einen Durchmesser von ca. 1–2 mm hat und etwa 50 000–100 000fach vertreten ist. Seine Form ist sechseckig. Dort, wo mehrere Kanten zusammenstoßen, bilden sich bindegewebige Felder, die sogenannten Glisson-Dreiecke. In diesen Dreiecken laufen die Äste der Leberarterie und der Pfortader sowie die Gallengänge. In der Mitte des sechseckigen Läppchens verläuft die Zentralvene. Innerhalb der Läppchen erkennt man eine Bälkchenstruktur, die zentripedal auf die Zentralvene zuläuft. Zwischen den Bälkchen verlaufen die Gefäße des „venösen Wundernetzes“, eines zusätzlichen Kapillarnetzes mit weiten Lebersinusoiden, in deren Wandung sich die zur Phagozytose befähigten von Kupffer-Sternzellen befinden.

Leberpforte:
Die Leberpforte ist Eintrittsstelle für die Leberarterie bzw. Arteria hepatica und die Pfortader bzw. Vena portae (mit venösem

Blut von den unpaaren Bauchorganen, außer dem Rektum) und die Austrittsstelle für die Gallengänge (Ductus hepaticus dexter und sinister).
Der venöse Abgang der Leber mündet in die untere Hohlvene, die Vena cava inferior.

Begrenzung der Leber durch folgende Organe:
Zwerchfell, Lunge, Magen, Dickdarm, rechte Niere mit Nebenniere, Ösophagus.

21.

Welche wichtigen Aufgaben leistet die Leber?

- Stoffwechselfunktionen (z. B. Umwandlung von Monosacchariden in Glykogen, Glykogenolyse, Glukoneogenese aus Proteinen, Verwertung der Aminosäuren, Fettsäurenabbau, Synthese und Verwertung von Cholesterin)
- Bildung und Ausscheidung von Galle
- Bildung von Plasmaeiweißen (Albumine, Globuline, Blutgerinnungsstoffe, Enzyme)
- Speicherung von Eiweiß, Eisen, Vitaminen, Zucker (als Glykogen) etc.
- Speicherung von Blut
- Entgiftung, Abbau und Ausscheidungsvorbereitung von körpereigenen oder körperfremden Substanzen wie Stoffwechselprodukten (z. B. Ammoniak), Hormonen, Erythrozyten, Medikamenten usw.
- Abwehr- und Filterfunktion für Fremdkörper
- Blutbildung beim Embryo bis zum 6./7. Monat
- u. a. m..

22.

Welche Gefäße führen zur Leber?

Leberarterie (Arteria hepatica) und Pfortader (Vena portae) sind die Gefäße, die zur Leber führen.

23.

Beschreiben Sie wichtige Lebererkrankungen und deren Auswirkungen!

Akute Virushepatitis

Die akute Virushepatitis ist eine diffuse (nichteitrige) Leberentzündung, verursacht durch verschiedene Viren (Hepatitis-A/B/C/D/E-Virus, weitere werden vermutet).

Symptome (trotz der verschiedenen Erreger grundsätzlich ähnlich):
- grippale Symptome wie subfebrile Temperaturen und Abgeschlagenheit

- gastrointestinale Beschwerden wie Appetitlosigkeit, Übelkeit, Erbrechen, Druckschmerz im rechten Oberbauch, evtl. Diarrhoe
- evtl. Gelenkschmerzen und flüchtiges Exanthem
- Verlauf ohne Ikterus möglich
- Verlauf mit Ikterus: Dunkelfärbung des Urins, Entfärbung des Stuhls, Pruritus
- häufig Hepatomegalie, evtl. Splenomegalie und Lymphknotenschwellung.

Komplikationen:

- cholestatische Verlaufsform (intrahepatischer Verschluß)
- protrahierend und rezidivierend verlaufende Hepatitis
- fulminante Hepatitis (Ikterus, Aszites, hämorrhagische Diathese, Leberkoma mit meist letalem Ausgang)
- chronische Hepatitis (Viruspersistenz, nicht bei Hepatitis A Virus!)

Chronische Hepatitis

kann aus einer akuten Virushepatitis entstanden sein, medikamenten- bzw. toxininduziert oder durch Autoimmunmechanismen hervorgerufen werden.

Symptome:

- **chronisch persistierende Hepatitis:** häufig Beschwerdefreiheit möglich, normal große Leber, evtl. Leistungsknick, Müdigkeit, uncharakteristische Beschwerden
- **chronisch aggressive Hepatitis:** Leistungsknick, Müdigkeit, Appetitlosigkeit, Druckschmerz in der Lebergegend, evtl. Arthralgien, Ikterus (im entzündlichen Schub), Hepatomegalie, Splenomegalie in 1/3 der Fälle, Leberhautzeichen und Hormonstörungen wie bei der Leberzirrhose.

Komplikationen:

- Leberzirrhose
- primäres Leberzellkarzinom.

Fettleber

Ursachen:

- Gifte (Alkohol, Medikamente, chlorierte Kohlenwasserstoffe u. a.)
- Ernährung (Adipositas, Eiweißmangel, parenterale Ernährung)
- Hormon- und Stoffwechselstörungen (Diabetes mellitus, Hyperlipoproteinämie, Schwangerschaft).

Komplikationen:
- Fettleberhepatitis
- Leberzirrhose.

Alkoholtoxische Leberschäden

Ursache:
- Alkoholabusus.

Klinik:
3 Stadien: reine Fettleber – Fettleberhepatitis – Leberzirrhose. Hepatomegalie, evtl. Splenomegalie, Appetitlosigkeit, Übelkeit, Gewichtsverlust, Schmerzen im rechten Oberbauch, evtl. Ikterus, evtl. Fieber.

Komplikationen:
- Zieve-Syndrom (klassische Trias: alkoholtoxischer Leberschaden, hämolytische Anämie, Hyperlipidämie)
- Leberzirrhose
- fulminante Hepatitis (selten)
- extrahepatische Alkoholschäden (Pankreatitis, Ulcus ventriculi u. a.).

Labor:
Fettleber: Gamma-GT und IgA erhöht
Fettleberhepatitis: zusätzlich GOT (AST) und GPT (ALT) erhöht
Leberinsuffizienz: Cholinesterase, Albumin und Quick-Wert erniedrigt.
Leberzirrhose

Ursachen:
- Alkoholabusus
- Virushepatitis

Seltener:
- Autoimmunerkrankung
- Medikamente, Toxine
- Stauungsleber
- Lebervenen-Verschluß
- Tropenerkrankungen (Bilharziose, Leberegel).

Allgemeinsymptome:
- Leistungsknick
- Abgeschlagenheit
- Druck- und Völlegefühl im Oberbauch, evtl. Übelkeit
- Gewichtsabnahme

- Leberhautzeichen: Palmar- und Plantarerythem, Lacklippen und -zunge, Weißnägel, Pruritus durch Einlagerung von Gallensäuren in die Haut, Ikterus, Spider naevi, Caput medusae, Ösophagus- und Fundusvarizen
- hormonelle Störungen:
  Hodenatrophie, Potenzstörungen, Verlust der männlichen Sexualbehaarung,
  Gynäkomastie; Menstruationsstörungen, evtl. Amenorrhoe.

Komplikationen:
- portale Hypertension mit Stauungszeichen (Caput medusae, Aszites, Hypersplenismus)
- Ösophagus-Varizen und Fundusblutung
- primäres Leberzellkarzinom
- hepatische Enzephalopathie (Bewußtseinsstörungen)
- Coma hepaticum mit Autolyse der Leberzellen.

Labor:
Hinweise für Syntheseleistung:
- Erniedrigt sind Cholinesterase, Quickwert, Antithrombin III, Albumin im Serum.
- Bei entzündlichen Schüben sind die Transaminasen GPT (ALT), GOT (AST), GLDH, Gamma-GT erhöht.
- Bei Gallestau sind die cholestaseanzeigenden Enzyme AP, LAP, Gamma-GT, evtl. Bilirubin erhöht.
- Bei hepatischer Enzephalopathie ist Ammoniak erhöht.

Portale Hypertension (Druckerhöhung über 12 mm Hg in der Pfortader)

Ursachen:
- **prähepatischer** Block – vor der Leber (Pfortaderthrombose, Kompression durch Tumoren, Zysten u. a.; Klinik: Hyperspleniesyndrom trotz normaler Leberfunktion)
- **intrahepatischer** Block – in der Leber (Zirrhose, chronische Hepatitis)
- **posthepatischer** Block – hinter der Leber (Thrombose der Lebervenen, Tumorkompression).

Klinik:
Aufgrund des Pfortaderhochdrucks entwickeln sich Kollateralkreisläufe (Caput medusae, Ösophagusvarizen, Hämorrhoiden); weiterhin findet man Aszites, Milzvergrößerung mit Hypersplenismus und in der Folge Anämie, Thrombopenie, Leukopenie.

Lebertumoren

- **Benigne** Lebertumoren können häufig symptomlos sein.
- Ein **maligner** Lebertumor ist z. B. das primäre Leberzellkarzinom.

Ursachen:

- Leberzirrhose
- chronische Hepatitis
- Aflatoxine.

Klinik:
Druckschmerz im rechten Oberbauch, evtl. tastbarer Tumor, Gewichtsverlust, evtl. Aszites, Dekompensation einer vorbestehenden Leberzirrhose, evtl. paraneoplastische Symptome (Fieber, Polyglobulie).

Diagnose:
Sonographie, CT, MRT.

Prognose:
Mittlere Überlebenszeit nach Diagnosestellung: ca. 6 Monate.

24.

Was können Ursachen für eine Leberzirrhose sein?

- Spätfolgen einer Virushepatitis B
- alkoholbedingte Fettleber
- Autoimmunerkrankung
- Toxine (auch Medikamente)
- Hämochromatose
- chronische Stauungsleber durch Rechtsherzinsuffizienz
- Bilharziose
- Verschluß der Lebervenen

25.

Nennen Sie die wichtigsten Symptome der dekompensierten Leberzirrhose!

- Eiweißmangel: Aszites und andere Ödeme durch verringerten onkotischen Druck sowie Infektanfälligkeit durch Globulinmangel
- Gerinnungsfaktorenmangel: hämorrhagische Diathese
- Pfortaderhochdruck: Stauungssymptome und Bildung von Kollateralen im großen Kreislauf wie Ösophagus- und Fundusvarizen, Caput medusae, Hämorrhoiden
- Hormonstörungen: Gynäkomastie, Bauchglatze, Hodenatrophie und Potenzstörungen beim Mann, Menstruationsstörungen bei der Frau durch mangelnden Abbau von Geschlechtshormonen
- Hauterscheinungen: schmutzig-braunes Hautkolorit,

Palmar- und Plantar-Erythem (durch periphere Hyperzirkulation), Weißnägel, Lackzunge, Lacklippen, Spider naevi
- Labor: Anämie, Bilirubinämie, erhöhte Transaminasen Gamma-GT, LDH, GOT (AST), GPT (ALT), AP; Urin mit bierbraunem Schüttelschaum
- hepatische Enzephalopathie: Flapping tremor, Verwirrtheit, Reizbarkeit, Bewußtseinstrübungen bis Bewußtlosigkeit durch Vergiftung mit Ammoniak infolge mangelnden Ammoniak-Umbaus in ausscheidungsfähigen Harnstoff
- Coma hepaticum mit Autolyse der Leberzellen und foetor hepaticum (erdig, lehmig; Geruch nach roher Leber).

26.

Wie palpieren Sie die Leber, was läßt sich bei der Palpation erkennen? Welchen Befunden ordnen Sie welche Krankheiten zu?

Die Leberpalpation erfolgt mit beiden (warmen) Händen an dem in einem warmen Raum auf dem Rücken liegenden Patienten. Man läßt den Patienten ausatmen, wobei man tief unter den rechten Rippenbogen palpiert. Wenn man den Patienten dann einatmen läßt, schlägt der scharfkantige untere Rand des rechten Leberlappens gegen die palpierenden Finger. Auf diese Weise kann man erkennen, ob die Leber vergrößert, verkleinert oder in ihrer Konsistenz verändert ist (höckerig, verhärtet). Die gesunde Leber ist von weicher Konsistenz; auch bei akuter Hepatitis ist sie weich, bei chronischer Hepatitis dagegen fest, bei Fettleber teigig und bei der Zirrhose hart.

Eine vergrößerte Leber spricht für
- entzündliche Erkrankungen (Virushepatitis, Brucellose, Echinokokkuszyste, Mononukleose, Sarkoidose)
- nichtentzündliche Lebererkrankungen (toxischer Leberschaden, Cholestase, Fettleber, Lebertumor, Lebervenenverschluß)
- nichthepatogene Erkrankungen (Rechtsherzinsuffizienz mit Stauungsleber, Lymphogranulomatose Hodgkin, Polycythämia rubra vera, chronisch-myeloische Leukämie).

Eine verhärtete und verkleinerte Leber spricht für
- eine Leberzirrhose.

Knotige Veränderungen findet man bei
- Lebermetastasen
- Leberabszeß
- Gummen
- Zysten
- Narbenleber
- oder Zirrhose.

Leberpulsationen sprechen für
- eine Rechtsherzinsuffizienz
- eine Trikuspidalklappeninsuffizienz.

27.

Welche Aufgabe hat die Gallenblase? Nennen Sie die ableitenden Gallengänge!

Aufgaben:
Speicherung der von der Leber produzierten und nicht sofort benötigten Gallenflüssigkeit und deren **Eindickung** (Konzentration) auf etwa ein Zehntel ihres ursprünglichen Wassergehaltes.

Ableitende Gallengänge:
Rechter und linker Gallengang (Ductus hepaticus dexter und sinister), die aus dem rechten bzw. linken Leberlappen kommen, vereinigen sich an der Leberpforte zum **Ductus hepaticus**, von dem der **Ductus cysticus** zur Gallenblase abgeht. Nach diesem Abgang heißt der galleführende Gang **Ductus choledochus**; er mündet auf oder neben der Papilla Vateri ins Duodenum.

28.

Nennen Sie die Symptome der akuten Cholezystitis! Was tun Sie bei einem Patienten mit Gallenkolik?

Die akute Cholezystitis hat ihre **Ursache** häufig in einer **Steineinklemmung** im Gallenblasenhals, im Ductus cysticus bzw. Ductus choledochus.
Symptome:
- Es handelt sich um langsam ansteigende oder plötzlich heftige, kolikartige Schmerzen, die lokal begrenzt sind, meistens nach einer fettreichen Mahlzeit einsetzen und evtl. in die rechte Schulter und den rechten Rücken ausstrahlen.
- Sie können von örtlicher Abwehrspannung, Übelkeit, Erbrechen, Meteorismus und Schonatmung begleitet sein (positives Murphy-Zeichen).
- Bei Verschluß des Ductus choledochus kommt es zum Verschlußikterus (dunkler Urin, heller Stuhl, Gelbfärbung, Juckreiz).

Labor:
BSG-Erhöhung, Leukozytose, Anstieg der Cholestase-Enzyme Gamma-GT, AP, LAP und des direkten Bilirubins; Erhöhung von Urobilinogen und Bilirubin im Urin.
Befund:
Bei Verdacht auf einen eingeklemmten Gallenstein ruft der HP Notarzt und Rettungswagen, da die Gefahr eines akuten Abdomens besteht.

29.

Beschreiben Sie die Anatomie des Pankreas!

Das Pankreas ist ca. 15–20 cm lang, 60–100 g schwer und liegt in Höhe des 1. – 2. Lendenwirbels retroperitoneal an der Hinterwand des Oberbauches, hinter dem Magen, vor den Nieren.
Es wird Kopf-, Körper- und Schwanzteil unterschieden.
Der Pankreaskopf liegt in der C-förmigen Duodenalschlinge, der Schwanz erreicht die Milz.
Die Vorderfläche des Pankreas ist von Bauchfell überzogen.
Das Pankreas ist von einer bindegewebigen Kapsel umgeben.
Ein bindegewebiges Stützgerüst schließt die azinösen (beerenförmigen) Drüseneinheiten zu Drüsenläppchen zusammen.
Das Sekret dieser Läppchen (Verdauungsenzyme, die den exkretorischen Anteil des Pankreas bilden) fließt durch ein weit verzweigtes Netz von Ausführungsgängen in den Hauptausführungsgang, den Ductus pancreaticus, der auf der Papilla Vateri im Duodenum mündet.
Außer dem exkretorischen Drüsenepithel besitzt das Pankreas mit den Inselzellen (den sogenannten Langerhans-Inseln) einen inkretorischen Anteil, dessen Sekret direkt in die Blutbahn abgegeben wird.
Die A-Zellen der Langerhans-Inseln (20 %) sezernieren das Glukagon, die B-Zellen (80 %) das Insulin.

30.

Nennen Sie Beispiele für Fermente, die das Pankreas produziert!

- Amylase zur Kohlenhydratverdauung
- Lipase zur Fettverdauung
- Peptidasen (Trypsinogen und Chymotrypsinogen) zur Eiweißverdauung.

31.

Beschreiben Sie die akute Pankreatitis!

Ursachen:
- Verlegung der Gallengänge (z. B. durch narbige Veränderungen nach Cholezystitis, Cholelithiasis u. a.)
- Stenose der Papilla Vateri
- Alkoholabusus
- Infektionen (Mumps, Hepatitis)
- Medikamente
- Bauchverletzungen
- penetrierendes Ulcus duodeni
- narbige Veränderungen nach Operationen.

Durch die Verlegung der Gallengänge wird der Ausführungs-

gang der Galle, die Papilla Vateri, die in den meisten Fällen auch Ausführungsgang der Pankreassekrete ist, verengt, so dass die Pankreasenzyme gar nicht oder nur vermindert abfließen können.
Der so bedingte Rückstau der Enzyme in die Bauchspeicheldrüse hinein bewirkt ihre Selbstandauung, was dann eine Entzündung hervorruft.

Symptome:

- Schocksymptome
- heftige Schmerzen im Oberbauch, die nach allen Seiten ausstrahlen können (oft gürtelförmig)
- Übelkeit
- Erbrechen
- Gesichtsröte
- Blähungen
- Darmlähmungen bis zum paralytischen Ileus
- Aszites
- Peritonitis
- Fieber
- Peritoneal- und Pleuraergüsse
- Fettstühle
- diabetische Symptome
- Ikterus.

Labor:

- erhöhte Alpha-Amylase in Serum und Urin
- erhöhte Lipase im Serum
- Hyperglykämie
- evtl. Hypokalzämie.

Mögliche mitgeschädigte Organe:

- Herz, Lunge, Darm, Gallenblase, Nieren.

Komplikationen:

- Kreislaufschock mit Nierenversagen, Schocklunge, Verbrauchskoagulopathie
- Pankreashämorrhagien und -nekrosen
- Arrosion von Gefäßen mit Blutungen
- Abszeß-, Fistel- und Zystenbildung
- Sepsis.

Differentialdiagnose:

- Herzinfarkt, Angina pectoris.

Todesursache:

- schockbedingtes (Multi-)Organversagen.

8 - Atmungssystem

1.

Nennen Sie die Aufgaben der Atmung!

Der menschliche Körper ist auf die ständige Zufuhr von Sauerstoff (O_2) angewiesen, denn mit seiner Hilfe werden z. B. Nährstoffe verbrannt, wobei die für jeden Vorgang im Körper entscheidende Energie entsteht. Ebenso wichtig ist der laufende Abtransport der dabei entstehenden Stoffwechselendprodukte, zu denen in erster Linie hier das Kohlendioxid (CO_2) gehört.

- Zufuhr von O2
- Abtransport von CO2
- Ausscheidung von Wasser und weiteren Stoffwechselendprodukten.

2.

Welche Aufgaben haben die Atmungsorgane?

Die Atmungsorgane dienen der Sauerstoffaufnahme (O_2) und Kohlendioxidabgabe (CO_2), damit gleichzeitig auch der Regulation des Säure-Basen-Haushalts. Die **Lunge** ist außerdem ein wichtiges Blutdepot. Aufgaben der **Nase** sind Säuberung, Anfeuchtung, Erwärmung bzw. Kühlung der Atemluft. Außerdem dient die Nase dem Riechen und der Resonanzbildung.

3.

Wo findet Atmung statt?

Man unterscheidet eine **äußere** und eine **innere Atmung**.

Die **äußere Atmung** oder „Lungenatmung" regelt den Austausch zwischen Alveolen (Lungenbläschen) und Lungenkapillaren:
O_2 gelangt von den Alveolen ins Blut und CO_2 vom Blut in die Alveolen.

Die **innere Atmung** oder „Gewebsatmung" regelt den Gasaustausch zwischen Blut und Gewebe:
O_2 gelangt vom Blut ins Gewebe und CO_2 vom Gewebe ins Blut.

Bei beiden Vorgängen handelt es sich um sogenannte **Diffusionsvorgänge,** d. h. Konzentrationsausgleich. Treibende Kraft ist die Brownsche Molekularbewegung: Es bewegen sich stets mehr Moleküle von Stellen größerer Dichte zu Stellen geringerer Dichte (Partialdruck).

4.

Wie setzt sich die Atemluft zusammen?

Die Atemluft ist ein Gasgemisch aus:
Stickstoff (N: 78,09 Vol %), **Sauerstoff** (O_2: 20,95 Vol %), **Kohlendioxid** (CO_2: 0,03 Vol %), **Wasser** (H_2O: max. 4,00 Vol %).
Ferner möglich: **Edelgase** (Argon = Ar, Helium = He, Neon = Ne, Krypton = Kr, Xenon = Xe), **Stickoxide** und Spuren weiterer Stoffe.

5.

Welche Aufgaben hat die Nase?

- **Säuberung** der Atemluft durch Schleim und Flimmerhärchen
- Anfeuchten der Atemluft, dadurch weniger Reizung der unteren Luftwege bzw. des Atemraumes
- Erwärmung bzw. Kühlung der Atemluft: Das Schwellgewebe in den Nasenmuscheln sorgt durch seinen hohen Blutdurchsatz in gewisser Weise für eine Temperaturregulation.
- Wärme- bzw. Kälteisolation durch die Nasennebenhöhlen bzw. „Luftkammern"
- Riechfunktion in der Regio olfactoria: Die „chemische" Untersuchung der Atemluft ist auch als eine Art Schutz zu verstehen.
- Resonanzbildung: Gerade die Nasenhöhlen sind mit Luft gefüllte Hohlgebilde, die durch ihre Ausgestaltung die Klangfarbe der Stimme mit beeinflussen können.

6.

Wie ist der Kehlkopf aufgebaut?

Der **Larynx** (Kehlkopf) ist das Bindeglied zwischen oberen und unteren Luftwegen. Er teilt sich auf in fünf Kehlkopfknorpel, Kehlkopfmuskeln und Bänder bzw. bindegewebige Verbindungen der Knorpel.

Der Ringknorpel ist die knorpelige Basis der Larynx. Er bildet vorn einen schmalen Ring, hinten eine breite Platte. Auf dem Ringknorpel sitzt der Schildknorpel. Dieser besitzt eine mehr oder weniger starke Ausbuchtung (bei Männern mehr: „Adamsapfel").
Zu beiden Seiten des Schildknorpels liegen die Lappen der Schilddrüse. Nach oben wird der Larynx durch den Kehldeckel, die **Epiglottis** abgeschlossen. Wichtige Aufgabe der Epiglottis ist das Verschließen der Atemwege beim Schluckakt.
Im Übergang zwischen Schildknorpel und Ringknorpel liegen die sogenannten Stellknorpel. Diese übertragen den Muskelzug

der Muskelfasern um und am Larynx auf die Stimmbänder. Die Stimmbänder selber erstrecken sich von den Stellknorpeln bis zum Schildknorpel. Je stärker die Stimmbänder angespannt sind (d. h. je näher sie aneinander liegen), umso höher ist der Ton, den die vorbeistreichende Luft erzeugt. Die Schwingungen der Stimmbänder führen zu Schwingungen der Luftsäule. (Dieser Ton wird zu Vokalen geformt; die Konsonanten dagegen sind „Geräusche", die mit Hilfe von Zunge und Lippen gebildet werden.)

7.

Beschreiben Sie die Anatomie der Trachea!

Die Trachea ist ein ca. 11 cm langes und ca. 1,3 cm breites **elastisches Rohr**. Sie beginnt am Ringknorpel und mündet an einer Aufzweigungsstelle (Bifurcatio tracheae) in die beiden Hauptbronchien.
Ca. 15–19 nach hinten offene **hufeisenförmige Knorpelspangen** bestimmen ihre eigentliche Form. Die Knorpelspangen sind untereinander durch Bänder verbunden bzw. abgedichtet. Die Rückfläche der Trachea bildet die Speiseröhre (Ösophagus).
Auf den Schleimhäuten der Trachea sitzen Flimmerepithelien mit zahlreichen Sekretdrüsen. Dieser Schleim kann Partikel binden, welche dann anschließend (durch die Flimmerhaare) kehlkopfwärts transportiert und ausgeschieden werden.
Wichtig ist die Beweglichkeit bzw. Elastizität der Trachea zur Anpassung an die Bewegungen des Kopfes oder des Körpers.

8.

Wo liegt die Trachea?

Die Trachea liegt hinter der Schilddrüse und dem Brustbein und vor der Speiseröhre. Sie reicht vom Kehlkopf bis zum Anfang des vierten Brustwirbels.
An dieser Stelle teilt sich die Trachea in die beiden Stammbronchien (Bifurcatio).

9.

Wie heißt die Verzweigung der Luftröhre? Wie gliedert sie sich auf?

Die Verzweigung der Luftröhre, der sogenannte **Bronchialbaum,** gliedert sich von oben nach unten auf in

- Trachea
- Bifurcatio tracheae
- Hauptbronchien
- Bronchiolen
- Lappenbronchien
- Segmentbronchien
- (Ductuli alveolares mit Alveolen).

10.

Beschreiben Sie die Lage der Bronchien und Bronchiolen!

Die Luftröhre teilt sich bei der **Bifurcatio** (ca. vierter bis fünfter Brustwirbelkörper) in den rechten und linken **Hauptbronchus** auf. Der rechte Hauptbronchus ist etwas kürzer und weiter ausgeformt als der linke. Er verläuft außerdem etwas steiler von der Luftröhre ab. (Eventuelle Fremdkörper gelangen dadurch meist in den rechten Hauptbronchus.) Die Hauptbronchien verzweigen sich fortschreitend in immer kleinere Bronchien.
Die Hauptbronchien geben nach rechts 3 Lappenbronchien, nach links 2 Lappenbronchien ab.
Diese Lappenbronchien teilen sich nun in sogenannte **Segmentbronchien** (rechte Lunge 10, linke Lunge 8–10), die sich wiederum in **Bronchiolen** aufzweigen.
Das Innere der Bronchiolen ist mit Flimmerepithelien ausgekleidet, jedoch fehlen hier im Gegensatz zur Trachea die Schleimdrüsen.
Die Wand der Bronchiolen besitzt keinen Knorpel mehr, dafür aber relativ viel glatte Muskulatur.
(Bei Dauerkontraktion dieser Muskeln ist die Ausatmung behindert, so beim Asthma bronchiale!)

11.

Mit welchem Epithel sind die großen Bronchien ausgekleidet?

Die großen Bronchien sind von flimmerhärchentragendem Zylinderepithel mit schleimbildenden Becherzellen ausgekleidet.

12.

Wie ist die Lunge aufgebaut?

Die Lunge liegt im Brustkorb (Thorax) und ist paarig angelegt. Man unterscheidet eine linke Lunge (Pulmo sinister) und eine rechte Lunge (Pulmo dexter).
Die Lungenmitten (Medialflächen) beherbergen die sogenannte Lungenwurzel (Lungenhilus), die aus Bronchien, Gefäßen, Lymphknoten und Nerven besteht und unter dem Herzbeutel liegt.
Die Lungenbasis liegt dem Zwerchfell (Facies diaphragmatica) auf, während die Lungenspitzen (Apices pulmonis) oberhalb der ersten Rippe enden (oberhalb des Schlüsselbeines).
Die Lungen werden durch sehr tiefe Furchen in Lungenlappen (Lobi) geteilt. Pulmo dexter besitzt drei Lappen, Pulmo sinister nur zwei. (Sitz des Herzens zum überwiegenden Teil in der linken Hälfte des Brustkorbes, wodurch die Einbuchtung des Me-

diastinums zum Pulmo sinister größer ist als zum Pulmo dexter.)
Die Lungenlappen selber sind – jeder für sich – noch einmal in verschiedene Teile, die Lungensegmente gegliedert.
Ein Segmentbronchus verläuft in das Zentrum eines jeden Segments, begleitet von einer Arterie, während die Ränder des Segments durch Venen abgegrenzt werden.
Die Segmentbronchien teilen sich weiter auf in die Bronchiolen.
Aus den Endaufzweigungen der Bronchiolen gehen die Alveolargänge hervor (Ductuli alveolares), welche dann in die Lungenbläschen (Alveolen) führen. Alle Alveolen, die einer Bronchiole entstammen, nennt man auch zusammengefaßt „Lungenläppchen“ (Lobulus).
In den Alveolen spielt sich der eigentliche Gasaustausch ab.
Der Durchmesser einer Alveole ist ca. 0,1–0,2 mm. Die Anzahl der Alveolen (bei einem Erwachsenen) beträgt ca. 300–400 Millionen, bei einer Oberfläche von 80 m^2! Glatte Muskelzellen umgeben die Alveoleneingänge. Die Alveolen selber sind von einem elastischen Fasernetz und einem dichten Kapillarnetz umgeben (venöses Blut aus der Arteria pulmonalis vom rechten Herzen kommend).
(Somit ist ein sehr enger Kontakt zwischen Kapillarblut und Alveolarluft gewährleistet, was wiederum sehr günstige Bedingungen bzw. Voraussetzungen für den Austausch des Atemgases bedeutet.)

13.

Beschreiben Sie die anatomischen Anteile des Lungenhilus!

Der Lungenhilus ist Ein- und Austrittsstelle von großen Bronchien, Lungenarterie, Lungenvenen, Lymphgefäßen und Nerven.
Am Lungenhilus schlägt die Pleura visceralis in die Pleura parietalis um.

14.

Was verhindert ein Zusammenkleben der Alveolen?

Zwischen den eigentlichen Gasaustauschzellen in den Alveolen (Alveolarzellen Typ 1) liegen verstreut Zellen (Alveolarzellen Typ 2), die eine Substanz namens „**Surfactant**“ produzieren, die das Innere der Alveolen überzieht.
Oberflächenspannung und elastisches Faserwerk zeigen, dass die Alveolen bzw. die Lungen die Tendenz haben, sich zusammenzuziehen. Das Surfactant setzt insgesamt gesehen die Oberflächenspannung herab, so dass ein Kollabieren und Zusammenkleben, eine **Atelektase** der Alveolen bzw. der Lunge verhindert wird.

15.

Beschreiben Sie die Lage des Brustfells!

Das Lungenfell umhüllt die Lungen rundherum. Es ist relativ fest mit der Lungenoberfläche verbunden (Pleura pulmonalis oder viszerales Blatt der Pleura).
Am Lungenhilus, der selbst nicht mehr von Pleura umgeben ist, schlägt die Pleura pulmonalis um und setzt sich in der sogenannten Pleura parietalis fort (parietales Blatt der Pleura oder Rippenfell). Dieses Rippenfell kleidet die Brusthöhle bzw. den Brustkorb aus. Zwischen **Pleura pulmonalis** und **Pleura parietalis** besteht ein enger Spalt, der Pleuraspalt, der mit einer serösen Flüssigkeit ausgefüllt ist. Die beiden Pleurablätter, die oft zusammengefaßt als Brustfell bezeichnet werden, haften so aneinander, sind aber gegeneinander verschieblich.

16.

Welche Aufgabe hat der Pleuraspalt?

Durch das Bestreben der Lunge, sich aufgrund ihrer elastischen Bestandteile und der Oberflächenspannung der Alveolen zusammenzuziehen, entsteht im Pleuraspalt („durch den Zug nach innen“) ein leichter Unterdruck.
Dieser **negative intrapleurale Druck** ist (neben dem Surfactant) mit dafür verantwortlich, dass die Lunge nicht kollabiert, sondern entfaltet bleibt. Sollte aber durch Dehnung des Brustfells Luft in den Pleuraspalt gelangen, so „schnurrt“ die Lunge aufgrund ihrer inneren Zugspannung in sich zusammen, d. h. sie kollabiert.

17.

Wie erfolgt die Inspiration?

Bei der Inspiration kontrahieren die Muskelfasern des Diaphragmas aktiv, und es kommt zu seiner Abflachung. Das Zwerchfell zieht die Lungenbasis nach unten außen, wobei zusätzlich die **Interkostalmuskeln** mitwirken. Sie bewerkstelligen eine Rippenbewegung bzw. eine Thoraxhebung.

18.

Wie erfolgt die Exspiration?

Bei der Exspiration, die passiv erfolgt, ist die Lunge bestrebt, sich zusammenzuziehen (Oberflächenspannung, Faserwerk!). Die Zwischenrippenmuskeln (M. intercostales interni) bewirken ein Verkleinern des Thoraxraumes. Aufgrund ihres Faserverlaufs nähert sich bei einer Kontraktion jeweils die obere Rippe der darunterliegenden an, und der Thorax senkt sich. Das Diaphragma dagegen hebt sich wieder.

19.

Welche Untersuchungsmethoden der Lunge kennen Sie? Beschreiben Sie diese genau!

- **Inspektion:** Form - Bewegung
- **Palpation:** Stimmfremitus - Symmetrie der Atembewegungen
- **Perkussion:** Lungengrenze - Lungenverschieblichkeit Beschaffenheit der Lunge: Infiltrationen, Ergüsse, Verschwartungen oder zusätzliche Hohlräume
- **Auskultation:** Atemgeräusche: Alveoläratmen, Bronchialatmen, Trachealatmen, grob- oder feinblasige, trockene und feuchte Rasselgeräusche; Bronchophonie
- **Funktionsprüfung:** Spirometrie
- **Röntgen etc.:** Verschattungen, Infiltrate.

Inspektion des Thorax

- faßförmig mit geblähten Schlüsselbeingruben bei Asthma bronchiale und Emphysem
- Hühnerbrust, Trichterbrust, Rosenkranz (durch rachitische Verformungen während der Wachstumsphase) mit möglicher Einschränkung der Atmung
- Kyphose, Skoliose, Versteifung (z. B. beim Morbus Bechterew) mit Einschränkung der Atembeweglichkeit
- Nachschleppen einer Lungenseite bei deren Erkrankung (z. B. bei Pleuritis), Schonhaltung
- Voussure („Herzbuckel", Vorwölbung der Thoraxwand über dem Herzen bei angeborenen oder früh erworbenen Herzfehlern) mit eventueller Einschränkung der Atmung
- Dyspnoe, Apnoe, Bradypnoe, Tachypnoe, evtl. mit Aktivierung der Atemhilfsmuskulatur.

Bei Erkrankungen der Lunge sind inspektorisch häufig zusätzlich Uhrglasnägel und Trommelschlegelfinger zu beobachten.

Palpation

Bei der Palpation können folgende pathologischen Befunde erhoben werden:

- verstärkter Stimmfremitus (der Patient spricht „99" mit tiefer Stimme – die tiefen Schwingungen übertragen sich auf die Thoraxwand) bei Infiltrationen (Pneumonie, Lungenödem, Bronchiektasen)
- abgeschwächter Stimmfremitus bei Lungenemphysem und Pleuraschwarte
- fehlender oder abgeschwächter Stimmfremitus bei Pneumothorax, Pleuraerguß, Atelektasen.

Bei Patientinnen mit hoher Stimme und bei Kindern ist der Stimmfremitus per Palpation nicht untersuchbar, da diese „99" nicht mit so tiefer Stimme sprechen können, dass die Schwingungen auf die Thoraxwand übertragen würden. Hier geht man auf die Untersuchung der **Bronchophonie per Auskultation** über („66" flüstern lassen). Beim Stimmfremitus nutzt man die tiefen Schwingungen, bei der Bronchophonie die hohen Schwingungen. Die pathologischen Befunde sind gleich.

Perkussion
Die Perkussion erfolgt aus Gründen der Abgrenzung (z. B. Lunge-Leber-Grenze, Herz-Lungen-Grenze) und zur Beurteilung der Atemverschieblichkeit der Lunge.

Die Perkussion erfolgt mit dem Mittelfinger der rechten Hand (bei Rechtshändern) direkt auf dem zu perkutierenden Organ bzw. indirekt auf dem Endglied des aufgelegten linken Mittelfingers als „Plessimeterfinger" unter Abspreizen der restlichen Finger. Bei der Lungenperkussion liegt der Plessimeterfinger über den Interkostalräumen und nicht auf den Rippen. Man perkutiert immer seitenvergleichend, um Unterschiede in den Schallqualitäten festzustellen.

Bei der Untersuchung beginnt man ventral und klopft seitenvergleichend zuerst die oberen vorderen Lungenpartien ab, perkutiert dann weiter nach unten bis in die seitlichen Lungenteile. Auf der rechten Seite erhält man die relative Leberdämpfung.
Dann perkutiert man die dorsalen Lungenteile zwischen den Schulterblättern paravertebral und abwärts seitenvergleichend. Anschließend bestimmt man die dorsalen Lungengrenzen etwa in Höhe des 11. Brustwirbelkörpers und die Atemverschieblichkeit zwischen tiefer Exspiration und tiefer Inspiration, die beim Gesunden etwa 4 cm betragen sollte.
Die Perkussion dringt nur ca. 5 cm ein. Tiefer liegende Lungenteile können mit dieser Untersuchungsmethode nicht erreicht werden.

Der normale Perkussionsschall über der gesunden Lunge ist der **sonore** Klopfschall: Er klingt laut, anhaltend und tief.
Beim Emphysem und beim Pneumothorax findet man **hypersonoren** Klopfschall: Dieser ist sehr lange anhaltend und ungewöhnlich laut.
Über luftleerem Gewebe oder infiltrierten Lungenabschnitten ergibt die Perkussion **Schenkelschall** oder Schalldämpfung (z. B. bei Pneumonie, Pleuraschwarte). **Tympanitischen** und **amphorischen** Klopfschall hört man über Kavernen.

Auskultation
Während der Auskultation sitzt oder liegt der Patient. Er wird

gebeten, gleichmäßig tief durch den leicht geöffneten Mund zu atmen. Die Auskultation sollte nicht zu lange Zeit beanspruchen, damit der Patient nicht in eine Hyperventilation verfällt. Pro Atemzug kann man je nach Übung zwei Auskultationspunkte prüfen.

Die Auskultation wird im Anschluß an die Perkussion immer seitenvergleichend vorgenommen. Man beginnt dorsal von kaudal nach kranial in 10-cm-Abständen und fährt ventral von oben nach unten im gleichen Abstand und auch seitenvergleichend fort.

Dabei dokumentiert man die auskultierten **Atemgeräusche**. Mögliche Befunde sind zum Beispiel:

- **Trachealatmen** über der Trachea
- **Bronchialatmen** bzw. Röhrenatmen („ch"): physiologisch über den großen Bronchien, pathologisch über luftarmen Lungenabschnitten infolge Infiltration (Pneumonie) oder Konsolidierung (Atelektase), im Exspirium lauter, länger und höher
- **Vesikulär-** bzw. **Alveoläratmen:** physiologisch nur in der Inspiration hörbares leises Rauschen („fff"), zu auskultieren in der Achselhöhle
- **abgeschwächtes** bis **aufgehobenes Atemgeräusch:** bei verminderter Belüftung oder Abdrängung der Lunge von der Thoraxwand (Lungenembolie, Pneumothorax, Emphysem, Pleuraerguß, Atelektase)
- **trockene Rasselgeräusche** (Pfeifen, Giemen, Brummen): im Inspirium und Exspirium z. B. bei Asthma bronchiale und Bronchitis
- **feuchte Rasselgeräusche:** bei Flüssigkeitsansammlung in den Bronchien und Alveolen, **grobblasige** nur im Inspirium bei Flüssigkeit in den Bronchien wie z. B. bei Bronchiektasen, **feinblasige** bei Flüssigkeit in den Alveolen und Bronchiolen wie z. B. bei Lungenödem und chronischer Herzinsuffizienz
- **Knisterrasseln** (Crepitatio): pathologisch bei beginnender und abklingender Pneumonie durch die bei der Atmung erfolgende Trennung von Bronchiolen- und Alveolenverklebungen, physiologisch nach tiefer Einatmung durch Öffnung bisher nicht aktivierter Alveolen. Achtung: Knisterrasseln kann auch durch Verschieben der Stethoskop-Membran über den männlichen Brusthaaren zustandekommen!
- **Pleurareiben** („Lederknarren") durch das Aneinanderreiben von entzündeten Pleurablättern bei der Pleuritis sicca

- **Stridor,** pfeifend-kratzende Atemgeräusche bei Verengung oder Verlegung der oberen Atemwege (Trachea, Kehlkopf), inspiratorisch z. B. bei Pseudokrupp, expiratorisch bei Asthma bronchiale.

20.

Wie ermitteln Sie die Größe der Lunge?

Durch Perkussion der Lungengrenzen (Lage des Patienten: sitzend oder ventral liegend) wird die Größe der Lunge ermittelt. Nach der Gesamtauskultation der Lunge (vorne und hinten) bittet man den Patienten, tief auszuatmen und perkutiert dorsal – seitenvergleichend – die untere Lungengrenze. Dann läßt man ihn tief einatmen und perkutiert weiter in Richtung kaudal, bis man die bei Inspiration verschobene Lungengrenze erhält. Die Atemverschieblichkeit sollte beim Gesunden etwa 4 cm betragen. (Die Größe der Lunge kann selbstverständlich auch durch Röntgen ermittelt werden.)

21.

Nennen Sie mögliche Symptome von Atemwegserkrankungen!

Je nach Erkrankung können folgende Symptome auftreten: Dyspnoe, Tachypnoe, Bradypnoe, Apnoe, Husten, Zyanose, Fieber, atemabhängiger thorakaler Schmerz, pathologische Atemgeräusche (Rasselgeräusche u. a.), abgeschwächte oder fehlende Atemgeräusche, fehlende/r oder abgeschwächte/r oder verstärkt/e Stimmfremitus bzw. Bronchophonie, faßförmiger Thorax, Nachschleppen der erkrankten Lungenseite beim Atmen, wenig verschiebliche Lungengrenzen, Zwerchfelltiefstand, Zwerchfellhochstand, pathologisches Sputum.

22.

Ordnen Sie pathologischen Thoraxveränderungen die entsprechenden Atmungssymptome zu!

- **Faßthorax:** eingeschränkte Atmung durch emphysematisch veränderte Bronchiolen oder obstruktive Atemwegserkrankungen, die z. B. durch Krampf der Bronchialmuskulatur hervorgerufen sind
- **rachitischer Rosenkranz:** keine eingeschränkte Atmung
- **Hühnerbrust:** eingeschränkte Atmung durch verringertes Brustkorbvolumen
- **Kyphose:** bei starker Kyphose eingeschränkte Atmung durch Überdehnungsemphysem möglich.

23.

Beschreiben Sie die verschiedenen Atmungstypen und nennen Sie Beispiele für ursächliche Erkrankungen!

Normal: 10–18 Atemzüge pro Minute in Ruhe beim Erwachsenen.

Tachypnoe: mehr als 25 Atemzüge pro Minute durch Reizung des Atemzentrums bei erhöhtem Sauerstoffbedarf oder vermindertem Sauerstoffangebot (Hypoxie),
physiologisch bei körperlicher Anstrengung oder in großen Höhen (dünne Luft),
pathologisch bei Anämie, Angst, Fieber, Herzinsuffizienz, starken Schmerzen, Thyreotoxikose; Lungenatelektasen, Lungenembolie, Lungenemphysem, interstitieller Lungenfibrose, Lungenödem, Pleuritis sicca et exsudativa, Pneumothorax.

Bradypnoe: verlangsamte Atmung, beim Erwachsenen 4–8 Atemzüge pro Minute,
physiologisch im Schlaf,
pathologisch bei Schock und Intoxikationen.

Apnoe: Aussetzen der Atmung, temporär als apnoische Pause z. B. bei der Biot-Atmung, die auftritt bei einer Unreife des Atemzentrums oder dessen Lähmung durch Narkose, Verletzung oder Intoxikation (z. B. durch Kohlendioxid); bei der Cheyne-Stokes-Atmung infolge von Linksherzinsuffizienz und Herzvitien; bei Hyperventilation.

Dyspnoe: erschwerte Atmung,
Pharyngo-tracheal bzw. **Pleuro-pulmonal:**
inspiratorisch bei Verlegung der Atemwege z. B. durch Fremdkörper, Struma, Tumoren, Zysten, Glottisödem, (Pseudo)Krupp oder Verlust der Elastizität des Lungengewebes z. B. bei Lungenfibrose, Lungensilikose
exspiratorisch bei erhöhtem Atemwegswiderstand bei obstruktiven Lungenerkrankungen wie z. B. Asthma bronchiale, chronisch spastischer Bronchitis, Emphysem. Der normalerweise passive Ausatmungsvorgang ist z. B. durch Spasmen der Bronchialmuskulatur behindert. Durch Aktivierung der Atemhilfsmuskulatur oder Unterstützung der Hände (Pressen des Brustkorbs) muß nachgeholfen werden.
Weitere Beispiele für Lungenerkrankungen mit Dyspnoe: Atelektasen, Bronchialkarzinom, Bronchiektasen, Lobärpneumonie, Lungenembolie, Lungenmykose, Lungenödem, Pleuraerguß, Pleuraschwarte, Pneumothorax, Tuberkulose.

- **kardial:** Linksherzinsuffizienz (mit Lungenstauung und Asthma cardiale oder Lungenödem), Endokardfibrose, Herzbeuteltamponade, Perikarditis, Pericarditis constrictiva, Pericarditis calcarea („Panzerherz"), offener Ductus Botalli, Vorhof- oder Ventrikelseptumdefekt
- **thorakal:** Muskelerkrankungen, Rippenbrüche, Thoraxdeformierungen, Zwerchfellhochstand bzw. -parese
- **zerebral:** Störungen oder Schädigung des Atemzentrums
- **andere Ursachen:** z. B. Coma diabeticum, Hyperthyreose, Mediastinaltumor, Polyzythämie.

Kussmaul-Atmung: vertiefte, gleichmäßige Atemzüge bei Azidose (Coma diabeticum). Es wird vermehrt CO_2 abgeatmet.

Cheyne-Stokes-Atmung: wechselnde, an- und abschwellende Atemtiefe, evtl. mit kurzen Atempausen (Apnoe), z. B. bei Klappenfehlern des linken Herzens und Linksherzinsuffizienz.

Biot-Atmung: intermittierende Atmung: kräftige Atemzüge von gleicher Tiefe mit plötzlich auftretenden Atempausen (Apnoe) bei Störung des Atemzentrums durch direkte Hirnverletzung oder Hirndrucksteigerung.

24.

Bei welchen Erkrankungen zeigt sich welches Sputum?

- **Maulvolles** und **dreischichtiges** Sputum bei Bronchiektasen
- **schaumiges** Sputum bei Lungenödem
- **zähglasiges** Sputum mit Curshmann-Spiralen und Charcot-Leyden-Kristallen bei Bronchialasthma
- **weißlich schleimiges** Sputum bei Keuchhusten u. a. viralen Lungeninfekten
- **gelbes** bis **grünes (eitriges)** Sputum bei bakterieller Bronchitis
- **rötliches (erdbeergeleeartiges)** Sputum bei Blutbeimengungen infolge von Bronchialkarzinom, Lungenembolie oder Tuberkulose
- **rostbraunes (pflaumenkompottartiges)** Sputum bei bakterieller Lobärpneumonie
- **graues** Sputum bei Silikose.

25.

Wann kann der Geruchssinn gestört sein?

Der Geruchssinn ist z. B. gestört bei Erkältungskrankheiten, Störung oder Schädigung des Nervus olfactorius (I. Hirnnerv = Riechnerv), Traumata, Verätzungen, Allergien, speziell Pollinosis (Allergie durch Kontakt – meist Inhalation – mit dem spezifischen Allergen von Pollen).

26.

Bei welchen Erkrankungen gibt es kaum eine seitengleiche Atmung?

Seitengleiche Atmung fehlt in der Regel bei Pleuritis sicca, Pleuraschwarten, Pneumothorax, pleuranaher Lungenembolie mit starken Schmerzen, Tumoren etc..

27.

Bei welchen Erkrankungen ist die Lungengrenze nach oben verschoben, bei welchen nach unten?

Nach **oben** verschoben ist die Lungengrenze bei Hepatomegalie und bei Splenomegalie sowie bei Hepatosplenomegalie (z. B. im Zusammenhang mit Bilharziose, evtl. Brucellose, Leptospirose, Mononukleose, Virushepatitis), bei fortgeschrittener Lungenfibrose und Pneumothorax. Nach **unten** verschoben ist sie bei Lungenemphysem und Asthma bronchiale.

28.

Wann tritt Husten auf?

Husten tritt auf bei Fremdkörpern im Bronchialsystem wie
- Schleim (Bronchitis, Asthma bronchiale)
- Eiter (Bronchitis, Bronchiektasen)
- Blut (Lungenembolie, Traumata wie Stich, Schuß, Biopsie)
- Wasser (Ödeme).

29.

Nennen Sie verschiedene Formen des Asthma bronchiale!

- Allergisch bedingtes Asthma (Blütenpollen, Medikamente)
- psychisch bedingtes Asthma
- infektabhängiges Asthma (nach häufigen Infekten der Atemwege wie z. B. Bronchitiden)
- anstrengungsabhängiges Asthma (z. B. bei körperlicher Arbeit; je nach Stärke des Asthmas tritt die obstruktive Atemnot bereits bei leichter oder erst bei schwerer körperlicher Anstrengung auf, abhängig von der Menge des Sauerstoffbedarfs und der Schwere des Bronchialspasmus bzw. der Verlegung der Bronchien mit zähem Schleim oder der Stärke der Schleimhautschwellung)
- chemisch oder physikalisch-irritatives Asthma (Staub, Kälte)
- medikamentenbedingtes Asthma (z. B. nach Einnahme von Acetylsalicylsäure).

30.

Nennen Sie Ursachen für Lungenembolie, Lungenemphysem, Pneumothorax!

Lungenembolie:
Ein Thrombus, der meist aus den Bein- oder Beckenvenen stammt, wird durch das rechte Herz in die Lunge verschleppt und bleibt dort in einer Arterie stecken.

Lungenemphysem:
- Altersemphysem, d. h. altersbedingte Atrophie des elastischen Lungengewebes
- sekundäres Emphysem infolge von chronisch obstruktiven Lungenerkrankungen (Asthma bronchiale, chronische Bronchitis), Narbenemphysem, Überdehnungsemphysem (nach Lungenresektion, bei starken Thoraxdeformierungen wie Skoliose).

Pneumothorax:
Man unterscheidet einen **geschlossenen** Pneumothorax ohne Verbindung zur Außenluft und einen **offenen** Pneumothorax mit Verbindung zur Außenluft durch Öffnung in der Thoraxwand (z. B. nach penetrierenden Brustwandverletzungen, Rippenbrüchen) oder durch Verbindung mit dem Bronchialsystem.
- **Spontanpneumothorax:** durch Riß in einer pleuranahen Emphysemblase mit Öffnung in den Pleuraspalt, meist idiopathisch, aber auch als Folge von Lungenvorerkrankungen wie z. B. Emphysem, Tumoren, Fibrose (Eindringen von Luft in den Pleuraspalt, Aufhebung des physiologischen Unterdrucks, Lungenkollaps)
- **Spannungs- bzw. Ventilpneumothorax:** durch einen Ventilmechanismus gelangt bei jeder Inspiration Luft in den Pleuraspalt, die bei der Exspiration nicht entweichen kann (Druckanstieg, Verlagerung des Mediastinums zur gesunden Seite, Kompression der gesunden Lunge mit Behinderung des venösen Rückstroms).

31.

Nennen Sie mögliche Komplikationen des Pneumothorax!

- Spannungspneumothorax mit zunehmender Dyspnoe, Zyanose, Tachykardie, Einflußstauung, respiratorischer Insuffizienz, Schock
- Pleuraergüsse
- Hämatothorax
- Pyopneumothorax (z. B. durch Einbruch von tuberkulösen Lungenkavernen) etc..

32.

Welche Symptome zeigt die Tuberkulose der Atmungsorgane?

Die Lungentuberkulose zeigt je nach Stadium:
- allgemeine Symptome wie subfebrile Temperaturen bis Fieber, Gewichtsverlust, Nachtschweiß, Schwäche
- bronchopulmonale Symptome wie Hüsteln, Husten (weniger während des Primäraffektes als in den fortgeschritteneren Stadien), Auswurf, Dyspnoe, Brustschmerz
- Begleitsymptome wie Erythema nodosum, Pleuritis exsudativa.

33.

Welche Symptome treten auf nach Aspiration eines Fremdkörpers?

Nach Aspiration eines Fremdkörpers zeigen sich z. B. Atemnot mit inspiratorischem Stridor, evtl. Zyanose durch Sauerstoffmangel, Panik bis Todesangst, Erstickungsgefahr.

34.

Beschreiben Sie die Hyperventilation!

Die Hyperventilation ist die über den physiologischen Bedarf des Körpers hinaus gesteigerte Atemtätigkeit. Der Blutgehalt an CO_2 wird durch gesteigertes Abatmen vermindert. Dadurch entsteht eine respiratorische Alkalose. Bei einem akuten Hyperventilationsanfall zeigt der Patient Tetanie: Pfötchenstellung, Muskelkrämpfe, Parästhesien, in ausgeprägten Fällen evtl. Minderung der zerebralen Durchblutung mit Reizbarkeit, Konzentrations- und Bewußtseinsstörungen.

Weitere Symptome:
Parästhesien, Kopfschmerz, Schwindel, Zittern, Thoraxschmerz, Tachykardie, kalte Akren, Seufzen, Gähnen, unregelmäßige Atmung, Dyspnoe, psychische Symptome wie Angst, Depression, Schlafstörungen, Nervosität.

Ursachen:
- psychogen (auch Asthmatiker)
- metabolisch (Fieber, Hyperthyreose)
- zerebral (Läsionen des Atemzentrums, Apoplexie, Hirndruckerhöhung, Enzephalitis, Meningitis, Trauma etc.)
- kompensatorisch (als Folge von Hypoxie oder metabolischer Azidose)
- hormonell oder medikamentös (durch Progesteron, Adrenalin, Salicylsäure).

Therapie:
Man läßt den Patienten in eine Papiertüte atmen, damit er das zuviel ausgeatmete CO_2 wieder einatmet, wodurch die Alkalose korrigiert werden kann.

35.

Erklären Sie das Krankheitsbild der Pleuritis!

Pleuritis ist eine umschriebene oder diffuse Entzündung der Pleurablätter, die meist von Lunge, Brustwand, Mediastinum und Oberbauch übergreift oder hämatogen-metastatisch entsteht (bei Tuberkulose, Rheuma, Autoimmunerkrankungen wie Lupus erythematodes, Typhus abdominalis). Sie tritt auf ohne Erguß als **Pleuritis sicca** mit atemabhängigen Schmerzen, Fieber, Pleurareiben oder mit Erguß als **Pleuritis exsudativa**.

Die Pleuritis sicca ist meist nur Vorstufe der Pleuritis exsudativa.

Komplikationen sind Pleuraschwarte (mit Einschränkung der Atemfunktion) und Pleuraempyem (Eiteransamlung im Pleuraspalt).

Ursachen für die Pleuritis sind z. B.: Pneumonie, Lungeninfarkt, Pleurakarzinom, Tuberkulose, Pankreatitis.

36.

Welche Erkrankungen und Veränderungen können Sie im Mund erkennen? Wie verfahren Sie bei Zahnerkrankungen?

Gemäß dem **Gesetz über die Ausübung der Zahnheilkunde** vom 31. 3. 1952 ist dem HP die **Ausübung der Zahnheilkunde**, d. h. Feststellung und Behandlung von Zahn-, Mund- und Kieferkrankheiten **verboten**. Als Krankheit gilt hier jede von der Norm abweichende Erscheinung im Bereich der Zähne, des Mundes und der Kiefer, einschließlich der Anomalien der Zahnstellung und des Fehlens von Zähnen.

Es ist aber sicher notwendig, dass der HP sich ein Bild davon macht, ob das Gebiß seines Patienten saniert ist oder nicht, um ihn bei Bedarf zum Zahnarzt zu schicken. Denn schließlich ist bekannt, dass viele körperliche Erkrankungen von schlechten Zähnen herrühren können (z. B. führt eine von Eiterherden an den Zähnen verursachte permanente Streptokokkeninfektion möglicherweise zu Komplikationen wie Mitralinsuffizienz).

Foetor ex ore kann hindeuten auf bakterielle Tonsillitis, Diphtherie, Rhinitis atrophicans, zerfallende Tumoren, mangelnden Speichelfluß (einseitig z. B. bei Speichelsteinen), Erkrankungen der Lunge (Bronchitis, Bronchiektasen,

Lungenabszeß, Pneumonien), Ösophaguserkrankungen (Divertikel, Karzinom, Kardiainsuffizienz, Fremdkörper), Magen- und Darmerkrankungen (Magenausgangsstenose, Ileus), Lebererkrankungen, Coma diabeticum (Azetongeruch), Coma hepaticum (Lebergeruch), Urämie, Intoxikationen.

Bei der **Inspektion** des Mundraumes erkennt man gegebenenfalls:
Lippenzyanose bei Erkrankungen von Herz und Lunge, Mundwinkelrhagaden bei Eisenmangel, Herpes labialis, Aphthen, Mykosen der Mundhöhle und der Zunge, Koplik-Flecken (bei Masern), Zahnfleischblutungen, W-förmigen Zungenbelag (bei Typhus abdominalis), Himbeerzunge (bei Scharlach), Lackzunge bei perniziöser Anämie, Lackzunge und Lacklippen bei Leberzirrhose, vergrößerte Zunge bei Akromegalie, Verkleinerung des Mundes bei Sklerodermie, Trismus bei Tetanus, Tollwut, Trichinose und Enzephalitis, Arthritis des Temporalmandibulargelenkes, Trigeminusneuralgie etc..

37.

Warum würden Sie einem Patienten anraten, sich das Rauchen abzugewöhnen?

Rauchen ist für die Gesundheit des Patienten schädlich. Die Leistungs- und Abwehrkraft des Körpers wird belastet, da der Körper dauernd zusätzlichen Schadstoffen ausgesetzt wird. Laut Statistik ist Rauchen auch ein hoher Risikofaktor für Krebs.

Eigentlich sollte jedem vom Rauchen abgeraten werden, besonders eindringlich aber Patienten mit chronisch obstruktiven Lungenerkrankungen, Arteriosklerose und Linksherzinsuffizienz, da hier der Gasaustausch zusätzlich behindert ist.

9 - Herz/Kreislauf

1.

Geben Sie Beispiele dafür, was Sie bei der Inspektion eines Herzpatienten sehen können!

- Blässe (Aortenklappenstenose und -insuffizienz)
- Dyspnoe (Linksherzinsuffizienz)
- Zyanose
- Ödeme
- Mitralbäckchen (Mitralklappenstenose)
- gestaute Venae jugularis mit Jugularvenenpuls
- pulsierende Karotiden (offener Ductus arteriosus Botalli, Aortenklappeninsuffizienz)
- sichtbare Herz- und Oberbauchpulsationen (Trikuspidalklappeninsuffizienz)
- Herzspitzenstoß
- Herzbuckel (angeborener oder früh erworbener Herzfehler, z. B. Ventrikelseptumdefekt).

2.

Erklären Sie Herzbuckel, Faßthorax, Trichterbrust, Pulsationen und Verlagerung des Herzspitzenstoßes!

Herzbuckel:
Der Herzbuckel ist eine lokale Vorwölbung über dem Herzen (Voussure). Sie tritt auf bei Linksherzinsuffizienz durch Herzvitien, die angeboren oder in frühester Kindheit erworben werden: Das hypertrophierte Herz kann die noch weichen Rippen verformen, die dann später in dieser Form verknöchern. Der Herzspitzenstoß ist hier verbreitert, hebend und nach außen unten verschoben.

Faßthorax:
Der Faßthorax, ein starrer Brustkorb mit erweitertem epigastrischen Winkel (< 90°) und insgesamt vergrößertem Tiefendurchmesser, tritt typischerweise auf beim Lungenemphysem (Altersemphysem durch Atrophie des elastischen Lungengewebes oder Emphysem durch obstruktive Lungenerkrankungen), aber auch bei Belastung des rechten Herzens durch Druckerhöhung im kleinen Kreislauf und Rückstau ins rechte Herz.

Trichterbrust:
Trichterbrust ist eine in erster Linie genetisch bedingte Fehlbildung mit bogenförmiger Einziehung des Schwertfortsatzes in den Brustraum. Sie erscheint seltener als Folge von Rachitis bzw. Osteomalazie und hat nur bei stärkerer Ausprägung kardiopulmonale Auswirkungen.

Pulsationen sind sowohl die Aktionen des Herzens als auch blutdruckwellenbedingte Bewegungen anderer Organe.

Pulsationen im 2. ICR rechts:
bei Aortenklappeninsuffizienz und bei offenem Ductus arteriosus Botalli mit Fortleitung in die Karotiden („hüpfende Gefäße")

Pulsationen im Epigastrium:
bei der Fallot-Tetralogie (Pulmonalstenose, Ventrikelseptumdefekt, über dem Ventrikelseptumdefekt reitende Aorta mit partieller Transposition der Aorta nach rechts, Hypertrophie der rechten Herzkammer); Pulsationen des rechten Ventrikels bei Pulmonalklappenstenose und Trikuspidalklappeninsuffizienz durch Hypertrophie des rechten Ventrikels.

Verlagerung des Herzspitzenstoßes:
Der Herzspitzenstoß, ein während der Systole tastbares (evtl. auch sichtbares) Anstoßen des Herzens an die Brustwand, ist normalerweise etwa im 5. ICR innerhalb der Medioklavikularlinie kleinflächig lokalisiert. Eine Verlagerung des Herzspitzenstoßes ist möglich durch:

- Rechtsherzhypertrophie: oft nach links außen unten
- Linksherzhypertrophie und -dilatation: nach links außen unten, außerhalb der Medioklavikularlinie, verbreitert und in ausgeprägten Fällen hebend.

3.

Was sind Herztöne, was sind Herzgeräusche?

Geräusche sind pathologisch, Töne sind physiologisch:

- Herzton: Myokardanspannungs- und Segelklappenschlußton,
- Herzton: Schließungston der Taschenklappen.

4.

Was ist die normale Herzschlagfolge? Welche Störungen kennen Sie?

Normale Herzfrequenz: 60–80 Schläge pro Minute

Normale Herzschlagfolge: Der 1. Herzton (Segelklappenschluß- und Myokardanspannungston) ist der längere und dunklere Herzton (Beginn der Systole, Ende der Diastole), der 2. Herzton (Aorten- und Pulmonalklappenschlußton) ist der kürzere und hellere Herzton (Ende der Systole, Beginn der Diastole). Die Pause zwischen dem 1. und 2. Herzton ist kürzer als die zwischen dem 2. und 1. Herzton.

Beispiele für Störungen:

1. Herzton

- leiser bei Herzinsuffizienz, Herzinfarkt, Perikarderguß, Pleuritis, Emphysem

- lauter bei Streß, Fieber, Anämie, Hyperthyreose, Gravidität
- paukend bei Mitralstenose
- gespalten bei Rechtsschenkelblock (vermehrt in tiefer Exspiration)

2. Herzton
- leiser bei Pulmonalstenose, Vorhofseptumdefekt (und bei Ursachen wie für den leisen 1. Herzton)
- lauter bei Aorteninsuffizienz/-stenose, Hypertonie
- gespalten: physiologisch in der Inspiration durch Schluß der Pulmonalklappe nach der Aortenklappe; pathologisch u. a. durch Verspätung des Aortenklappenschlusses (umgekehrte oder paradoxe Spaltung) bei Linksschenkelblock (vermehrt in der Exspiration) und Aortenstenose

3. Herzton
- physiologisch bei Kindern und Jugendlichen während körperlicher Anstrengung
- pathologisch in der Frühdiastole durch rasche Füllung des linken Ventrikels bei Mitralklappeninsuffizienz (der 3. Herzton ist der Aufprallton des Blutes auf die Ventrikelwand) oder bei Herzinsuffizienz anderer Genese.

4. Herzton
- pathologisch in der Spätdiastole (direkt vor dem 1. Herzton) durch extreme Vorhofkontraktion bzw. Erhöhung des linksventrikulären Füllungswiderstands z. B. bei Aortenstenose, Koronarsklerose und Kardiomyopathien.

Weitere Störungen:
Arrhythmien (Vorhofflattern und -flimmern, Kammerflattern und -flimmern), Tachykardie, Bradykardie, Extrasystolen.

5.

Nennen Sie Ursachen der Tachykardie!

- **Physiologisch:** körperliche und psychische Anstrengung
- **pathologisch:** Fieber, Intoxikationen, Herzinsuffizienz, Aortenklappeninsuffizienz, Mitralstenose, Perikarditis, Endokarditis, Myokarditis, offener Ductus Botalli, Herzinfarkt, Pneumonie, Lungenembolie, Pneumothorax, Schock, Hyperthyreose, Phäochromozytom u. a..

6.

Wann zeigt sich eine Dyspnoe?

Bei Herzerkrankungen zeigt sich **Dyspnoe**, wenn das Herz den Sauerstoffbedarf des Körpers (bzw. der Körpergewebe) nicht erfüllen kann. Dies geschieht bei Herzinsuffizienz, vor allem bei Linksherzinsuffizienz, da hier das Blut aus der Lunge nicht vollständig aufgenommen und in den Körperkreislauf ausgeworfen werden kann.
Neben kardialen Ursachen für eine Dyspnoe gibt es mechani-

sche (z. B. Einengung der oberen Atemwege), pulmonale infolge von Ventilationsstörungen, metabolische (z. B. als Kussmaul-Atmung), zerebrale (z. B. bei Beeinträchtigung des Atemzentrums) und thorakale.

7.

Wann treten Ödeme auf?

Kardiale Stauungsödeme entstehen bei Rechtsherzinsuffizienz und Globalinsuffizienz, da nicht genügend Blut aus dem Körperkreislauf in das rechte Herz aufgenommen bzw. von ihm weitergeleitet werden kann. Drucksteigerung auf die Gefäßwände mit Flüssigkeitsaustritt ins Interstitium zeigen sich bei der Rechtsherzinsuffizienz v. a. an den Beinen (Knöchelödem, prätibiales Ödem). Die Linksherzinsuffizienz kann zum **Lungenödem** führen.
Lokale Stauungsödeme treten auf bei Lymph- oder Blutstauung, renale Ödeme bei Nierenerkrankungen wie z. B. Glomerulonephritis (hier zuerst in der Lidgegend), hepatogene Ödeme z. B. bei Leberzirrhose (hier meist zuerst als Aszites); darüber hinaus unterscheidet man entzündliche, kachektische, allergische, prämenstruelle, endokrine Ödeme (z. B. Myxödem).

8.

Wann kommt es zu einem Aszites?

Bei Rechtsherzinsuffizienz kommt es allgemein zu **Ödemen**, aber auch zur Stauungsleber mit Rückstau des Blutes in die Pfortader. Ödeme – und hier speziell Aszites – entstehen einerseits durch den Druck auf die Gefäßwände, andererseits durch die Schädigung der Leber, die nicht mehr genügend Eiweiße herstellen kann, um den kolloidosmotischen Druck aufrechtzuerhalten.
Andere mögliche Ursachen für Aszites sind Peritonitis (entzündlicher Aszites), Tumoren des Magen-Darm-Traktes, Hypalbuminämie, nephrotisches Syndrom (nichtentzündlicher Aszites), Lymphabflußstörungen im Bereich des Ductus thoracicus (chylöser Aszites), Blutungen in die freie Bauchhöhle, z. B. nach Trauma oder Gefäßruptur (hämorrhagischer Aszites).

9.

Wann entsteht Zyanose?

Zyanose entsteht bei mangelnder Sauerstoffversorgung der Körpergewebe. Mögliche Ursachen sind: Herzinsuffizienz, Klappenvitien, Herzinfarkt, Lungenerkrankungen, Anämie, zerebrale Störungen (erhöhter Hirndruck, Störungen des Atemzentrums), Tumoren, Ischämie der Arterien, venöse Stasen, Kreislaufversagen (Schock).

10.

Bei welchen Herzerkrankungen entstehen Dyspnoe, Ödeme Aszites, Zyanose?

- **Dyspnoe:** bei Linksherzinsuffizienz, Mitralstenose, Mitralinsuffizienz, Lungenödem (als Folge der Linksherzinsuffizienz), Herzinfarkt, Fallot-Tetralogie, Vorhofseptumdefekt, Ventrikelseptumdefekt, offenem Ductus Botalli, Perikarditis, Perikarderguß
- **Ödeme:** bei Linksherzinsuffizienz (als Lungenödem), bei Rechtsherzinsuffizienz, Globalinsuffizienz etc.
- **Aszites:** bei Rechtsherzinsuffizienz, Perikarderguß etc.
- **Zyanose:** bei Linksherzinsuffizienz, Mitralinsuffizienz, Mitralstenose, Rechtsherzinsuffizienz, Cor pulmonale.

11.

Welche Klappen sind in der Diastole bzw. Systole offen oder geschlossen?

Die **Diastole** gliedert sich in eine Ruhe- und eine Füllungsphase.
In der Ruhephase sind alle Klappen geschlossen, da auf sie keinerlei Druck ausgeübt wird.
In der Phase der Füllung der beiden Ventrikel sind Trikuspidalis bzw. Mitralis geöffnet (Bluteinfluß aus den Atrien) sowie Pulmonal- und Aortenklappe geschlossen.

Die **Systole** gliedert sich in eine Phase der Kammeranspannung und in eine Phase des Blutauswurfes aus den Kammern.
In der Kammeranspannungsphase sind wiederum alle Klappen geschlossen, um einen gewissen Auswurfdruck bewerkstelligen zu können.
In der Auswurfphase wird bei einem bestimmten Druckwert jeweils Pulmonal- und Aortenklappe geöffnet (Trikuspidal- und Mitralklappe sind geschlossen; sie können sich nur in eine Richtung öffnen).
Nach der Auswurfphase und der Entleerung der Ventrikel beginnen die Arbeitstakte des Herzens wieder mit der Ruhephase.

12.

Wann ist Tachykardie bzw. Bradykardie physiologisch? Was ist eine paroxysmale Tachykardie?

- **Tachykardie:** physiologisch bei körperlicher und psychischer Anstrengung (Sport, Freude)
- **Bradykardie:** physiologisch bei Sportlerherz (Training, großes Schlagvolumen; schon bei geringerer Herzfrequenz wird das Minutenvolumen erreicht)
- **paroxysmale Tachykardie:** anfallsweise Tachykardie mit einer Frequenz von 130–220 Schlägen pro Minute, über Minuten bis Tage anhaltend, u. U. mit Begleitsymptomen

wie Angina pectoris, Dyspnoe, Schwindel.
Essentielle paroxysmale Tachykardie: überraschender Beginn, häufig vegetative Ursache (auch Herzerkrankungen mit Überlastung der Vorhöfe);
extrasystolische paroxysmale Tachykardie: durch einzelne Extrasystolen eingeleitet, meist aus schweren Herzmuskelschädigungen resultierend und evtl. in Kammerflattern bzw. -flimmern übergehend.

13.

Welche Erkrankungen werden von Tachykardie bzw. Bradykardie begleitet?

Bradykardie:
zerebrale Ursachen wie erhöhter Hirndruck (z. B. durch Hirnödem, Hirntumor, Meningitis, Hydrocephalus, Hirnabszeß, Commotio cerebri), Myxödem (Hypothyreose), Coma diabeticum, Typhus abdominalis (relative Bradykardie), Schock, Erfrierung, Intoxikationen (Digitalis, Barbiturate, Opiate u. a.).
Tachykardie:
Fieber (pro 1 °C Temperaturerhöhung Frequenzsteigerung um ca. 10 Schläge/min.), Herzinsuffizienz, Aortenklappeninsuffizienz, Mitralklappenstenose, offener Ductus Botalli, Perikarditis, Endokarditis, Myokarditis, Pneumothorax, Lungenembolie, Pneumonie, Herzinfarkt, Hyperthyreose, Phäochromozytom, Schock, Intoxikationen (z. B. Digitalis).

14.

Beschreiben Sie die Herzinsuffizienz!

Herzinsuffizienz ist die akute oder chronische Unfähigkeit des Herzens, die Körpergewebe ausreichend mit Blut und damit auch mit Sauerstoff zu versorgen. Arten der Herzinsuffizienz sind: Linksherzinsuffizienz, Rechtsherzinsuffizienz (Cor pulmonale), Globalinsuffizienz (vorwiegend kombinierte Rechts-/ Linksherzinsuffizienz).
Ursachen:
- Schwäche des Myokards (Myokarditis, Rhythmusstörungen, Kardiomyopathien)
- diffuse Ernährungsstörungen (koronare Durchblutungsstörungen, Hypoxie, Anämie)
- mechanische Behinderung (Pericarditis constrictiva, Herzbeuteltamponade)
- Druckbelastung eines Ventrikels infolge einer Klappenstenose
- Volumenbelastung eines Ventrikels infolge einer Klappeninsuffizienz
- weitere Gründe: Herzinfarkt, Lungenembolie, obstruktive Lungenerkrankungen (Cor pulmonale), Leberzirrhose (Volumenbelastung des rechten Herzens).

Symptome der chronischen Herzinsuffizienz:
- Leistungsabfall
- Zyanose
- Dyspnoe
- Nykturie
- Tachykardie und andere Herzrhythmusstörungen
- Ödeme
- Hyperthrophie
- Trommelschlegelfinger und Uhrglasnägel.

Symptome der akuten Herzinsuffizienz:
- Übelkeit
- Erbrechen
- Blässe
- kalter Schweiß
- Kälte der Gliedmaßen
- Blutdruckabfall
- Tachykardie.

15.

Nennen Sie Ursachen und Symptome von Rechtsherz-insuffizienz und Linksherz-insuffizienz!

Ursachen der Rechtsherzinsuffizienz:
- Cor pulmonale (obstruktive Lungenerkrankungen wie chronisch obstruktive Bronchitis, Asthma bronchiale, Lungenembolie)
- Herzvitien (Trikuspidalklappe, Pulmonalklappe)
- durchgestaute Linksherzinsuffizienz
- Herzinfarkt.

Symptome der Rechtsherzinsuffizienz:
Stauung der Halsvenen und der Zungengrundvenen, Tachykardie, Ödeme (gegen Ende des Tages hauptsächlich an Knöcheln und Unterschenkeln verstärkt, können beim längeren Hochlagern der Beine wieder verschwinden), Nykturie (vermehrtes nächtliches Wasserlassen), Stauungsleber, Stauungsnieren mit Proteinurie, Stauungsgastritis (durch Rückstau des Blutes in den Pfortaderkreislauf), Stauungsergüsse (Aszites, Pleuraerguß), Rechtsherzhypertrophie, bei Dekompensation Durchstauung zur Globalinsuffizienz, kardiogener Schock.

Ursachen der Linksherzinsuffizienz:
- Hypertonie
- Herzvitien (Mitralklappe, Aortenklappe)
- koronare Herzkrankheiten
- Herzinfarkt
- Myokarditis.

Symptome der Linksherzinsuffizienz:
Leistungsminderung, Dyspnoe, Orthopnoe, Zyanose,

Stauungsbronchitis mit Reizhusten (evtl. rostbrauner Auswurf mit Herzfehlerzellen), Asthma cardiale, Lungenödem, Nykturie, Tachykardie, Linksherzhypertrophie, Hirnfunktionsstörungen, kardiogener Schock.

16.

Beschreiben Sie den Aufbau von Arterien und Venen!

Arterien und Venen zeigen von innen nach außen:

- **Intima:** Endothel (einschichtiges Plattenepithel) mit darunterliegendem Bindegewebe aus elastischen und kollagenen Fasern. Die Venen besitzen Klappen, die Arterien nicht. (Die großen Venenstämme und die eigentlichen Organvenen sind in der Regel klappenlos.)
- **Media:** Muscularis (glatte, unwillkürliche Muskulatur) mit elastischen Fasern. Die Muskelschicht ist bei den Arterien stärker ausgeprägt als bei den Venen.
- **Adventitia:** elastisches Bindegewebe (kollagene und elastische Fasern). Die Adventitia verbindet das Gefäß mit dem umliegenden Gewebe. Sie ist bei den Venen kräftiger entwickelt als bei den Arterien.

17.

Was ist Arteriosklerose?

Arteriosklerose ist eine Veränderung der Arterienwand mit Verhärtung, Verdickung, Elastizitätsverlust und Lumeneinengung aufgrund von Endothelschädigung (dadurch degenerative Veränderungen der Intima mit herdförmigen Anlagerungen verschiedener Stoffwechsel- und Zellprodukte wie Lipoproteine, Fibrinogen, Albumin, Glykoproteine, Bindegewebs- und Muskelzellen, Kollagen, Elastin). **Risikofaktoren** sind familiäre Disposition, männliches Geschlecht, höheres Alter, Hypercholesterinämie, Nikotinabusus, Hypertonie, Diabetes mellitus, Übergewicht, Bewegungsmangel, Dystreß.

Komplikationen:

- arterielle Verschlußkrankheiten von Claudicatio intermittens über Angina pectoris und Herzinfarkt bis Apoplex
- Phlebothrombose bis zur chronisch venösen Insuffizienz und Lungenembolie.

18.

Was bedeutet Claudicatio intermittens?

Claudicatio intermittens bedeutet intermittierendes Hinken. Dies resultiert aus der durch teilweisen Verschluß bzw. Verengung einer Beinarterie entstehenden Sauerstoff-Unterversorgung der entsprechenden Extremität mit Schmerzsymptomatik. Je nach

Stärke der Lumeneinengung ist die schmerzfreie Wegstrecke kürzer oder länger. Wenn der Patient sich ausgeruht hat und der Schmerz nachläßt, kann er wieder weitergehen. Claudicatio intermittens ist eine arterielle Verschlußkrankheit.
Arterielle Verschlußkrankheiten sind Störungen des Blutdurchflusses in den Arterien aufgrund von verengenden (stenosierenden) oder verschließenden (obliterierenden) Veränderungen an den Arterien, die zu Versorgungsstörungen der betroffenen Gewebe führen. Arterielle Verschlußkrankheiten sind vorwiegend in den unteren Extremitäten lokalisiert (Claudicatio intermittens).
Ursachen:

- Arteriosklerose (aufgrund von Diabetes mellitus, Hypertonie etc.)
- Gefäßentzündungen.

Symptome:

- Schmerzen
- schwächere Pulse unterhalb der Verengung oder des Verschlusses, ab 90 % Lumeneinengung nicht mehr tastbar
- Bildung von Kollateralkreisläufen
- Veränderung von Hautfarbe und Hauttemperatur
- trophische Störungen der Haut wie Fußpilz, Nekrosen, Gangrän.

Die **Stadien** reichen von Beschwerdefreiheit über Belastungsschmerz bis zu Nekrose bzw. Gangrän. Man unterscheidet insgesamt gesehen **vier Stadien** (nach Fontaine-Ratschow):

I. Beschwerdefreiheit (ca. 75 % aller Fälle sind asymptomatisch)
II. Belastungsschmerz (= Claudicatio intermittens)
a) Gehstrecken < 200 m
b) Gehstrecken > 200 m
III. Ischämischer Ruheschmerz
IV. Nekrose bzw. Gangrän.

19.

Was ist ein arterielles bzw. venöses Blutgerinnsel?

Ein Blutgerinnsel ist ein in Blutgefäßen – meist in Venen, aber auch in Arterien – entstandener Blutpfropf. Löst sich dieser Thrombus, so wird er zum Embolus. Ein **venöser Thrombus** (meist aus den tiefen Becken- bzw. Beinvenen stammend) kann eine Lungenembolie auslösen, indem er durch das rechte Herz in die Lunge geschwemmt wird und dort in einer Arterie steckenbleibt. Ein **arterieller Embolus** kann einen Verschluß in allen anderen Organen des Körpers auslösen (z. B. Gehirn,

Mesenterium, Nieren), da er meist aus dem linken Herzen stammt (weil er sich dort gebildet hat) und vom linken Herzen in den großen Körperkreislauf geschwemmt wird.

20.

Unterscheiden Sie differentialdiagnostisch arteriellen und venösen Verschluß!

Akuter arterieller Verschluß:
starke und plötzliche Schmerzen, blaß-fleckige Hautfarbe, kühle Hauttemperatur, fehlende Ödeme, kollabierte Venen, fehlende arterielle Pulse.

Venöser Verschluß:
mäßige chronische Schmerzen, gleichmäßig livid-zyanotische Hautfarbe, normale bis erhöhte Hauttemperatur, zunehmende Ödeme, gestaute Venen, u. U. abgeschwächt tastbare arterielle Pulse.

21.

Nennen Sie Ursachen, Symptome und Folgen von arteriellen und venösen Durchblutungsstörungen bzw. Verschlußkrankheiten!

Arterielle Durchblutungsstörungen

Ursachen: Arteriosklerose (aufgrund von Diabetes mellitus, Hypertonie), Fettstoffwechselstörungen, Nikotinabusus, Gefäßentzündungen. Arterielle Verschlußkrankheiten sind vorwiegend in den unteren Extremitäten lokalisiert (Claudicatio intermittens).

Symptome:
schwächere oder nicht mehr tastbare Pulse unterhalb der Verengung oder des Verschlusses, Bildung von Kollateralkreisläufen, Schmerzen, Veränderungen von Hautfarbe und Hauttemperatur, trophische Störungen, Nekrosen, Gangrän.

Folgen:
Möglich sind arterielle Blutgerinnsel.

Venöse Durchblutungsstörungen

Ursachen:
Virchow-Trias:
- Gefäßwandschaden (Venenentzündung, Arteriosklerose, Trauma)
- veränderte Blutströmung (Wirbelbildung durch Varizen, Strömungsverlangsamung bei Herzinsuffizienz, postoperativer oder peripartaler Immobilisation, Tumorkompression u. a.)

- veränderte Blutzusammensetzung (pathologische Zellvermehrung z. B. bei Leukämie, Polyzythämie, Polyglobulie oder Thrombozytose; Vermehrung von Blutgerinnungsfaktoren postoperativ und postpartal, Abnahme gerinnungshemmender Faktoren).

Wichtiger Risikofaktor: Östrogentherapie und gleichzeitiger Nikotinabusus.

Symptome:
je nach Tiefe der Lokalisation: müde und schwere Beine, Schwellungen, Ödeme (Knöchel), Schmerzen, Hitzegefühl, Wadenkrämpfe, häufig Ekzeme.

Folgen:
Mögliche Folgen sind oberflächliche Thrombophlebitis mit Entzündungszeichen oder tiefe Beinvenenthrombose (Phlebothrombose) mit Gefahr der Lungenembolie oder postthrombotisches Syndrom mit chronisch-venöser Insuffizienz.
Zeichen der chronisch-venösen Insuffizienz:
Venenerweiterung auf dem Fußrücken und der Tibia Hyperpigmentierung (bläulich-violett oder gelb-bräunlich) und Depigmentierung („Atrophie blanche") florides oder abgeheiltes Ulcus cruris venosum.

22.

Unterscheiden Sie tiefe und oberflächliche Thrombosen!

Thrombophlebitis (oberflächliche Thrombose):
Sie betrifft oberflächliche Venen der Beine oder Arme. Meist bestehen bereits Varizen durch Traumen, Immobilisation oder Schwangerschaften. An den Armen sind die Ursachen meist vorangegangene Injektionen oder Infusionen. Man findet Entzündungszeichen ohne Schwellung. Bei der Behandlung sind keine Komplikationen zu erwarten. Die Therapie besteht in Kompressionsverband, kühlenden Umschlägen, viel Bewegung, nächtlichem Hochlagern der Beinen und blutverdünnenden Salben.

Phlebothrombose (akute tiefe Beinvenenthrombose):
Sie betrifft tiefe Venen der Beine und des Beckens. Man findet Spontanschmerz und Druckschmerz im Venenverlauf (Leiste, Poplitea, Wade): Homan-Zeichen positiv (Wadenschmerz bei Dorsalflexion), Payr-Zeichen positiv (Schmerz bei Druck auf die mediale Plantarmuskulatur), Schwellung mit Umfangsdifferenz, Glanzhaut, sichtbare oberflächliche Kollateralvenen, erhöhten Puls, Zyanose distal des Verschlusses.
Trias: Schmerz, Schwellung, Zyanose. Die Therapie besteht möglicherweise in strenger Bettruhe, Gabe von Antikoagulantien, medikamentöser Fibrinolyse, Gefäßchirurgie.

23.

Nennen Sie Formen von Embolie und Symptome der Lungenembolie!

Arterielle Embolie:
Der Embolus stammt meist aus dem linken Herzen; er wird mit dem Blut in den großen Körperkreislauf geschwemmt, wo er die Arterie eines Organs verlegen kann, z. B. Niere, Mesenterium, Koronararterien, Gehirn. Die Folgen entsprechen der Erkrankung des befallenen Organs oder Organteils.

Venöse Embolie:
Der Embolus wird aus den (meist) tiefen Bein- oder Beckenvenen durch das rechte Herz in die Lunge geschwemmt, wo er eine Arterie verlegt.

Symptome der Lungenembolie:

- Atemnot
- Tachypnoe
- Brustschmerzen
- atemabhängiger Schmerz bei Pleuranähe der Embolie
- Tachykardie
- (Blut-)Husten
- Angst
- Beklemmungsgefühl
- Schweißausbruch
- Bewußtlosigkeit und Schock.

24.

Was bedeutet ein Cor pulmonale?

Cor pulmonale bedeutet Hypertrophie und/oder Dilatation des rechten Ventrikels aufgrund einer Struktur-, Funktions-, oder Zirkulationsstörung der Lunge mit pulmonaler Hypertonie.
Ein **chronisches Cor pulmonale** ist eine Hypertrophie und/oder Dilatation des rechten Ventrikels, die bis zur Rechtsherzinsuffizienz führen kann. Es entsteht am häufigsten durch chronisch obstruktive Lungenerkrankungen wie chronische Bronchitis, Asthma bronchiale, Lungenemphysem (andere Ursachen: restriktive Störungen wie z. B. bei Lungenfibrosen, rezidivierende Lungenembolien, pulmonale Hypertension u. a.). Ein **akutes Cor pulmonale** kann als Folge einer massiven Lungenembolie oder eines akuten Asthmabronchiale-Anfalls auftreten.

25.

Was ist eine Apoplexie?

Der apoplektische oder zerebrale Insult ist der Gehirnschlag oder Schlaganfall. Man unterscheidet den ischämischen Hirninfarkt von der intrazerebralen Massenblutung. Der **ischämische Hirninfarkt** (ca. 80 % der Fälle) geht auf arterielle Durchblutungsstörungen im Gehirn zurück, deren Ursache meist in einer Embolie zu suchen ist, die eher von extrakraniellen arteriosklerotischen Veränderungen ausgeht. Symptome hängen von der Lokalisation des Geschehens ab: z. B. Halbseitenlähmung, Sensibilitätsstörungen, Sprachverlust (Letalität ca. 20 %). Die **zerebrale Massenblutung** (ca. 20 % der Fälle) ereignet sich nach Ruptur eines intrakraniellen Gefäßes, v. a. infolge arteriosklerotischer Angiopathie, hämorrhagischer Diathese oder Gefäßfehlbildungen wie Aneurysma. Symptome sind hier meist plötzlich einsetzende Bewußtseinsstörungen und ausgeprägte motorische Lähmungen (Letalität ca. 50 %).

26.

Nennen Sie Ursachen, Symptome und Prophylaxe der Angina pectoris!

Die **Ursache** der Angina pectoris ist eine Verengung der Herzkranzgefäße.
Die **Symptome** sind Schmerzen hinter dem Sternum, die von körperlicher oder psychischer Belastung (auch Kälte und schwere Mahlzeiten) ausgelöst werden. Sie können in den linken Arm, bis in den linken kleinen Finger, aber auch in den Kiefer oder in das Abdomen ausstrahlen. Weitere mögliche Schmerzsymptome sind: Tachykardie, Übelkeit, Schweißausbruch, „Brustenge“ mit Atemnot und Angst.
Die typischen stenokardischen Beschwerden sind von kurzer Dauer (Sekunden bis Minuten) und verschwinden nach Beendigung der sie auslösenden Belastung oder nach Inhalation von Nitrospray. Der Patient sollte beruhigt werden und das Nitrospray bzw. seine Medikamente einnehmen. Bei **instabiler Angina pectoris** (Erstangina, Crescendo-Angina mit immer schwereren, länger andauernden, häufigeren Schmerzattacken, Ruheangina, zunehmender Medikamentenbedarf) ist aufgrund eines akuten Infarktrisikos Klinikeinweisung erforderlich.
Prophylaxe: Vermeiden von auslösenden Faktoren (zu reichliches Essen, Aufregung, extreme körperliche Anstrengung), Vermeiden von Genußgiften, vor allem Gefäßgiften (Nikotin, Alkohol, Kaffee). Einstellen auf Medikamente durch den Arzt!

27.

Nennen Sie die wichtigsten Symptome des Myokard-infarktes!

- Lang anhaltender, nitroglycerinresistenter Angina-pectoris-Schmerz
- retrosternaler Brustschmerz, der bis in den kleinen Finger des linken Armes ausstrahlen und – besonders bei Hinter-wandinfarkt – in den Oberbauch projiziert werden kann
- Schwächegefühl, Müdigkeit

- Dyspnoe bis Tachypnoe
- Übelkeit
- Erbrechen
- kalter Schweiß
- evtl. subfebrile Temperaturen bis Fieber
- Vernichtungsgefühl
- Todesangst
- Herzrhythmusstörungen (bis zum Kammerflimmern)
- Symptome einer akuten Linksherzinsuffizienz (feuchte Rasselgeräusche, evtl. Lungenödem)
- Schock
- BSG erhöht
- CK-MB (GOT bzw. AST, LDH, alpha-HBDH) erhöht
- Leukozytose
- verändertes EKG.

Achtung: Es gibt aber auch stumme Verläufe (ca. 15–20 %).

28.

Was sagen systolischer Wert bzw. diastolischer Wert bei der Blutdruckmessung aus?

- **Systolischer**, oberer Wert: Druckwelle des Blutes (Druck auf die Gefäßwände) beim Austreiben des Blutes aus dem linken Ventrikel durch die Aortenklappe
- **diastolischer**, unterer Wert: Druck des Blutes, welcher während der Kammerfüllung (Diastole) aufgrund der Windkesselfunktion der Aorta noch auf den Gefäßwänden lastet.

29.

Was ist Bluthochdruck? Welche Komplikationen resultieren aus diesem pathologischen Befund?

Bluthochdruck:
ist laut WHO eine dauernde Erhöhung des Blutdruckes (auch in Ruhe!) auf systolisch 160 mm Hg und diastolisch 95 mm Hg. Der beobachtungsbedürftige Grenzwertbereich beginnt systolisch bei ca. 140 mm Hg und diastolisch bei ca. 90 mm Hg.

Komplikationen:

- **Gefäßsystem:** vorzeitige Arteriosklerose, Retinopathie, Bauchaortenaneurysma
- **Herz:** Druckhypertrophie, die zur Linksherzinsuffizienz führt, koronare Herzkrankheiten (Angina pectoris, Herzinfarkt, plötzlicher Herztod)
- **Gehirn:** Infarkt aufgrund der Arteriosklerose, hypertone Massenblutung, akute Hochdruckenzephalopathie
- **Nieren:** arteriosklerotische Schrumpfniere mit Einschränkung der Nierenfunktion.

Empfohlen:
z. B. salzarme Diät, kein Nikotin, kein Alkohol, möglichst keine

oralen Antikonzeptiva, körperliche Bewegung (kein Leistungssport), Entspannungstraining. Bei starkem oder essentiellem Hochdruck: Behandlung primär durch den Arzt, begleitende Behandlung durch den HP möglich.

30.

Welche Formen der Hypertonie kennen Sie?

Primäre oder essentielle Hypertonie:
Ursachen relativ unbekannt, in ca. 60 % der Fälle genetisch bedingt; begünstigende Faktoren: Konstitution, Ernährung (zu viel Kochsalz, Übergewicht), endokrine Faktoren.

Sekundäre Hypertonie infolge anderer Grunderkrankungen:

- renale Hypertonie (z. B. aufgrund von Nierenarteriensklerose, Pyelonephritis, Glomerulonephritis, Niereninfarkt, Nierentumor)
- Sklerodermie durch Elastizitätsverlust der Arterien
- Arteriosklerose
- Aortenisthmusstenose, Aorteninsuffizienz
- Hypervolämie (Polyglobulie, Polycythämia rubra vera)
- endokrine Ursachen (Hyperthyreose, Morbus Cushing (zu viel Kortisol), Phäochromozytom (zu viel Adrenalin), Conn-Syndrom (zu viel Aldosteron), Akromegalie).

31.

Muß eine Hypertonie behandelt werden?

Bei **essentieller Hypertonie** (90 %) muß symptomatisch behandelt werden, da die Ursachen nicht zu ermitteln sind. Die Behandlung ist wegen der möglichen Komplikationen für Gefäße, Herz, Gehirn und Nieren erforderlich.
Bei **sekundärer Hypertonie** muß die ursächliche Erkrankung ermittelt und behandelt werden.

32.

Muß eine Hypotonie behandelt werden?

Niedriger Blutdruck bedeutet systolisch einen Wert von weniger als 100 bis 105 mm Hg und diastolisch unter 60 mm Hg.

Hypotonie muß nur dann behandelt werden, wenn die Kreislauf-Regulationsmechanismen unter Ruhe- und Belastungsbedingungen nicht ausreichen, einen genügend hohen Blutdruck aufrechtzuerhalten, um z. B. Gehirn und Nieren den Erfordernissen entsprechend zu durchbluten. Hypotone Blutdruckwerte ohne klinische Symptome gelten nicht als Krankheit.

33.

Nennen Sie Ursachen und Symptome von Hypotonie und Hypertonie!

Ursachen der Hypotonie:
Man unterscheidet eine **primäre (essentielle) Hypotonie** (häufigste Form, Ursachen weitgehend unbekannt; begünstigende Faktoren: leptosome Konstitution, körperliche Inaktivität) von einer **sekundären Hypotonie** mit folgenden möglichen Ursachen:

- endokrin (NNR- oder HVL-Insuffizienz, Hypothyreose)
- kardiovaskulär (z. B. Herzinsuffizienz, Herzrhythmusstörungen)
- u. U. infektiös-toxisch (während oder nach Infektionskrankheiten)
- Immobilisation (Bettlägrigkeit z. B. nach Operationen)
- Hypovolämie (nach Blutverlusten, Kreislaufschock, Hyponatriämie)
- medikamenteninduziert (Psychopharmaka, Antihypertonika, Diuretika u. a.).

Symptome der Hypotonie:

- rasche Ermüdbarkeit, lange morgendliche Anlaufzeit, Störung der Konzentrationsfähigkeit
- Kopfschmerzen, Ohrensausen
- Herzklopfen, Beklemmungsgefühle
- Schwindel, evtl. orthostatischer Kollaps
- kalte Hände, kalte Füße
- depressive Verstimmung, Schlafstörungen, innere Unruhe.

Ursachen der Hypertonie:
Man unterscheidet eine **primäre Hypertonie** (Ursache unbekannt, 90 % der Fälle) von einer **sekundären Hypertonie**, Ursachen hierfür:

- renal: durch Verlegung der Nierenarterien erfolgt reaktiv Reninausschüttung, z. B. bei Glomerulonephritis, Pyelonephritis, Nierentumoren
- endokrin: Hyperthyreose, Morbus Cushing (zu viel Kortisol), Phäochromozytom (zu viel Adrenalin), Conn-Syndrom (zu viel Aldosteron), Akromegalie
- Aortenisthmusstenose, Arteriosklerose
- ZNS-Erkrankungen (Enzephalitis, Poliomyelitis, Hirndruck)
- akute Vergiftungen (Kohlenmonoxid)
- gesteigertes Herzschlagvolumen bei Aortenklappeninsuffizienz, Bradykardie, Hyperthyreose, Hypervolämie (Polyglobulie, Polyzythämie)
- Asthma bronchiale
- Pharmaka (Ovulationshemmer, Kortikosteroide, Amphetamin u. a.)

- Schwangerschaft, Menopause
- Hypervolämie
- psychische Ursachen (Streß akut oder chronisch).

Symptome der Hypertonie:
Beschwerden können lange Zeit fehlen. Typisch sind:
- morgendliche Hinterkopfschmerzen
- Schwindel, Ohrensausen
- Nervosität, Herzklopfen
- Brustschmerzen
- Nasenbluten
- Atemnot bei Belastung.

34.

Wie gehen Sie bei einer Palpation des Herzens vor? Welche möglichen Veränderungen sind tastbar?

Vorgehensweise:
Die Palpation erfolgt beim liegenden Patienten mit flach aufgelegten Händen, beginnend rechts unmittelbar neben dem Sternum und links etwas weiter zur Medioklavikularlinie hin.

Möglicher Befund:
- Herzspitzenstoß (normal, hebend, verbreitert – mehr als 2 cm –, verlagert), kaum tastbar bei Vorhofseptumdefekt
- Schwirren (bei Mitralinsuffizienz im 4.–5. ICR, bei Aortenklappenstenose im Jugulum, bei Pulmonalklappenstenose im 2. u. 3. ICR) und über den großen Gefäßen (z. B. Aorta und Pulmonalis) und bei Septumdefekt
- Pulsationen (bei Aortenisthmusstenose im 1. ICR links, bei offenem Ductus arteriosus Botalli Pulsation der Arteria carotis, bei Aortenklappeninsuffizienz Pulsation der Arteria carotis beiderseits).
- evtl. Perikardreiben bei Pericarditis sicca.

35.

Wie palpieren Sie den Herzspitzenstoß?

Die Palpation des Herzspitzenstoßes erfolgt am auf dem Rücken oder der Seite liegenden Patienten mit den Spitzen von Zeige- und Mittelfinger etwa im 5. ICR links innerhalb der Medioklavikularlinie; er sollte weniger als 2 cm breit sein.

Verlagerungsmöglichkeiten:
- Verlagerung allgemein durch Herzhypertrophie und -dilatation
- nach links außen durch Rechtsherzhypertrophie
- nach links außen unten und außerhalb der Medioklavikularlinie durch Linksherzhypertrophie und -dilatation
- nach rechts auch möglich durch Hypertrophie des linken

oder rechten Herzens, Pleuraschwarten oder Brustkorbdeformationen
- aufgehoben evtl. bei Perikarderguß und Emphysem.

36.

Was hören Sie bei der Auskultation des Herzens?

Man hört Töne (physiologisch) und Geräusche (pathologisch).

Auskultationspunkte der entsprechenden Klappen sind:
- 2. ICR parasternal rechts: Aortenklappe
- 2. ICR parasternal links: Pulmonalklappe
- 3. ICR parasternal links: Erb-Punkt, an dem man alle Klappen gleich gut hört, am besten die Mitralklappe (Punctum maximum)
- 4. ICR parasternal rechts: Trikuspidalklappe
- 5. ICR Medioklavikularlinie links: Mitralklappe.

37.

Worauf können Geräusche bei der Auskultation des Herzens hinweisen?

Sie können auf Klappenstenosen, Klappeninsuffizienz, Septumdefekte, Aortenisthmusstenose u. a. hinweisen.

38.

Was versteht man unter dem Begriff „Sportlerherz"?

Ein Sportlerherz zeichnet sich aus durch:
- Ruhebradykardie mit kleiner Blutdruckamplitude (Vagotonie)
- erhöhtes Schlag- und Minutenvolumen mit Restblutbildung
- dilatiertes, meist auch hypertrophiertes Herz, bedingt durch permanentes körperliches Training des Ausdauersportlers.

39.

Beschreiben Sie mögliche Herzgeräusche und die dazugehörigen Störungen!

Systolisches Geräusch:
- Insuffizienz der Segelklappen (Mitral- oder Trikuspidalklappe): Das Geräusch entsteht beim **Rückstrom** des Blutes durch die insuffiziente Klappe während der Systole.
- Stenose der Taschenklappen (Aorten- oder Pulmonalklappe): Das Geräusch entsteht bei der erschwerten **Austreibung** durch die stenosierten Klappen (infolge der Verengung ergeben sich Wirbel und Geräusche).

Diastolisches Geräusch:
- Stenose der Segelklappen (Mitral- oder Trikuspidalklappe):

Infolge der Klappenverengung kann das Blut nur mit erhöhtem Druck unter Wirbel- und Geräuschbildung in die Ventrikel strömen: **Einstromgeräusch.**
- Insuffizienz der Taschenklappen (Aorten- und Pulmonalklappe): Infolge der Klappeninsuffizienz fließt Blut unter Geräuschbildung aus der Aorta in den linken bzw. aus dem Truncus pulmonalis in den rechten Ventrikel zurück: **Rückstrom.**

40.

Erklären Sie das Reizleitungssystem!

- **Sinusknoten** bzw. Sinoatrialknoten (Schrittmacher) im rechten Atrium nahe dem Eintritt der Vena cava superior – Überleitung zum:
- **Atrioventrikularknoten** (AV-Knoten) mit Sitz im Boden des Vorhofs, nahe dem Septum – weiter zum:
- **His-Bündel**, dieses läuft entlang des Kammer-Septums und teilt sich in die beiden:
- **Tawara-Schenkel**, welche in den feinen Verzweigungen der **Purkinjefasern** enden.

41.

Was versteht man unter einem „Sinusblock"?

Der sinuatriale Block ist eine Überleitungsstörung vom Sinusknoten zur Vorhofwand, z. B. infolge von Myokardschädigung. Beim kompletten Sinusblock springt ersatzweise die sekundäre Reizbildung im AV-Knoten ein.

42.

Beschreiben Sie den Zusammenhang zwischen Herztönen und Puls! Was bedeutet ein Pulsdefizit?

- Beim Pulsfühlen tastet man die durch die Systole ausgelöste Pulswelle.
- Bei hohem Blutdruck ist der Puls hart, bei niedrigem Blutdruck weich.
- Seitendifferenz (Fehlen oder Abschwächung des Pulses auf einer Seite) weist auf eine Stenose in einer peripheren Arterie (nach dem Abgang von der Aorta) hin.
- Schwacher oder fehlender Puls in den unteren Extremitäten (z. B. Femoralispuls) kann auf eine Aortenisthmusstenose hindeuten (Verengung nach dem Abgang der Arteria brachiocephalica).

Ein **Pulsdefizit** ist der Ausfall des peripheren systolischen Anteils der Blutdruckamplitude. Es entsteht bei frustraner Ventrikelkontraktion (ohne Öffnung der Aortenklappe) oder bei zu geringem Schlagvolumen, z. B. durch Extrasystolen oder – am häufigsten – bei absoluter Arrhythmie (Vorhofflimmern). Feststellbar ist es durch gleichzeitige Herzauskultation und Palpation des Radialispulses.

10 - Hormonsystem

1.

Wo liegt der Hypothalamus?

Er liegt im Zwischenhirn unterhalb des Thalamus, oberhalb der Hypophyse.

2.

Beschreiben Sie Form und Lage der Hypophyse!

Die Hypophyse ist doppelt so breit wie lang und wiegt ca. ½ Gramm. Sie liegt im Türkensattel des Keilbeinkörpers und ist über den Hypophysenstil nach oben mit dem Hypothalamus verbunden.

3.

Welche Anteile unterscheidet man bei der Hypophyse?

Die Hypophyse besteht aus dem Hypophysenvorderlappen (HVL) bzw. der Adenohypophyse, dem Hypophysenhinterlappen (HHL) bzw. der Neurohypophyse, dem Hypophysenzentrallappen (HZL) und dem Hypophysenstil.

4.

Nennen Sie die wichtigsten Hormone der Hypophyse!

Im **Hypophysenvorderlappen** (HVL) werden 6 verschiedene Hormone gebildet:

- **STH** **s**omato**t**ropes **H**ormon (Wachstumshormon): Wachstum sämtlicher Körperzellen (v. a. des Skelettsystems), Stimulation der Eiweißsynthese (anabolaufgebauter Stoffwechsel), Erhöhung des Blutzuckerspiegels und Steigerung der Glukoneogenese
- **TSH** **t**hyreoidea-(schilddrüsen)**s**timulierendes **H**ormon: Jodeinbau und Hormonsekretion
- **ACTH** **a**dreno**c**orticotropes (nebennierenrindenstimulierendes) **H**ormon: Synthese der Nebennierenrinden-Hormone, v. a. der Glukokortikoide
- **FSH** **f**ollikel**s**timulierendes **H**ormon: Reifung des Bläschenfollikels im Ovar, Beeinflussung der Spermiogenese
- **LH** **l**utheinisierendes (gelbkörperbildendes) **H**ormon: Ausbildung des Gelbkörpers (identisch mit **ICSH** bzw. zwischenzellstimulierendem Hormon im Hoden)
- **Prolaktin** Brustentwicklung der Frau in der Pubertät, Milchproduktion nach der Schwangerschaft (Reiz ist hier das Saugen des Kindes).

(TSH, ACTH, FSH und LH werden auch **glandotrope Hormone** genannt, FSH und LH auch **gonadotrope Hormone**.)

Der **Hypophysenhinterlappen** (HHL) speichert und entläßt

drei im Hypothalamus gebildete Hormone:

- **ADH** **a**nti**d**iuretisches **H**ormon (Vasopressin): Rückresorption von Wasser im distalen Nierentubulus, Vasokonstriktion, Förderung der Hämostase (Steigerung der Synthese des Blutgerinnungsfaktors VIII)
- **Oxytocin** Uteruskontraktion, Herauspressen der unter Prolaktin bereitgestellten Milch >M<(Milchejektion)
- **Inkretin** (umstrittenes Polypeptid): Steuerung der B-Zellen im Pankreas und damit des Zuckerhaushalts.

Der Hypophysenzentrallappen bildet:

- **MSH** **m**elanozyten**s**timulierendes **H**ormon: Regulierung der Melaninsynthese bzw. Pigmentierung in den Melanozyten.

5.

Wo liegen die Nebennieren? Nennen Sie die zugehörigen Hormone!

Die Nebennieren liegen wie Kappen auf den oberen Polen der beiden Nieren. Sie werden zusammen mit den Nieren von einem bindegewebigen Fasziensack umgeben. Die linke Nebenniere ist halbmond-, die rechte bischofsmützenförmig.

Hormone:

- **Glukokortikoide** (z. B. Kortisol) sind am Zuckerhaushalt des Körpers beteiligt, wirken entzündungshemmend (durch Einschränkung der Histaminfreisetzung) und immunsuppressiv (durch Hemmung der Phagozytose und Antikörperbildung), verstärken die Herzkraft und die periphere Gefäßkonstriktion (durch ihren begünstigenden Effekt auf die Katecholamine).
- **Mineralokortikoide** (z. B. Aldosteron). Aldosteron ist beteiligt an der Regulierung des Wasser-/Natriumhaushaltes (im Sinne der Rückresorption) und am Renin-Angiotensin-Aldosteron-Mechanismus, der der Hypovolämie entgegenwirkt sowie die vasokonstriktorischen Einflüsse verstärkt und so den Blutdruck erhöht.
- **Androgene** sind männliche Geschlechtshormone (z. B. zur Ausprägung der sekundären Geschlechtsmerkmale).

6.

Wie stellen Sie eine vergrößerte Vorsteherdrüse fest?

Die Vergrößerung einer Prostata kann u. U. durch eine digitale Abtastung des Rektums erfolgen.

7.

Welche Anamnese erheben Sie bei Verdacht auf Zuckerkrankheit?

Erfragung u. a. folgender Symptome:

- familiäre Belastung
- Polydipsie
- Polyurie
- Gewichtsabnahme
- Leistungsminderung
- Kopfschmerzen
- Schwindel
- Hauterscheinungen (Pruritus, vermehrte Hautinfektionen durch Pilze oder Bakterien)
- Sehverschlechterung
- Potenzstörungen, Amenorrhoe
- Neuropathien (fehlende oder abgeschwächte Reflexe).

8.

Wie entsteht Diabetes mellitus? Ist Zucker im Urin immer pathologisch?

Diabetes mellitus ist ein erhöhter Blutzuckerspiegel aufgrund eines absoluten oder relativen Mangels an Insulin.

Ursachen des **primären insulinabhängigen (Typ I-) Diabetes mellitus** sind unbekannt. Wahrscheinlich handelt es sich um eine Autoimmunerkrankung, die durch eine Virusinfektion in Gang gesetzt wird; genetische Faktoren werden angenommen.

Der **primäre nichtinsulinabhängige (Typ II-) Diabetes mellitus** entsteht aus einem erworbenen Defekt des Insulinrezeptors und gegebenenfalls einer gestörten Insulinsekretion. Begünstigt wird der Defekt durch Überernährung und Übergewicht: Hohe Insulinspiegel vermindern die Zahl der Rezeptoren in der Peripherie, als Gegenregulation wird mehr Insulin ausgeschüttet, die B-Zellen erschöpfen sich.

Manifestationsfaktoren:

- Übergewicht
- Schwangerschaft
- Lebererkrankungen
- endokrine Erkrankungen wie Akromegalie, Cushing-/Conn-Syndrom, Hyperthyreose, Phäochromozytom
- Streß (Infektionen, Operationen, Herzinfarkt u. a.)
- Medikamente (Kortikosteroide, Ovulationshemmer u. a.).

Ursachen des **sekundären Diabetes mellitus:**

- Pankreaserkrankungen, wenn mehr als 90 % der Bauchspeicheldrüse zerstört sind, z. B. bei chronischer Pankreatitis, Hämochromatose, Zustand nach Pankreasektomie
- endokrine Erkrankungen: Vermehrung von

„Insulinantagonisten“ bei Akromegalie und Gigantismus (STH), Cushing-Syndrom (ACTH, Glukokortikoide), Phäochromozytom (Adrenalin, Noradrenalin)
- medikamentös ausgelöste Hyperglykämie (Glukokortikosteroide u. a.)
- Störungen des Insulinrezeptors
- genetische Bedingung
- Unterernährung (kommt in den armen Ländern der Dritten Welt vor).

Die Zuckerschwelle der Niere, d. h. die Blutzuckerhöhe, bei der erstmals eine geringe Glukosurie auftritt, beträgt 170–180 mg %; die physiologische Glukosurie (Glukose im Urin) liegt bei 15–20 mg %, Werte über 30 mg % sind pathologisch. Wenn durch eine glukosereiche Mahlzeit der Blutzucker kurzfristig stark erhöht ist, scheidet die Niere mehr Zucker aus. **Zucker im Urin ist nur dann pathologisch, wenn er ständig vorkommt**.

9.

Erklären Sie das Coma diabeticum!

Ursachen:
- Insuffizienz oder Ausfall der Inselzellen
- fehlende oder ungenügende Insulinzufuhr beim Diabetiker
- erhöhter Insulinbedarf (z. B. bei Schwangerschaft, Hyperthyreose, Infekten, Unfall u. a.).

Symptome:
- schleichender Beginn (über Tage)
- Antriebslosigkeit, Müdigkeit, Desinteresse
- Kälteempfindlichkeit
- Durst
- Polyurie, im Koma dann Oligo- bis Anurie
- Exsikkose und Bewußtseinstrübung oder Bewußtseinsverlust

10.

Erklären Sie den hypoglykämischen Schock!

Ursachen:
- Anfangsstadium eines Diabetes mellitus
- beim insulinpflichtigen Diabetiker zu hohe Insulindosis oder mangelnde Nahrungszufuhr nach Insulininjektion
- Wechselwirkungen zwischen Antidiabetika und anderen Medikamenten (Sulfonamide, Salizylate, Betablocker)
- Alkoholexzeß mit Nahrungskarenz
- reaktive Hypoglykämie bei vegetativer Labilität
- Dumping-Spätsyndrom nach Magenresektion
- Tumor mit Überfunktion der Inselzellen des Pankreas
- schwere Lebererkrankungen mit erniedrigter

Glukosebildung
- HVL- oder NNR-Insuffizienz mit Minderproduktion oder Ausfall der Insulin-Gegenspieler (Kortisol, Adrenalin)
- renale Hypoglykämie.

Symptome:
Der hypoglykämische Schock tritt plötzlich ein, innerhalb von Minuten. Zuvor verspürt der Patient Hunger. Seine Muskulatur ist hyperton (evtl. mit Tremor), die Haut kalt und feucht, die Atmung normal, die Augenbulbi sind normal (also hart).

Labor:
Blutzucker unter 50 mg %.

Therapie:
Wenn der Patient bei Bewußtsein ist, sollte man ihm etwas Traubenzucker geben, damit der Blutzuckerspiegel steigt. Der hypoglykämische Schock ist ein akut lebensbedrohlicher Zustand, der sofortigen Notruf (Notarzt und Rettungswagen) sowie Prüfung und laufende Kontrolle der Vitalfunktionen erfordert. Den bewußtlosen Patienten bringt man in eine stabile Seitenlage.

11.

Unterscheiden Sie Diabetes mellitus und Diabetes insipidus nach Ursachen und Therapievorschlägen!

Diabetes mellitus ist ein erhöhter Blutzuckerspiegel aufgrund eines absoluten oder relativen Mangels an Insulin. **Diabetes insipidus** ist die relative Unfähigkeit, Wasser in den Nieren rückzuresorbieren, resultierend entweder aus einer Unfähigkeit der Rezeptoren der Nierentubuli, das antidiuretische Hormon (ADH) zur Wirkung kommen zu lassen (**renaler** Diabetes insipidus) oder aus der Störung bzw. dem kompletten Ausfall der Produktion bzw. Sekretion von ADH z. B. durch Tumoren der Hypophyse oder ihrer Nachbarschaft, Traumata, Meningitis, Autoantikörper gegen ADH-produzierende Zellen (**hypothalamisch-hypophysärer** bzw. **zentraler** Diabetes insipidus).

Therapie:
- **Diabetes mellitus:** je nach Typ entweder Diät und/oder Insulinsubstitution
- **zentraler Diabetes insipidus:** Substitution von antidiuretischem Hormon
- **renaler Diabetes insipidus**: kaum Therapie möglich.

12.

Was versteht man unter Kussmaul-Atmung?

Die große Kussmaul-Atmung ist eine pathologische Atmung mit tiefen, regelmäßigen Atemzügen (Hyperventilation). Sie tritt auf z. B. im diabetischen Koma zur respiratorischen Kompensation einer ausgeprägten metabolischen Azidose.

13.

Erklären Sie Hyper- und Hypothyreose!

Hyperthyreose

Ursachen:
Eine Hyperthyreose kann endogen oder exogen verursacht worden sein:

- Immunthyreopathie, v. a. Morbus Basedow: häufigste Ursache
- funktionelle Schilddrüsenautonomie, z. B. als autonomes Adenom: häufigste Ursache im höheren Alter
- Thyreoiditis
- Neoplasien
- hypophysäre TSH-Überproduktion
- Jodexzeß
- medikamentöse Schilddrüsenhormonzufuhr.

Im Blut der Patienten mit immunogener Hyperthyreose (M. Basedow) findet man häufig den sogenannten LATS (long acting thyreoid stimulator, auch TRAK oder TSI), einen IgG-Antikörper gegen die TSH-Rezeptoren der Schilddrüse. Dieser Antikörper stimuliert kompensatorisch die Hormonproduktion in der Schilddrüse und führt zur Synthese eines Exophthalmus produzierenden Faktors (EPF) (allerdings umstrittene Theorie). Häufig bestehen auch Antikörper gegen andere Organe.

Symptome:

- **Merseburger Trias:** Struma, Tachykardie, Exophthalmus
- feuchte, warme Haut
- Wärmeintoleranz
- Übererregbarkeit
- Nervosität
- Schlaflosigkeit
- Feinzittrigkeit der Hände
- lebhafte Reflexe
- Gewichtsabnahme trotz normaler oder gar gesteigerter Nahrungszufuhr
- Haarausfall
- Rhythmusstörungen
- Hypertonie
- gesteigerte Blutdruckamplitude
- Muskelschwäche
- Neigung zu Diarrhoe
- evtl. auskultatorisch feststellbares Schwirren über der Schilddrüse
- evtl. Hyperglykämie und Fettleber.

Komplikationen:
- thyreotoxische Krise (hochgradige Tachykardie, hohe Blutdruckamplitude, Fieber bis 41 °C, Schwitzen, rasche Exsikkose, psychomotorische Unruhe, delirante Zustände, Angst, Erbrechen, Durchfälle, Adynamie, Somnolenz, Koma) z. B. durch Jodzufuhr (jodhaltige Kontrastmittel z. B. bei CT oder Angiographie)
- Thyreoiditis
- maligne Entartung
- Verlegung der Atemwege durch Knoten
- Herzinsuffizienz durch langdauernde Überlastung (Tachykardie, Extrasystolen, Vorhofflimmern).

Differentialdiagnose:
- „Vegetative Dystonie“ (Patient hat kalte Hände, Obstipation)
- Diabetes mellitus (Gewichtsverlust durch Polyurie, verbunden mit Polydipsie).

Hypothyreose

Ursachen:
Primäre Hypothyreose (angeboren oder erworben):
- Aplasie, Hypo- oder Dysplasie der Schilddrüse
- Hormonsynthesedefekte
- Jodfehlverwertung
- extremer Jodmangel oder Jodexzeß (reaktiv)
- immunologisch bedingte entzündliche Veränderung (Thyreoiditis Hashimoto)

Sekundäre Hypothyreose:
- mangelnde TSH-Produktion im Hypophysenvorderlappen (Adenom, operative Entfernung, postpartale Nekrose, Schädel-Hirn-Trauma)

Symptome:
bei angeborener Hypothyreose:
- Ikterus neonatorum prolongatus
- Trinkfaulheit
- Verstopfung mit dickem Abdomen
- Bewegungsarmut
- Wachstumsrückstand, Sprachstörungen, geistige und psychische Retardierung
- Kretinismus (insbesondere durch Jodmangel) mit Schwachsinn, spastischen Gangstörungen und Schwerhörigkeit.

bei erworbener Hypothyreose:

- körperlicher und geistiger Leistungsabfall
- Antriebslosigkeit, Müdigkeit, Desinteresse, Verlangsamung
- Konzentrations- und Gedächtnisschwäche
- Kälteempfindlichkeit
- tiefe, rauhe, heisere Stimme und kloßige Sprache
- Bradykardie
- trockene, kühle, teigige Haut
- brüchiges Haar
- Myxödem
- Gewichtszunahme
- Obstipation
- Muskelkrämpfe
- „rheumatische" Beschwerden.

Strumaeinteilung:

I a: nur ein Knoten bei normal großer Schilddrüse
I b: Struma nur bei rekliniertem Hals sichtbar
II: Struma bei normaler Kopfhaltung gut sichtbar
III: Struma mit lokalen Stauungs- und Kompressionszeichen (z. B. Verlegung der Trachea, inspiratorischer Stridor).

Komplikationen:

Myxödemkoma (Hypoventilation, Hypothermie, Bradykardie, Hypotonie).

Differentialdiagnose:

z. B. Ödeme anderer Genese (Myxödem hinterläßt nach Fingerdruck keine Delle).

14.

Wie kommt die Stammfettsucht beim Morbus Cushing zustande?

Glukokortikoide haben die Eigenschaft, Eiweiß in Zucker umzuwandeln. Bei einem Überangebot an Glukokortikoiden wie beim Morbus Cushing werden auch Muskeln angegangen, d. h. an Armen und Beinen wird Muskelgewebe abgebaut. Der dabei im Übermaß anfallende Zucker wird in Form von Fett wieder eingebaut, vornehmlich am Rumpf.

11 - Nervensystem

1.

Gliedern Sie das Nervensystem!

Das Nervensystem wird **topographisch** eingeteilt in ein Zentralnervensystem bzw. ZNS (Gehirn, Rückenmark) und ein peripheres Nervensystem bzw. PNS (12 Hirnnerven, 31 Rückenmarknervenpaare), **funktionell** in ein sogenanntes animales – willkürliches – Nervensystem (ZNS und PNS) zur Wahrnehmung und Integration von Reizen sowie zur Steuerung der Motorik und ein vegetatives bzw. autonomes – unwillkürliches – Nervensystem (VNS) zur Regelung der Vitalfunktionen (Herz, Kreislauf, Atmung, Verdauung, Stoffwechsel etc.), das mit den endokrinen Drüsen zusammenspielt und aus Sympathikus, Parasympathikus und dem intramuralen System besteht.

- **Zentrales Nervensystem (ZNS):**
  aus Gehirn und Rückenmark, dient v. a. der Informationsverarbeitung und der Steuerung der Körperfunktionen.
- **Peripheres Nervensystem (PNS):**
  12 Hirnnerven, 31 Rückenmarknervenpaare leitet Nervenimpulse von der Peripherie zum ZNS (afferente Bahnen) oder vom ZNS zur Peripherie (efferente Bahnen)
- **willkürlich:**
  somatische Afferenzen: von Gelenken, Haut, Skelettmuskeln
  motorische Efferenzen: zu den Skelettmuskeln.
- **Unwillkürliches, autonomes, vegetatives Nervensystem (VNS):**
  Sympathikus und parasympathische Anteile des Nervus vagus (X. Hirnnerv)
  viszerale Afferenzen: von den Eingeweiden
  vegetative Efferenzen: zu Drüsen, glatter Muskulatur und Herzmuskulatur.

2.

Nennen Sie die Aufgaben des vegetativen Nervensystems!

Die Aufgaben des vegetativen Nervensystems (VNS) sind **Regulierung** und **Steuerung der unbewußten Körperfunktionen:** Herz, Kreislauf, Atmung, Verdauung, Stoffwechsel, endokrine Funktionen.

3.

Nennen Sie die Hirnnerven und ihre Funktionen! Wie prüfen Sie die Hirnnerven?

I. N. olfactorius: Riechnerv (afferent)
bildet mit Bulbus und Tractus olfactorius das Riechhirn.
Test: Riechprobe mit Vanille, Kaffee, Ammoniak (auch Test für den N. trigeminus: Bei einer reinen Olfactoriusstörung bleibt die Wahrnehmung der Trigeminusreizstoffe wie Ammoniak ungestört.).

II. N. opticus: Sehnerv (afferent)
bildet mit der Netzhaut zusammen das Sehhirn.
Test: Untersuchung des Sehvermögens (Nah- und Fernvisus sowie Gesichtsfeld) und des Augenhintergrunds.

III. N. oculomotorius: Augenbewegungsnerv (efferent)
führt zu den inneren und äußeren Augenmuskeln (mit Ausnahme des oberen schrägen und des äußeren geraden Augenmuskels), wirkt bei der Adaptation der Pupille und der Akkomodation des Auges mit.
Test: Beweglichkeitsprüfung der Augäpfel (in verschiedene Richtungen schauen lassen), Prüfung der Pupillenreaktion bei Lichteinfall.

IV. N. trochlearis: Augenrollnerv (efferent)
innerviert den oberen schrägen Augenmuskel.
Test: Augen rollen lassen.

V. N. trigeminus: Drillingsnerv (gemischt)
versorgt mit seinen drei Ästen sowohl die ihnen zugeordneten Hautareale als auch die darunter liegenden Schleimhäute:
ophthalmicus: Stirn, Augengegend und Nasenrücken,
Test: Druck auf die Nervenaustrittspunkte an der Innenseite der Augenbrauen;
maxillaris: Bereich des Oberkiefers, des Mundes und der Nase,
Test: Druck auf die Nervenaustrittspunkte an der Außenseite der Oberlippe;
mandibularis: motorisch für Zungen- und Kaumuskulatur, sensibel für die Zunge, die Mundschleimhaut und den Hautbereich vor dem Ohr bis zur Spitze des Unterkiefers,
Test: Druck auf die Nervenaustrittspunkte am Kinn.

VI. N. abducens: seitlicher Augenabzieher (efferent)
innerviert den äußeren geraden Muskel.
Test: Augen rollen lassen.

VII. N. facialis: Gesichtsnerv (gemischt)
innerviert efferent die mimischen Gesichtsmuskeln, die Tränendrüsen, Unterkiefer- und Unterzungenspeicheldrüsen, afferent die Geschmacksknospen der vorderen zwei Drittel der Zunge.
Test: pfeifen, Wangen aufblasen, Stirn runzeln, Augen gegen Widerstand schließen und Zähne zeigen lassen, Geschmacksprüfung mit 10%iger Zuckerlösung, 2,5%iger Kochsalzlösung, 7,5%iger Zitronensäurelösung durchführen.

VIII. N. statoaccusticus (vestibulocochlearis): Hör- und Gleichgewichtsnerv (afferent)
Test: Hör- und Gleichgewichtsprüfung (z. B. Romberg-Stehversuch, Unterberger Tretversuch).

IX. N. glossopharyngeus: Zungenrachennerv (gemischt)
ist afferent Hauptgeschmacksnerv der Zunge (für das hintere

Zungendrittel), efferent Versorgung der Ohrspeicheldrüse, des Innenohrs und der Schleimhaut von Rachen und Zunge.
Test: Geschmackstest (s. o.), Würgereflex (Spatel an die Gaumenwand), „A" sagen lassen.

X. N. vagus: Eingeweidenerv (gemischt)
steuert motorisch die willkürliche Funktion von Kehlkopf und Schlund, sensibel dasselbe Gebiet bis zu den Stimmlippen und ist Eingeweidenerv für Herz, Atmungsorgane und Verdauungstrakt bis zur linken Dickdarmkrümmung.
Test: Würgereflex, „A" sagen lassen.

XI. N. accessorius: Hilfsnerv (efferent)
ist – als Ergänzung zum X. Hirnnerv – ein rein motorischer Nerv für den Musculus trapezius und den M. sternocleidomastoideus.
Test: gegen Widerstand Schulter hochziehen und Kopf drehen lassen.

XII. N. hypoglossus: Unterzungennerv (afferent)
versorgt die Zungenmuskulatur.
Test: Zunge herausstrecken lassen (Abweichung zur gelähmten Seite).

4.

Welche Reflexe sind dem Bein zuzuordnen?

- **Quadrizepsreflex** (Patellarsehnenreflex): Streckung im Kniegelenk bei Schlag auf die Sehne des M. quadriceps femoris unterhalb der Patella
- **Triceps-surae-Reflex** (Achillessehnenreflex): Plantarflexion des Fußes nach Schlag auf die Achillessehne bei abgewinkeltem Bein
- **Babinski-Reflex:** physiologisch Plantarflexion der Zehen bei Bestreichen des äußeren Fußsohlenrandes, pathologisch (bei Pyramidenbahnschaden) Dorsalflexion der großen Zehe (bis zum Ende des ersten Lebensjahres physiologisch)
- **Gordon-Reflex:** Babinski-Effekt durch festes Kneten der Wadenmuskulatur
- **Oppenheim-Reflex:** Babinski-Effekt durch festes Streichen über die Innenseite des Unterschenkels.

5.

Wie prüfen Sie den Achillessehnenreflex?

Den Achillessehnen- bzw. Triceps-surae-Reflex prüft man am liegenden oder auf einem Stuhl knienden Patienten. Beim liegenden Patienten erleichtert ein Überschlagen des zu untersuchenden Beines über den Unterschenkel des anderen Beines sowohl das Treffen der Sehne als auch das Erfassen der Reaktion. Allgemein gilt, dass man von einem pathologischen

Befund spricht, wenn die Reflexe beim Seitenvergleich und beim Höhenvergleich unterschiedlich auslösbar sind.

6.

Nennen Sie Ursachen und Symptome von Polyneuritis bzw. Polyneuropathie!

Die Polyneuritis bzw. Polyneuropathie ist eine Erkrankung mehrerer peripherer Nerven nichttraumatischer – teils entzündlicher, teils degenerativer – Genese.

Ursachen:

- Heredität
- Stoffwechselstörungen (z. B. Diabetes mellitus, Urämie)
- Malabsorption und Mangelernährung (z. B. Zöliakie)
- Infektionskrankheiten (z. B. Borreliose, Diphtherie, HIV-Infektion, Ruhr, Typhus)
- endokrine Erkrankungen (z. B. Hypothyreose, Akromegalie)
- exogen-toxische Substanzen (z. B. Alkoholabusus, Medikamente wie INH, Bleivergiftung)
- allergische Reaktion (z. B. nach Impfungen und Bluttransfusionen)
- Kollagenosen, immunologische Erkrankungen (z. B. rheumatoide Arthritis)
- paraneoplastisches Syndrom
- Ischämie.

Symptome:

- sensible Reiz- und Ausfallserscheinungen
- schlaffe Paresen bis zur vollkommenen Lähmung
- evtl. Muskelatrophie und trophische Störungen der Haut
- Schmerzen
- vegetative Störungen
- evtl. entzündliche Liquorveränderungen.

7.

Was ist Tremor? Unter welchen Umständen tritt er auf?

Tremor ist Zittern, das je nach Ursache in unterschiedlichen Ausprägungen auftritt.

- **Intentionstremor** (besonders bei Kleinhirnerkrankungen): Multiple Sklerose, progressive Muskelatrophie, Kleinhirntumor, Leberzirrhose, Alkoholabusus (Entzug), Reaktion auf Medikamente
- **Ruhetremor** (extrapyramidaler Tremor): Morbus Parkinson, Hypoglykämie, Magnesiummangel, Delirium tremens, Unterkühlung, Alter
- **Haltetremor:** Hyperthyreose, Intoxikationen (Blei, Quecksilber), Reaktion auf Neuroleptika, Alkoholabusus, Affekt (Angst, Aufregung, Wut etc.).

8.

Nennen Sie die Symptome der Multiplen Sklerose! Welche Hirnnerven oder Hirnteile sind u. a. betroffen?

Multiple Sklerose ist ein herdförmiger, regellos verteilter Markscheidenzerfall mit perivaskulären Infiltraten, gliöser Proliferation und Narben. Sie manifestiert sich vorwiegend zwischen dem 20. und 50. Lebensjahr.

Als **Ursache** nimmt man u. a. eine Autoaggressionserkrankung an, die in der Kindheit aus einer Slow-virus-Infektion entstandenen ist.

Die **Symptome** sind **nicht** spezifisch:

- pseudoneurasthenisches oder pseudorheumatisches Prodromalstadium
- Charcot Trias: Intentionstremor, Nystagmus, skandierende Sprache
- retrobulbäre Neuritis
- Sensibilitätsstörungen (Spannungs- und Taubheitsgefühl, seltener Schmerzen)
- Gangstörungen
- spastische Lähmungen
- Rebound-Phänomen
- gestörte Fremdreflexe (z. B. fehlende Bauchreflexe, positiver Babinski-Reflex)
- Blasen- und Mastdarmstörungen
- Schwindel
- Euphorie, später Demenz.

Betroffene Hirnteile:

- Sprachzentrum (skandierende Sprache)
- Kleinhirn (Tremor)
- sensibles Rindenfeld (sensorische Störungen)
- Pyramidenbahn (spastische Lähmungen).

Betroffene Hirnnerven:

- N. vestibulocochlearis bzw. statoaccusticus (Schwindel, Nystagmus)
- Nn. oculomotorius, trochlearis und abducens (Akkomodations- und Sehstörungen).

Labor:
Nachweis des basischen Markscheidenproteins, Nachweis von Antikörpern gegen Hirnlipide.

Diagnose:
evtl. durch CT.

Therapie:
Kortikosteroide, ACTH, Versuche mit Immunsuppressiva, Interferon (Betaferon); im Vordergrund steht aber die krankengymnastische Behandlung.

12 - Haut

1.

Nennen Sie die Schichten der Haut!

- Oberhaut (mit Hornschicht und Keimschicht)
- Lederhaut (Corium)
- Unterhaut (Subcutis)

Oberhaut und Lederhaut bilden zusammen die Cutis.

2.

Welche Aufgaben hat die Haut?

- Sie schützt die im Organismus gelegenen Gewebe gegenüber physikalischen (strahlentechnischen, mechanischen) und chemischen Schädigungen.
- Sie verhindert das Eindringen von Mikroorganismen und Fremdkörpern.
- Sie ist ein sehr wichtiger Wärmeregulator.
- Sie verhindert eine zu starke Austrocknung des Körpers, läßt aber eine gewisse (physiologische) Wasserabgabe (zur Verdunstung) zu.
- Sie unterstützt durch die Flüssigkeits- und Schweißabgabe auch in geringem Umfang die Nierentätigkeit.
- Sie ist ein sehr wichtiges „Sinnesorgan" und enthält somit sehr viele Rezeptoren für Schmerz, Druck und Temperatur.
- Sie dient z. T. der „Fertigstellung" des Vitamins D.

3.

Erklären Sie die Psoriasis!

Psoriasis oder Schuppenflechte ist eine überwiegend autosomal-dominant erbliche, meist chronisch verlaufende Dermatose mit typischen Herden (Verhornungsstörung, Entzündung).

Mögliche Auslöser:
thermische, mechanische chemische Irritationen, Klima, fieberhafte Infektionskrankheiten (z. B. Masern), Stoffwechselstörungen, Menarche, Gravidität, Laktation, Menopause.

Symptome:

- scharf begrenzte, rote Herde mit silberweißen Schuppen (evtl. Juckreiz) (starke Schuppenbildung durch verstärkte Proliferation der Epidermis)
- wechselnde Lokalisation und Ausdehnung, besonders an Ellenbogen, Knien, behaartem Kopf, Handtellern, Fußsohlen, Nägeln und in Körperfalten

- Verlauf in Schüben.
- Die Erstmanifestation tritt meistens in der Pubertät bzw. Adoleszenz auf.
- Betroffen sind vorwiegend Frauen.
- Psoriasis zeigt sich verstärkt im Winter (weniger Sonnenstrahlung).

6–8 % aller Patienten mit Hautpsoriasis leiden darüber hinaus an **Arthritis psoriatica** mit asymmetrischem, unregelmäßigem Befall der distalen Fingergelenke (am häufigsten, oft auch mit Nagelveränderungen), der peripheren größeren Gelenke sowie der Wirbel- und Iliosakralgelenke. Die Behandlung der Hautpsoriasis kann eine Besserung der Arthritis psoriatica bewirken.

4.

Was versteht man unter primären bzw. sekundären Effloreszenzen?

Effloreszenzen sind krankhafte Hautveränderungen.

Primäre Effloreszenzen sind Hautveränderungen, die unmittelbar durch die Krankheit hervorgerufen werden, wie z. B.:

- Macula (Fleck)
- Papula (Knötchen)
- Nodus (Knoten)
- Phyma (Knolle)
- Urtica (Quaddel)
- Vesikula (Bläschen)
- Bulla (Blase)
- Pustula (Eiterbläschen)
- Cystis (Zyste).

Sekundäre Effloreszenzen sind Hautveränderungen, die sich im Anschluß an eine primäre Effloreszenz entwickeln können, wie z. B.:

- Squama (Schuppe)
- Crusta (Kruste)
- Erosio (Erosion)
- Excoriatio (Abschürfung)
- Rhagade, Fissura (Schrunde)
- Ulcus (Geschwür)
- Cicatrix (Narbe)
- Atrophia (Schwund).

5.

Was versteht man unter Dekubitus? Was ist hier die wichtigste Maßnahme?

Dekubitus ist eine durch äußere, längerfristige Druckeinwirkung mit Kompression von Gefäßen und lokaler Ischämie hervorgerufene trophische Störung von Geweben (v. a. von Haut und Unterhautgewebe) mit Nekrose, Mazeration und evtl. Infektion.
Dekubitus kommt vor allem bei Bettlägrigkeit vor, bevorzugt an Körperstellen, an denen die Haut dem Knochen unmittelbar anliegt.
Die wichtigsten **Maßnahmen** sind prophylaktischer und pflegerischer Art:

- Der Patient muß immer wieder anders gelagert werden, damit sich keine Druckstellen bilden (Lagerungsplan).
- Bei Rückenlage sollte dem Patienten ein luft- oder wassergefüllter Ring untergeschoben werden, damit der Steiß nicht aufliegt; ähnlich müssen die Fersen geschützt werden.
- Durch Wärme-Kälte-Reiz wird die Durchblutung gefördert.
- Die gefährdeten Stellen werden mit hyperämisierenden Mitteln eingerieben und massiert.

13 - Niere und ableitende Harnwege

1.

Beschreiben Sie Lage und Aufbau der Nieren!

Die beiden Nieren sind je 10–13 cm lang, 5–6 cm breit und 120–200 g schwer.

Sie liegen links und rechts der Wirbelsäule unter dem Zwerchfell im Retroperitonealraum, die rechte – durch die darüberliegende Leber – etwas tiefer. Ihre äußere Form ähnelt der einer vergrößerten Bohne.

In der Mitte ihres inneren Randes befindet sich der Nierenhilus, an dem Nierenarterie, Nierenvene, Nerven und Lymphgefäße ein- bzw. austreten; hier liegt auch jeweils das Nierenbecken.

Die kleinste funktionelle Einheit der Niere ist das Nephron (pro Niere ca. 1 Million), das aus Nierenkörperchen (Bowman-Kapsel und Glomerulus bzw. Kapillarknäuel), Tubulus und Sammelrohr besteht.

Im Inneren der Niere befindet sich das Mark mit den tubulären Anteilen der Nephrone und den Sammelrohren. Es ist in 8–16 pyramidenförmige Lappen unterteilt, deren Spitzen, die sogenannten Papillen, von den schlauchförmigen Nierenkelchen überzogen sind, die sich vereinigen und zum Nierenbecken erweitern. Im Nierenbecken wird der aus den Nierenkelchen kommende Harn gesammelt und über die Harnleiter zur Blase befördert.

Nach außen hin werden die Nierenpyramiden von der Nierenrinde umgeben, die vorwiegend aus den Glomeruli besteht. Die gesamte Niere ist von einer bindegewebigen Kapsel umgeben.

2.

Erklären Sie die Funktion der Nieren!

Die Harnbildung erfolgt in den Nephronen. In den Nierenkörperchen (Glomeruli oder Kapillarknäuel, die von der Bowman-Kapsel umgeben sind) wird der Primärharn aus dem Blutplasma abgepreßt, täglich etwa 150–180 l. Ein Vas afferens versorgt das Kapillarknäuel mit Blut, über das Vas efferens wird das Blut vom Glomerulus fortgeleitet. Der Primärharn wird in der Bowman-Kapsel aufgefangen, die sich zum proximalen Tubulus erweitert. Über die Henle-Schleife wandert der Harn in den distalen Tubulus. Auf seinem Weg werden ca. 99 % des Wassers und mit ihm Elektrolyte, Glukose, Aminosäuren, Proteine u. a. in den Blutkreislauf rückresorbiert. Die harn-

pflichtigen Substanzen werden nach ihrem Weg durch die Sammelrohre, die Nierenkelche, das Nierenbecken, die Harnleiter, die Harnblase und die Harnröhre mit ca. 1 % des Primärharns als Endharn ausgeschieden.
Als klinisch wichtige Substanzen finden sich im Endharn Kreatinin, Harnsäure und Harnstoff. Bei Nierenversagen steigen diese Stoffe im Blut an.

3.

Welche Harnfarben sind welchen Krankheiten zuzuordnen?

- **Farblos bis sehr hell:**
  akutes Nierenversagen und chronische Niereninsuffizienz (nur noch Wasserausscheidung ohne harnpflichtige Substanzen, Harn mit geringem spezifischem Gewicht), überreichliche Flüssigkeitszufuhr, Polydipsie, Diabetes insipidus (renaler und zentraler), Ausschwemmung von Ödemen und Ergüssen, Hyperaldosteronismus, Diabetes mellitus
- **hell- bis mittelgelb:**
  normale Harnfarbe
- **dunkelgelb:**
  Exsikkose, Schwitzen, zu geringe Flüssigkeitszufuhr
- **ocker- bis fleischwasserfarben:**
  Vitamin-C-Mangel, akute diffuse Glomerulonephritis (durch Hämaturie), Infektionen mit glomerulonephritischen Zeichen (Denguefieber, Diphtherie, Erysipel, Fleckfieber, Lepra, Masern, Ruhr, Scharlach, Toxoplasmose, Typhus, Variola, Varizellen), Herdnephritis, akute Pyelonephritis, Niereninfarkt, Nierenvenenthrombose, Lupus erythematodes, Nierentuberkulose, Hämophilie, körperlicher Streß, Noxen und Medikamente
- **rot bis schmutzig-rot:**
  hämorrhagische Zystitis oder Pyelitis, Nephrolithiasis, Nierentumor, Blasentumor, Prostatakarzinom, Überdosierung von Antikoagulantien
- **cola- bis portweinfarben:**
  akute und chronische hämolytische Anämie, Kälteagglutinationskrankheit, Schwarzwasserfieber (Malaria), Noxen und Medikamente
- **bierbraun bis dunkelbraun:**
  Leberzirrhose, Hepatitis, mechanischer Ikterus, Leberzellintoxikation
- **grünlich bis grünbraun:**
  Biliverdinikterus (extrahepatischer Gallenwegsverschluß), Medikamente und Noxen
- **trüb:**
  Eiterbeimengungen.

4.

Welche Symptome hat ein Patient, der mit einer Erkrankung des Harnsystems zu Ihnen kommt?

Mögliche Symptome sind:

- Polydipsie
- Polyurie
- Dysurie
- Oligurie
- Anurie
- Pollakisurie
- fahle, graue Haut („Café-au-lait"-Verfärbung der Haut)
- Lidödeme und andere Ödeme
- Juckreiz
- Steine, evtl. Kolik
- Hypertonie
- schmerzhafte Miktion
- Schmerzen im Nierenlager
- Kopfschmerzen
- Fieber
- Tachypnoe
- urämischer Geruch
- Bewußtseinstrübungen bis Koma (urämisches Koma).

5.

Wie wird das spezifische Gewicht des Urins gemessen? Wie hoch ist es?

Das spezifische Gewicht des Urins wird mit dem **Urometer** gemessen. Das Urometer ist eine Glasspindel, die je nach Dichte des Harns mehr oder weniger weit aus dem Harn im Meßzylinder herausragt. Auf einer Skala wird die Dichte des Harns abgelesen. (Achtung: Urintemperatur, Eiweiß und Glukose verändern die Dichte wesentlich, zur Beurteilung der Leistungsfähigkeit der Nieren sind jedoch nur die harnpflichtigen Substanzen und die Salze von Bedeutung.)

Beim Gesunden liegt das spezifische Gewicht des Harns zwischen **1.010** und **1.025**, je nach Konzentration. Bei großer Flüssigkeitszufuhr ist das spezifische Gewicht geringer, bei Schwitzen oder sonstigem Wasserverlust ist es höher.

6.

Wann entsteht Polyurie, wann Oligurie? Welche anderen Miktionsstörungen kennen Sie?

- **Polyurie:**
  mehr als 2000 ml Harn pro Tag bei großer Flüssigkeitszufuhr, Diabetes insipidus, Diabetes mellitus, hyperkinetischem Herzsyndrom (nach Anfall Harnflut), Einnahme von Diuretika, polyurischer Niereninsuffizienz.
- **Oligurie:**
  weniger als 500 ml Harn pro Tag bei Volumenmangel,

Exsikkose (Flüssigkeits- und Elektrolytverlust, z. B. bei Cholera), Natriummangel-Syndrom, Herzinsuffizienz, arterieller Hypotension (Mangeldurchblutung der Nieren, z. B. bei Schock), akuter Glomerulonephritis, Nierenvenenthrombose, Niereninfarkt, Nebennierenrinden-Insuffizienz (Morbus Addison), nephrotoxischen Stoffen.

- **Anurie:**
  weniger als 100 ml Harn pro Tag, prärenal bei Schock im Zusammenhang mit einem Ileus oder bei Exsikkose, renal z. B. bei fortgeschrittener Glomerulonephritis oder Kollagenosen, postrenal als beiderseitige Abflußbehinderung der Ureteren (Harnwegsverschluß). Oligurie kann in Anurie übergehen.
- **Pollakisurie:**
  häufiger Harndrang mit geringer Harnmenge (Harnträufeln) bei Blasen- bzw. Harnwegsentzündung, Urethritis, Zystitis, Insuffizienz des Blasenverschlußapparates, Senkung des Blasenbodens, Prostataadenom, Prostatahypertrophie, Phimose, Senkung des Uterus, zervikalem Uterusmyom, Querschnittssyndrom, Tabes dorsalis, Multipler Sklerose, Sphinktersklerose, psychischen Störungen.
- **Algurie:**
  schmerzhaftes Wasserlassen bei Blasen- und Harnleiterentzündung.
- **Dysurie:**
  erschwertes Wasserlassen bzw. schwacher Harnstrahl bei Störungen der Blasenentleerung (als Zeichen der Einengung in den ableitenden Harnwegen), Harnwegsinfekt, Zystitis, Blasensteinen, Nieren-Blasen-Tuberkulose, Prostatitis oder nach Narkosen.

7.

Nennen Sie vier Harnwegserkrankungen unterschiedlicher Lokalisation mit ihren wichtigsten Begleitsymptomen!

Pyelitis: Entzündung des **Nierenbeckens**, im Allgemeinen durch aufsteigende bakterielle Infektion, fast stets mit Beteiligung der Harnleiter und des Nierenparenchyms (Pyelonephritis). Symptome: Schmerzen im Nierenlager, Fieber, Epithelsediment, mäßige Pyurie, schubweise Hämaturie, Harnstauung mit Dysurie

Glomerulonephritis: Entzündung primär in den **Nierenkörperchen**, als Leitsymptom Erythrozyten und Protein im Urin, Bluthochdruck, Ödeme, evtl. Oligurie und akute Niereninsuffizienz

Zystitis: Entzündung der **Harnblase** mit brennenden Schmerzen beim Wasserlassen, Schmerzen im mittleren Unterbauch, keine Schmerzen im Nierenlager, kein Fieber, Pollakisurie

Urethritis: Entzündung der **Harnröhre** mit Harnröhrenausfluß, Schmerzen, Jucken, Brennen beim Wasserlassen, Pollakisurie.

8.

Welche Befunde ergibt die Untersuchung eines Nierenkranken?

Anamnese:
Der Patient klagt über Fieber, Kopfschmerzen, Oligurie oder Anurie.

Inspektion:
- Blässe (renale Anämie, blasser Hochdruck)
- Café-au-lait-farbene Haut (renale Anämie und Ablagerung von Urochromen bei Urämie)
- Ödeme (vor allem Lidödem)
- gestaute Halsvenen
- Hypertonie
- Tachypnoe
- Uringeruch.

Auskultation:
- feuchte Rasselgeräusche (durch Überwässerung der Lunge)
- leise Herztöne und perikarditisches Reiben (durch Perikarderguß im Rahmen einer Urämie)
- paraumbilikale Stenosegeräusche (Nierenarterienstenose).

Palpation:
- tastbarer Nierentumor.

Perkussion:
- Schmerzen im Nierenlager.

Labor:
- **Urin:** Harnanalyse mit Teststreifen zum Nachweis von pH-Wert-Verschiebung, Eiweiß, Leukozyten, Nitrit, Blut, Glukose, Ketonkörpern, Urobilinogen und Bilirubin; mikroskopische Untersuchung des Harnsediments nach zellulären Bestandteilen, Kristallen, Bakterien, Trichomonaden
- **Blut:** bei Niereninsuffizienz Erhöhung der harnpflichtigen Stoffe wie Kreatinin (erst wenn 50 % der Nierenfunktion ausgefallen sind) und Harnstoff (Endprodukt des Eiweißstoffwechsels, erst wenn 75 % der Nierenfunktion ausgefallen sind).

9.

Nennen Sie die wichtigsten Symptome einer chronischen Niereninsuffizienz!

Die chronische Niereninsuffizienz führt zu
- Versagen der exkretorischen Nierenfunktion
- Störungen im Wasser-, Elektrolyt- und Säure-Basen-Haushalt
- Störungen der inkretorischen Nierenfunktion (Produktion und Sekretion von Erythropoetin, Vitamin D 3, Renin, Prostaglandinen, Kininen)

- toxischen Organschäden durch die retinierten harnpflichtigen Substanzen.

Symptome:

Allgemein: Schwäche, Kopfschmerzen, Café-au-lait-Farbe der Haut, Juckreiz, Rückgang der Wassermenge, Ödeme, urämischer Geruch

ZNS: Konzentrationsschwäche, Schläfrigkeit bis Koma, Psychosen, Polyneuropathien, Krampfanfälle durch Hypertonie, gesteigerte Reflexe

Lunge: Lungenödem, Lungenentzündung, Pleuritis, „Wasserlunge“ (fluid lung)

Herz/Kreislauf: arterielle Hypertonie mit Linksherzbelastung, Herzbeutelentzündung, Rhythmusstörungen

Magen-Darm-Trakt: urämische Gastroenteritis mit Erbrechen und Durchfällen, Magen-/Darmblutungen

Blut: nierenbedingte (normochrome) Anämie (Störungen der Erythropoese durch Erythropoetinmangel und Urämiegifte, Hämolyse), Thrombozytopenie, Thrombozythopathie

Knochen: Kombination aus Osteomalazie durch Vitamin-D3-Mangel (Calcitriolmangel), Hyperphosphatämie (erniedrigte Phosphatausscheidung) und sekundärem Hyperparathyreoidismus.

Diagnose:

Anamnese, Klinik, Sonografie, Labor.

Labor:

Harnstoff erhöht, Kreatinin erhöht, Kreatininclearance erniedrigt, Elektrolytstörungen (Hyponatriämie, evtl. Hyperkaliämie, Hyperphosphatämie, Hypokalzämie).

10.

Welche Ursachen kann mangelhafte Nierendurchblutung haben?

- Niereninfarkt
- Nierenvenenthrombose
- Hypovolämie (Blutung, Durchfall, Schwitzen, Erbrechen)
- Schock
- Blutdruck-Abfall während der Narkose.

11.

Bei welchen Erkrankungen tritt Brennen beim Wasserlassen auf?

- Blasenentzündung
- Infektion der ableitenden Harnwege
- Blasensteine
- Diabetes mellitus
- Trichomonadeninfektion
- Soor
- Gonorrhoe.

12.

Welche Erkrankungen führen zu Harnträufeln?

Verlegung, **Entzündung** oder **gestörte Innervation** im Urogenitalbereich können zu Harnträufeln führen, so z. B.:

- Senkung des Blasenbodens
- Insuffizienz des Blasenverschlußapparates
- Urethritis, Zystitis
- Senkung des Uterus
- zervikales Uterusmyom
- Prostatahypertrophie
- Phimose
- Querschnittssyndrom
- Tabes dorsalis
- Multiple Sklerose
- Sphinktersklerose.

13.

Warum kann ein Diabetes mellitus zu Nierenschäden führen?

Die im Zusammenhang mit dem Diabetes mellitus entstehende **Mikroangiopathie** kann zu einer Glomerulosklerose oder zu einer die Nierenarterien betreffenden Arteriosklerose führen.

14.

Nennen Sie Ursachen und Beispiele für Nervenstörungen in der Urologie!

Die **Ursachen** sind
urämische Gifte, die durch die insuffiziente Niere nicht mehr ausgeschieden werden.
Hieraus resultieren:

- Konzentrationsschwäche
- Schläfrigkeit bis Koma
- Psychosen
- Polyneuropathien
- Krampfanfälle infolge von Hypertonie
- gesteigerte Reflexe.

15.

Was ist eine Schockniere? Welche Symptome zeigt sie?

Die Schockniere ist ein akutes, in der Regel reversibles Nierenversagen, bedingt durch zirkulatorisch-ischämische Nierenschädigung mit einer die Hypovolämie kompensierenden Zentralisation des Kreislaufs. Sie kann auftreten bei toxischer Nierenschädigung, Nierenerkrankungen wie z. B. Nephritis, Nierenarterienverschluß oder Abflußbehinderungen.

Symptome:
- Oligurie bis Anurie (ca. 85 %)
- Anstieg der Retentionswerte (Kreatinin, Harnstoff)
- rasche Ermüdbarkeit bis Somnolenz
- Übelkeit
- evtl. psychische Auffälligkeiten.

Ohne Therapie (Dialyse) folgt Urämie und Tod.

16.

Wodurch wird der Diabetes insipidus verursacht?

Der **renale Diabetes insipidus** wird verursacht durch Schädigung der Rezeptoren für das antidiuretische Hormon in den Nierentubuli, was die Wasserrückresorption beeinträchtigt. Der **hypothalamisch-hypophysäre** bzw. **zentrale Diabetes insipidus** (häufiger) entsteht durch Mangel an antidiuretischem Hormon infolge von Hypothalamus- oder Hypophysenhinterlappen-Insuffizienz bzw. -Schädigung.

14 - Mikrobiologie – Infektionslehre

1.

ErläuternSie kurz den Begriff Infektion!

Infektion bedeutet **Übertragung**, **Haftenbleiben** und **Eindringen** von **Mikroorganismen** in einen Makroorganismus (z. B. Mensch) und die dortige **Vermehrung**.

2.

Welche Faktoren können eine Infektionskrankheit begünstigen bzw. inizіieren?

Folgende Faktoren könnte man hier z. B. nennen:

- **Überwindungskraft bzw. Abwehr** des befallenen Makroorganismus („Immunität"),
- **Empfänglichkeit bzw. Unempfänglichkeit** des Makroorganismus („Basisimmunität"),
- **Virulenz des Erregers** („Stärke der krankheitserzeugenden Eigenschaften des Erregers").

3.

In welche großen Teilbereiche kann man Mikroorganismen - bezüglich des Menschen - einteilen?

Man kann Mikroorganismen auf den Menschen bezogen einteilen in:

- **Pathogene Mikroorganismen** - können Krankheiten beim Menschen hervorrufen,
- **Apathogene Mikroorganismen** - erzeugen beim Menschen keine Erkrankungen (sind z. T. sogar sehr nützlich),
- **Fakultativ pathogene Mikroorganismen** - je nach Eigenschaft und Umständen können diese Mikroorganismen Krankheiten beim Menschen erzeugen (z. B. E. Coli-Bakterien außerhalb des Darmrohres im freien Bauchraum).

4.

Geben Sie Beispiele für mögliche Erscheinungsformen von Infektionskrankheiten!

Infektionskrankheiten können z. B. folgendermaßen in Erscheinung treten:

- **Sporadisch** - die Infektionskrankheit tritt nur selten bzw. gelegentlich auf, ohne räumliche, zeitliche Begrenzung.
- **Epidemisch** - die Infektionskrankheit tritt zeitweise in bestimmten geographischen Gebieten gehäuft auf.
- **Endemisch** - die Infektionskrankheit ist als Durchseuchung der Bevölkerung in einem bestimmten geographischen Gebiet immer vorhanden. Sie setzt immer gleichbleibende Ansteckungsbedingungen und empfängliche Personen voraus.
- **Pandemisch** - die Infektionskrankheit ist zeitlich begrenzt, allerdings nicht an geographische Grenzen gebunden. Sie kann über Kontinente hinweg auftreten.

- **Explosiv-epidemisch** - die Infektionskrankheit steigt in kurzer Zeit stark an, d. h. die Zahl der Krankheitsfälle nimmt überproportional zu.

5.

Auf welche Arten kann ein Erregernachweis durchgeführt werden?

Auf folgende Arten und Weisen wäre ein **Erregernachweis** z. B. möglich:

- allergologisch,
- biochemisch,
- hämatologisch,
- genetisch,
- mikrobiologisch,
- physikalisch-chemisch,
- strahlenbiologisch.

6.

Welche Faktoren können bei einem Menschen eine Infektionskrankheit u. U. begünstigen?

Folgende Faktoren können eine **Infektionskrankheit** beim Menschen z. T. **begünstigen**:

- Konstitution des Menschen,
- Alter des Menschen,
- evtl. vorhandene Grundleiden bzw. Behandlungs- oder Therapiefolgen,
- Jahreszeit, und Klima,
- Ernährung,
- Hygienefaktoren,
- Beanspruchungsfaktoren (Streßfaktoren).

7.

Erläutern Sie folgende Begriffe: Morbidität, Letalität, Mortalität, Inzidenz, Prävalenz!

Morbidität - darunter versteht man die Anzahl der Erkrankten an einer bestimmten Infektionskrankheit bezogen auf eine bestimmte Bevölkerungszahl in einem bestimmten Zeitraum.
Letalität - darunter versteht man die Anzahl der an einer bestimmten Infektionskrankheit Verstorbenen, bezogen auf die Zahl der Erkrankten.
Mortalität - darunter versteht man die Anzahl der Todesfälle an einer bestimmten Infektionskrankheit bezogen auf eine bestimmte Bevölkerungszahl in einem bestimmten Zeitraum.
Inzidenz - darunter versteht man die Zahl der Neuerkrankungen in einer Bevölkerungsgruppe innerhalb einer bestimmten Zeitspanne.
Prävalenz - darunter versteht man die Zahl der gesamten Krankheitsfälle an einer bestimmten Infektionskrankheit zu einem bestimmten Termin.

8.

Unterscheiden Sie Superinfektion und Reinfektion!

Bei einer **Superinfektion** kommt es zu einer Aufpflanzung anderer Keime auf eine schon vorhandene Infektion.
Unter einer **Reinfektion** versteht man eine erneute Infektion nach Ausheilung der vorherigen Infektionskrankheit.

9.

Welche unterschiedlichen Arten von Bakteriengiften bzw. Bakterientoxinen kennen Sie?

Man kann folgende Arten von Bakteriengiften bzw. Bakterientoxinen unterscheiden:

- **Endotoxin („Zerfallsgift")**: darunter versteht man Toxine von z. B. abgestorbenen Bakterien, diese besitzen eine gewisse Thermostabilität.
- **Exotoxin** (auch **Ektotoxin** genannt - **„Ausscheidungsgift"):** darunter versteht man thermolabile Stoffwechselprodukte lebender Bakterien, die von diesen ausgeschieden werden.

10.

Es gibt unterschiedliche Übertragungsformen von Erregern, nennen Sie zwei wichtige Beispiele!

Folgende Beispiele wichtiger Übertragungsformen von Erregern könnte man unterscheiden:

- **Tröpcheninfektion** (Übertragung durch z. B. Anhusten, Anniesen). Kann vorkommen bei Pertussis, Mumps, Grippe, Scharlach, Windpocken, Diphterie etc.).
- **Kontakt- bzw. Schmierinfektion** (Übertragung durch direkten Kontakt mit infektiösem Material). Kann vorkommen bei Typhus, Cholera, Poliomyelitis, Syphilis etc.).

11.

Was ist eine Infektionskette?

Unter einer Infektionskette versteht man eine **reihenweise Übertragung von Erregern bzw. Mikroorganismen** von Mensch zu Mensch oder auch von Tier zu Mensch bzw. von Tier zu Tier.

12.

Infektionskrankheiten können immer wieder unterschiedliche Verlaufsformen annehmen. Nennen Sie eine davon!

Infektionskrankheiten können u. U. folgende Verlaufsformen annehmen:

- **latenter** Verlauf („verborgener Verlauf"),
- **abortiver** Verlauf („unfertiger Verlauf"),
- **mitigierter** Verlauf („abgeschwächter Verlauf"),
- **protrahierter** Verlauf („zeitlich verzögerter Verlauf"),
- **manifester** Verlauf („sichtbarer Verlauf").

13.

Man kann Infektionskrankheiten auch nach ihrem zeitlichen Ablauf der Symptome einteilen. Zählen Sie diesbezügliche Möglichkeiten auf!

Folgende Möglichkeiten hinsichtlich des zeitlichen Verlaufs von Infektionskrankheiten könnte man unterscheiden:

- **rezidivierender Verlauf** (Symptome können wiederholt auftreten),
- **chronischer Verlauf** (Symptome verbleiben über lange Zeit),
- **akuter Verlauf** (plötzliches Einsetzen von Symptomen),
- **foudroyanter Verlauf** (Symptome setzten blitzschnell und überaus schwerwiegend ein).

14.

Erläutern Sie kurz die Begriffe Symbiose und Parasitismus!

Bei einer **Symbiose** kommt es zu einem Zusammenleben von Organismen (Mikro- bzw. Makroorganismen) im Hinblick auf einen gegenseitigen Nutzen, d. h. Organismen ergänzen sich in ihrer Funktion und sind z. T. sogar aufeinander angewiesen. (z. B. Darmbakterien und Mensch).
Bei einem **Parasitismus** lebt ein Organismus (Parasit, Schmarotzer) auf Kosten eines anderen (Wirt) und kann diesen dabei zerstören bzw. schädigen (z. B. Bandwurm und Mensch).

15.

Was versteht man unter einer Sepsis?

Unter einer **Sepsis** (syn. Septikämie, auch „Blutvergiftung" genannt) versteht man eine Allgemeininfektion mit unterschiedlichen Krankheitserscheinungen, die aufgrund periodischer bzw. konstanter Ausstreuung von Erregern (Mikroorganismen, vor allem gramnegative Bakterien aber auch Viren, Pilze od. Parasiten möglich) von einem Herd aus (z. B. Wunden, Tonsillen) in die Blutbahn (Bakteriämie, Fungämie, Virämie, Parasitämie) auftreten.
Folgende Ursachen könnten u. U. eine Sepsis hervorrufen: Operationen (Implantate), Therapien mit Immunsuppressiva bzw. Zytostatika, Diabetes mellitus, bösartige Tumore, Leberzirrhose etc..

16.

Was versteht man unter einer Fokalinfektion?

Unter einer **Fokalinfektion** (auch „Herdinfektion" genannt) versteht man eine durch Bakterien (vor allem Streptokokken) verursachte sekundäre Infektionserkrankung, welche z. T. zeitlich etwas verzögert nach einer lokalen Infektion (z. B. im Bereich der Zähne, HNO-Bereich oder Urogenitalbereich) auftreten kann. Die Erreger und ihre Stoffwechselprodukte (Bakterientoxine) können durch eine septische Metastasierung bzw. Ausschüttung aus dem Ursprungsherd (z. T. in Intervallen) über den Blutkreislauf zu entfernten Organen und Geweben gelangen und dort weitere Krankheitsprozesse inizileren.

17.

Welche zwei unterschiedl. Infektionswege kennen Sie?

Man kann einen **direkten Übertragungsweg** (z. B. durch Tröpfchen- oder Kontaktinfektion hervorgerufen) von einem **indirekten Übertragungsweg** (z. B. durch Schmierinfektion, Wasser-Lebensmittelinfektion oder durch tierische Überträger hervorgerufen) unterscheiden.

18.

Was bedeutet der Begriff septisch?

Septisch bedeutet, dass etwas (Haut, Instrumente etc.) mit pathogenen Keimen behaftet ist.

19.

Was versteht man unter einer Allergie im Gegensatz zu einer Infektionskrankheit?

Unter **Allergie** versteht man eine geänderte Reaktionslage bzw. immunologische Überempfindlichkeitsreaktion des Organismus gegenüber nicht körpereigenen, im Prinzip unschädlichen Stoffen bzw. Substanzen, die als ein sogenanntes Allergen (Antigen) erkannt werden.
Insgesamt gesehen beruht eine Allergie auf dem Vorhandensein spezifischer Immunfaktoren, welche sowohl zellulär als auch als Antikörper in Erscheinung treten können.
Man kann vier Typen von immunologischen Überempfindlichkeitsreaktionen unterscheiden:

- Frühtyp - (humorale Allergie),
- Typ I - Soforttyp (anaphylaktischer Typ),
- Typ II - zytotoxischer Typ,
- Typ III - Immunkomplextyp (Arthus-Typ),
- Spättyp - (zellvermittelte Allergie),
- Typ IV - verzögerter Typ.

20.

Erläutern Sie die Begriffe Inkubationszeit, Kontamination und Virulenz eines Erregers!

Unter der **Inkubationszeit** versteht man die Zeitspanne zwischen Ansteckung und Ausbruch einer Infekionskrankheit.
Kontamination bedeutet in Kontakt mit pathogenen Mikoorganismen zu kommen.
Die **Virulenz** eines Erregres gibt dessen Aggressivität bzw. Grad seiner Pathogenität an.

21.

Was ist unter der Resistenz eines Menschen gegenüber Infektionskrankheiten zu verstehen?

Die **Resistenz** ist die Widerstandsfähigkeit eines Menschen gegenüber Infektionen bzw. Infektionskrankheiten. Man kann eine **angborene Resistenz** von einer **erworbenen Resistenz** (z. B. durch Impfungen, durchgemachte Infektionskrankheiten) unterscheiden.

22.

Was bedeutet Kommensalismus?

Unter **Kommensalismus** versteht man ein Zusammenleben von Organismen (z. B. Mikroorganismen (z. B. Bakterien) und Makroorganismen (z. B. Mensch)), bei dem sich die beiden weder gegenseitig stören noch schädigen. U. U. können sich beide sogar von denselben Stoffen ernähren (lat. „mensa" - Tisch).

23.

Wie lassen sich Bakterien nach ihrer Form einteilen? Geben Sie dazu entsprechende Fachausdrücke an!

Folgende Einteilung von Bakterien nach ihrer Form wäre u. U. möglich:

- **Kugelform -** z. B. Staphylokokken, Streptokokken, Gonokokken, Diplokokken.
- **Stäbchenform -** z. B. Corynebakterien, Pasteurellen.
- **Spiralenform bzw. Schraubenform** - z. B. Spirillen, Spirochäten.

24.

Wie können pathogene Bakterien bekämpft werden?

Folgende **Möglickeiten der Bekämpfung pathogener Bakterien** könnte man unterscheiden:

- bakterizide Desinfektionsmittel bzw. Sterilisation,
- bakterizide Antibiotika (z. B. Penicillin),
- bakteriostatische Antibiotika (z. B. Sulfonamide).

25.

Was sind Saprophyten?

Saprophyten sind Mikroorganismen, welche sich von abgestorbenem Material und Gewebe ernähren (z. B. Fäulnisbakterien).

26.

Welche Kennzeichen können zyklische Infektionskrankheiten aufweisen?

Kennzeichen zyklischer Infektionskrankheiten wären z. B. folgende:

- **Inkubationszeit** - Zeitspanne von Ansteckung bis Ausbruch der Infektionskrankheit.

- **Generalisation** - z. T. massives Eintreten bzw. Einschwemmen von Erregern in Blut bzw. Lymphe (z. B. Bakteriämie) mit unterschiedlichen Allgemeinreaktionen.
- **Organmanifestation** - Erreger können ein oder auch mehrere Organe befallen und dort z. T. massive Krankheitserscheinungen hervorrufen.

27.

Was versteht man unter einer Pyämie?

Bei einer **Pyämie** können z. B. Eitererreger von einer oder mehreren Stellen einer Infektion aus in den Blutkreislauf gelangen und sich u. U. an einem oder mehreren Organen niederlassen. Dadurch kann die Möglichkeit einer sogenannten eitrigen Metastasierung (Abszesse) entstehen.

28.

Was sind Pyrogene?

Pyrogene sind Substanzen, welche im menschlichen Körper Fieber erzeugen können. Man kann insgesamt gesehen zwei Arten von Pyrogenen unterscheiden:

- **Exogene Pyrogene** - werden vorwiegend von (gramnegativen) Bakterien oder Viren erzeugt.
- **Endogene Pyrogene** - stammen vorwiegend von z. T. körpereigenen Zellen, wie z. B. Makrophagen, nekrotisierten Zellen oder Tumorzellen.

29.

Nennen Sie Möglichkeiten, Erreger nachweisen zu können!

Für den Nachweis von Krankheitserreger werden z. B. folgende Verfahren herangezogen:

- **Tierversuche** - hierbei werden spezielle Versuchstiere mit infektiösem Material in Kontakt gebracht und auf evtl. Symptome hin beobachtet bzw. untersucht.
- **Züchtung von Erregern auf bestimmten Nährböden** - infektiöses Material wird auf einen Nährboden gebracht und unter bestimmten Bedingungen (z. B. Temperatur) bebrütet.
- **Antikörpernachweis im Blut (Titerbestimmung)** - hierbei wird versucht bestimmte Antikörper, die für eine Infektion signifikant wären, im Blut eines möglichen Betroffenen nachzuweisen.
- **Mikroskopierung von Untersuchungsmaterial** - vor der eigentlichen Betrachtung muß ein Ausstrich des betroffenen Materials auf einem Objektträger angefertigt werden.

30.

Erläutern Sie folgende Begriffe, die eine Übertragung von Krankheitserregern betreffen: Parenterale und diaplazentare Übertragung!

Parenterale Übertragung - bei dieser Art der Übertragung gelangen die Erreger unter Umgehung des Magen-Darmtraktes in den Organismus (z. B. bei verunreinigten Kanülen oder Wunden).
Diaplazentare Übertragung - bei dieser Art der Übertragung gelangen die Erreger über die Plazenta („Mutterkuchen") der Mutter noch während der Schwangerschaft auf den Embryo bzw. Fetus (z. B. Röteln, Toxoplasmose, Syphilis).

31.

Was versteht man unter einer vektoriellen Übertragung?

Bezogen auf Infektionskrankeiten sind **Vektoren** diejenigen, welche z. T. ganz spezielle Erreger übertragen können (wie z. B. Zecken, Läuse, Milben, Stechmücken, Ratten) und somit ganz bestimmte Infektionskrankheiten iniziieren.

32.

Unterscheiden Sie zwischen einer perinatalen Ansteckung und einer pränatalen- bzw. postnatalen Ansteckung mit Kranheitserregern!

Unter einer **perinatalen Ansteckung** versteht man die Übertragung von Erregern um den Zeitpunkt der Geburt herum (z. B. bei einem Blasensprung und evtl. vorhandenen Keimen aus dem Geburtskanal).
Unter einer **pränatalen Ansteckung** versteht man die Übertragung von Erregern noch während der Schwangerschaft (z. B. diaplazentar oder durch aufsteigende Keime via Scheide).
Unter einer **postnatalen Ansteckung** versteht man die Übertragung von Erregern nach der Geburt auf das Neugeborene (z. B. durch die Muttermilch).

33.

Die Schwere einer Infektionskrankheit kann sich durch folgende Begriffe ausdrücken: manifeste Infektion, stumme Infektion. Erläutern Sie diese Begriffe kurz!

Manifeste Infektion - bei solchen Infektionskrankheiten kommt es zu signifikanten und deutlichen klinischen Symptomen und Krankheitszeichen.
Stumme Infektion - bei diesem Verlauf zeigen sich keine klinischen Zeichen bzw. Symptome („stille Feiung").

34.

Welche Besonderheiten weisen Viren gegenüber Bakterien auf? Nennen Sie zwei Beispiele. Welche Grobeinteilung von Viren kennen Sie?

Viren können sich im Gegensatz zu Bakterien **nicht selbst vermehren** und sie besitzen **keinen eigenen Stoffwechsel**. Das bedeutet, dass Viren eine Wirtszelle benötigen um weiter existieren zu können.
Viren kann man in zwei Kategorien einteilen:

- **DNS - Viren** (z. B. Herpesviren, Adenoviren, Hepatitis - B Viren),
- **RNS - Viren** (z. B. Polioviren, Rötelviren, Tollwutviren).

35.

Bakterien können nach einem wichtigen Stoffwechselvorgang in Aerobier und Anaerobier unterteilt werden. Erläutern Sie dieses kurz!

Aerobier - diese Art der Bakterien kann nur überleben, wenn Sauerstoff in ausreichendem Maße ständig vorhanden ist.
Anaerobier - diese Art der Bakterien benötigt keinen Sauerstoff für Stoffwechselvorgänge. Man kann bei den Anaerobiern unterscheiden in:

- **fakultative Anaerobiern** - diese können sowohl mit, wie auch ohne Sauerstoff überleben,
- **obligate Anaerobiern** - diese überleben nur dann, wenn Sauerstoff nicht vorhanden ist.

36.

Was sind Myzeten bzw. was ist eine Mykose?

Unter dem Begriff **Myzeten** versteht man Pilze (Fungi), welche dem Pflanzenreich zugeordnet werden und einen Zellkern jedoch kein pflanzentypisches Chlorophyll (wichtig für die Photosynthese) besitzen.
Mykosen sind Infektionskrankheiten, die durch einen Pilzbefall hervorgerufen werden können. Zum Beispiel sind sogenannte Dermatophyten (Hautpilze) in der Lage, Erkrankungen und Veränderungen an Haut, Haar und Nagel zu verursachen. Weiterhin kann z. B. der sogenannte Candidapilz zum Mundsoor oder bei Kleinkindern zum Windelsoor führen.

37.

Was sind Aflatoxine?

Bei **Aflatoxinen** handelt es sich um einen Giftstoff einiger Schimmelpilze (z. B. Aspergillus - Flavus - Toxin). Bevorzugt lassen sich Schimmelpilze z. B. auf Nahrungsmitteln wie z. B. Körner, Nüssen, Milch bzw. Milchprodukten nieder.

38.

Nennen Sie einige Erkrankungen, die vorwiegend von Viren iniziiert werden mit dem entsprechenden Erreger!

Beispiele für Erkrankungen, welche häufig von **Viren** hervorgerufen werden wären z. B.:

- **Poliomyelitis** – Polioviren,
- **Influenza** - Influenzaviren A, B, C,
- **Gastroenteritis** - Adenoviren, Rotaviren,
- **Pneumonie** - Influenzaviren, Zytomegalieviren,
- **Konjunktivitis** - Masernviren, Herpesviren, Adenoviren,
- **grippaler Infekt** - Coxsackieviren, Adenoviren.

39.

Wie können Rickettsien übertragen werden; welche diesbezügliche Infektionskrankheiten darf ein Heilpraktiker nicht behandeln?

Rickettsien werden vorwiegend z. B. durch Milben, Flöhe, Läuse oder Zecken übertragen, weil sie sich häufig in deren Verdauungssystem aufhalten und z. T. vermehren können.

15 - Infektionskrankheiten

1.

In welchem Gesetz werden für den Heilpraktiker Behandlungsverbote bezüglich bestimmter Erkrankungen genannt?

Relevant ist hier das **Infektionsschutzgesetz (IfSG)**. Im Abschnitt 5 des IfSG macht der § 24 „Bekämpfung übertragbarer Krankheiten“ dabei folgende Aussagen: „Die Behandlung von Personen, die an einer der in **§ 6 Abs. 1 Satz 1 Nr. 1, 2 und 5 oder § 34 Abs. 1** genannten übertragbaren Krankheiten erkrankt oder dessen verdächtig sind oder die mit einem Krankheitserreger nach **§ 7** infiziert sind, ist insoweit **im Rahmen der berufsmäßigen Ausübung der Heilkunde nur Ärzten gestattet.** Satz 1 gilt entsprechend **bei sexuell übertragbaren Krankheiten** und für Krankheiten oder Krankheitserreger, die durch eine Rechtsverordnung auf Grund des **§ 15 Abs. 1** in die Meldepflicht einbezogen sind. Als Behandlung im Sinne der Sätze 1 und 2 gilt auch der direkte und indirekte Nachweis eines Krankheitserregers für die Feststellung einer Infektion oder übertragbaren Krankheit; § 46 gilt entsprechend“.

2.

Erläutern Sie bitte kurz folgende Begriffe des IfSG: „Nosokomiale Infektion“ und „Übertragbare Krankheit“. Welche Bedeutung hat der Paragraph 15 des IfSG?

Laut **§ 2 „Begriffsbestimmungen“** des IfSG ist eine **nosokomiale Infektion**:
„Eine Infektion mit lokalen oder systemischen Infektionszeichen als Reaktion auf das Vorhandensein von Erregern oder ihrer Toxine, die im zeitlichen Zusammenhang mit einer stationären oder einer ambulanten medizinischen Maßnahme steht, soweit die Infektion nicht bereits vorher bestand...“.
Laut **§ 2 „Begriffsbestimmungen“** des IfSG ist eine **übertragbare Krankheit**:
„Eine durch Krankheitserreger oder deren toxische Produkte, die unmittelbar oder mittelbar auf den Menschen übertragen werden, verursachte Krankheit...“.
Bezogen auf ein evtl. Behandlungsverbot von Krankheiten ist es für den Heilpraktiker wichtig sich mit dem **§ 15 „Anpassung der Meldepflicht an die epidemische Lage“** auseinander zu setzen.
„(1) Das Bundesministerium für Gesundheit wird ermächtigt, durch Rechtsverordnung mit Zustimmung des Bundesrates die Meldepflicht für die in § 6 aufgeführten Krankheiten oder die in § 7 aufgeführten Krankheitserreger aufzuheben, einzuschränken oder zu erweitern oder die Meldepflicht auf andere übertragbare Krankheiten oder Krankheitserreger auszudehnen, soweit die epidemische Lage dies zulässt oder erfordert. ...“

3.

Geben Sie Beispiele für Arten von Krankheitserregern!

- Prionen
- Viren
- Bakterien (pflanzliche Einzeller)
- Pilze (Myzeten)
- Protozoen (tierische Einzeller)
- Helminthen (Würmer)
- Arthropoden (Gliederfüßler).

4.

Welche Streptokokken-Erkrankungen kennen Sie?

- Erysipel
- Phlegmone
- Sinusitis
- Otitis media
- Bronchitis
- Wundinfekte
- Puerperalsepsis
- Scharlach.

Folgekrankheiten: rheumatisches Fieber mit Endo-, Myo-, Perikarditis und Polyarthritis sowie Glomerulonephritis etc..
Erreger: Streptokokken, die nach dem Hämolyseverfahren (Alpha, Beta, Gamma) und der Antigenstruktur (A, B, C bis V) eingeteilt werden.
Inkubationszeit: ca. 1–5 Tage.
Therapie: Antibiotika; Überwachung bei Befall durch Antigengruppe A, ca. 3 Wochen nach Therapie Urin-Untersuchung wegen eventueller Glomerulonephritis.

5.

Was sagt das Infektionsschutzgesetz über Ausscheider?

Ausscheider ist „eine Person, die Krankheitserreger ausscheidet und dadurch eine Ansteckungsquelle für die Allgemeinheit sein kann, ohne krank oder krankheitsverdächtig zu sein...“.

6.

Nennen Sie die Krankheiten, die im § 6 (1) Ziffer 1 des IfSG namentlich zu melden sind!

“(1) Namentlich ist zu melden:
1. der Krankheitsverdacht, die Erkrankung sowie der Tod an
a) Botulismus
b) Cholera
c) Diphtherie
d) Humaner spongiformer Enzephalopathie, außer familiär-hereditärer Formen
e) Akuter Virushepatitis

f) enteropathischem hämolytisch-urämischem Syndrom (HUS)
g) virusbedingtem hämorrhagischen Fieber
h) Masern
i) Meningokokken-Meningitis oder -Sepsis
j) Milzbrand
k) Poliomyelitis (als Verdacht gilt jede akute schlaffe Lähmung, außer wenn traumatisch bedingt)
l) Pest
m) Tollwut
n) Typhus abdominalis/Paratyphus
sowie die Erkrankung und der Tod an einer behandlungsbedürftigen Tuberkulose, auch wenn ein bakteriologischer Nachweis nicht vorliegt, ...".

7.

Welche Aussage macht der §6 des IfSG noch über die Lungentuberkulose?

„Dem Gesundheitsamt ist über die Meldung nach Absatz 1 Nr. 1 hinaus mitzuteilen, **wenn Personen, die an einer behandlungsbedürftigen Lungentuberkulose leiden, eine Behandlung verweigern oder abbrechen**."

8.

Welche Relevanz hat der Paragraph 15 des IfSG für den Heilpraktiker?

Bezogen auf ein evtl. Behandlungsverbot von Krankheiten ist es für den Heilpraktiker wichtig, sich mit dem **§ 15 „Anpassung der Meldepflicht an die epidemische Lage**" auseinander zu setzen.
„(1) Das Bundesministerium für Gesundheit wird ermächtigt, durch Rechtsverordnung mit Zustimmung des Bundesrates die Meldepflicht für die in § 6 aufgeführten Krankheiten oder die in § 7 aufgeführten Krankheitserreger aufzuheben, einzuschränken oder zu erweitern oder die Meldepflicht auf andere übertragbare Krankheiten oder Krankheitserreger auszudehnen, soweit die epidemische Lage dies zulässt oder erfordert. ..."

9.

Muß ein Heilpraktiker auch Impfschäden melden?

Auch für den Heilpraktiker besteht **nach § 6 (1) Ziffer 3** eine Meldepflicht schon bei Verdacht auf einen Impfschaden, welcher über das normale Ausmaß der Impfreaktion hinausgeht, d. h. eine Impfkomplikation oder einen Impfschaden darstellen könnte. Im Einzelfall kann es hierbei überaus schwierig sein, eine solche Impfreaktion differentialdiagnostisch abzuklären. Ein Zusammenhang muß medizinisch nach Möglichkeit einwandfrei differenziert werden! (vgl. auch § 8 (1))

10.

Was wissen Sie über die Poliomyelitis?

(Mit Poliomyelitis bezeichnet man auch die spinale Kinderlähmung.)

Erreger: Poliomyelitisvirus in drei serologischen Typen I, II, III.

Infektionsweg: fäkal-oral, Reservoir ist der Mensch.

Inkubationszeit: 7–9 Tage bis zum Auftreten der Prodromi, 14 Tage bis zum Auftreten der Lähmungen.

Symptome:

- Prodromalstadium (1–3 Tage) mit Fieber, allgemeiner Abgeschlagenheit, Halsschmerzen, evtl. Abdominalschmerzen, Durchfall oder Obstipation
- präparalytisches oder meningeales Stadium bei ca. 10 % der Erkrankten nach einer Latenzzeit von 3 bis 4 Tagen mit erneutem Fieber, beginnendem Kopfschmerz, meningealen Erscheinungen (Nackensteifigkeit), Muskelschmerzen
- paralytisches Stadium mit asymmetrischen schlaffen Lähmungen der Muskeln, in denen zuvor die Schmerzen aufgetreten waren – ohne Sensibilitätsausfälle, aber mit starken Muskelschmerzen (betroffen sind vorwiegend die Muskelgruppen der unteren Extremitäten)
- Reparationsstadium (kann u. U. 1–2 Jahre dauern), zurückbleiben können Muskelatrophie, Kontrakturen, Wachstumsstörungen.

Meldepflicht: vgl. IfSG § 6 (1).

Komplikationen:

- aufsteigende Lähmungen bis zum Zwerchfell mit Atemlähmungen
- Pneumonien
- Myokarditis.

Diagnose: Anamnese (typischer zweigipfliger Fieberverlauf), Rachenabstrich, Antikörper aus zwei Blutproben.
DD: rheumatisches Fieber, Angina, Appendizitis, Meningitis, Enzephalomyelitis, Coxsackie-Virus-Infektionen.

Therapie: keine eigentliche Therapie bekannt (Virus!), Schutzimpfung möglich.

11.

Erklären Sie die Tuberkulose!

Erreger: Mycobacterium tuberculosis typus humanus (säurefestes Stäbchenbakterium).

Inkubationszeit: 3 Wochen und länger.

Infektionsweg: z. B. Tröpfcheninfektion von Mensch zu

Mensch (Eintrittspforte ist u. a. die Schleimhaut der Atemwege).

Symptome:

- Anfangszeichen: Müdigkeit, Nachtschweiß, Schwäche
- Gewichtsabnahme
- erhöhte Temperatur
- Husten, Hüsteln, Auswurf, Dyspnoe
- Brustschmerzen
- Erythema nodosum.

Primärinfektion bei der Tuberkulose:
in der Regel symptomlos. Ausbildung eines Primärherdes, der verkäst und entweder ausgehustet oder abgekapselt wird und später verkalkt (Primärkomplex).

Primärtuberkulose: lokale Entzündung mit Erkrankung des zugehörigen Lymphknotens (z. B. Hiluslymphknoten-Tuberkulose). Zur Primärtuberkulose gehört als Begleiterscheinung die Pleuritis exsudativa.

Postprimäre Tuberkulose ist die Miliartuberkulose bzw. die isolierte Organtuberkulose, die nach durchgemachter Primärtuberkulose auftreten kann (z. B. bei geschwächter Immunlage durch hämatogene Streuung).

Einzelformen der Lungentuberkulose:

- **produktive Form:** Bildung von Granulationsgewebe aus den Lymphozyten, Epitheloidzellen und Langerhans-Riesenzellen mit subfebrilen Temperaturen und Nachtschweiß
- **exsudative Form:** käsige Nekrosen mit Verflüssigung; Husten, Auswurf, Fieber
- **exsudativ kavernöse Form:** Substanzdefekte im Lungengewebe (Kavernen) durch Aushusten des verflüssigten Sekrets
- **zirrhotische Form:** sekundär durch Neubildung von Bindegewebe, eventuell mit Lungenschrumpfung und gegenseitig kompensierendem Lungenemphysem
- **offene Form** (bzw. „offene Tuberkulose“): Durch Anschluss der Erreger an das Bronchialsystem können diese nach außen abgeatmet werden und so zu einer erhöhten Infektionsgefahr in der Umgebung führen.

Diagnose: Anamnese (Fälle in der Umgebung, immunsuppressive Therapie z. B. mit Cortison), Röntgenbild, Tine-Tuberkulintest bzw. Intracutanprobe nach Mendel-Mantoux.

Labor: Blutuntersuchung (u. a. BSG erhöht), Sputumuntersuchung.

Meldepflicht: vgl. IfSG § 6 (1).
DD: Granulomatose, Sarkoidose, bakterielle Pneumonie.

Therapie: kombinierte Antibiotika-Gabe, evtl. Isolierung bei offener Tuberkulose.

12.

Welches ist die Ursache für eine Gelbfärbung der Skleren?

Die Gelbfärbung von Skleren (Haut und Schleimhäuten), der Ikterus, entsteht durch eine **Ablagerung von Bilirubin** (ein Abbauprodukt des Häm, des verbleibenden Farbstoffanteils nach Abtrennung des Globins vom Hämoglobin) im Gewebe. An den Skleren kann man einen Ikterus erkennen, wenn das Gesamtbilirubin im Serum über 2 mg/dl beträgt. Man unterscheidet einen prähepatischen (z. B. hämolytischen), einen intrahepatischen (z. B. hepatozellulären) und einen posthepatischen (z. B. cholestatisch bedingten) Ikterus.

13.

Nennen Sie vier mögliche Geschlechtskrankheiten, ihre Erreger und die jeweiligen Inkubationszeiten!

- **Lues** (Syphilis, harter Schanker):
  Erreger: Treponema pallidum (Spirochäten)
  Inkubationszeit: 1–4 Wochen
- **Gonorrhoe** (Tripper):
  Erreger: Neisseria gonorrhoeae (Diplokokken)
  Inkubationszeit: 1–10 Tage
- **Ulcus molle** (weicher Schanker):
  Erreger: Haemophilus ducreyi (Stäbchenbakterien)
  Inkubationszeit: 1–3 Tage
- **Lymphogranuloma inguinale** (Lymphogranuloma venereum):
  Erreger: Chlamydia lymphogranulomatosis oder Chlamydia trachomatis (Bakterien)
  Inkubationszeit: 1–3 Wochen.

14.

Welche Symptome kann allgemein eine Tonsillitis z. B. zeigen?

- Beginn u. U. mit Fieber
- evtl. Schüttelfrost
- Rachenbrennen
- Schluckschmerzen (oft ins Ohr ausstrahlend)
- erschwerte Mundöffnung
- belegte Zunge
- foetor ex ore
- kloßige Sprache
- starker Speichelfluß
- evtl. starkes Krankheitsgefühl
- hochrote und geschwollene Gaumenmandeln
- Eiterstippchen auf Mandeln und auch im Rachenbereich
- geschwollene regionäre Lymphknoten.

15.

Beschreiben Sie die Angina tonsillaris!

Erreger: meist betahämolysierende Streptokokken, Staphylokokken, Pneumokokken etc..
Infektionsweg: direkt durch Tröpfcheninfektion von Mensch zu Mensch, indirekt über Gegenstände.

Inkubationszeit: 1–5 Tage.

Symptome:

- wie bei einer Tonsillitis, allerdings u. U. zu Beginn meist hohes Fieber, evtl. Schüttelfrost, schwereres Krankheitsgefühl

Komplikationen:

- rheumatisches Fieber
- Glomerulonephritis
- Endo-, Myo-, Perikarditis
- Larynxödem
- Otitis media
- Peritonsillarabszeß.

DD: Scharlach, Lues, Tuberkulose, Diphtherie, virale Infektionen, Angina Plaut-Vincent, Mononukleose, orale Candidose.

16.

Welche Bestimmungen nach dem IfSG gibt es hinsichtlich einem Verdacht auf und die Erkrankung an einer mikrobiell bedingten Lebensmittelvergiftung?

Wichtig ist hier § 6 (1) Ziffer 2 des IfSG:
„Namentlich ist zu melden: ...
2. der Verdacht auf und die Erkrankung an einer mikrobiell bedingten Lebensmittelvergiftung oder an einer akuten infektiösen Gastroenteritis, wenn
a) eine Person betroffen ist, die eine Tätigkeit im Sinne des § 42 Abs. 1 ausübt,
b) zwei oder mehr gleichartige Erkrankungen auftreten, bei denen ein epidemischer Zusammenhang wahrscheinlich ist oder vermutet wird, ...“.
(§ 42 des IfSG beschäftigt sich mit Tätigkeits- und Beschäftigungsverboten)

17.

Wann würden Sie an eine Tetanuserkrank ung denken?

An Tetanus ist zu denken, wenn der Patient sich an einem schmutzigen Gegenstand verletzt oder sich eine offene Wunde infiziert hat.

Das Tetanus-Bakterium (Clostridium tetani) ist ein Anaerobier, der in der Erde, vor allem in mit Tiermist gedüngtem Erdboden zu finden ist. Bei jeder noch so kleinen Wunde ist die Infektion mit dem Tetanusbazillus möglich.
Beispiele für **Symptome** im Prodromalstadium:

- Kopfschmerz
- Müdigkeit
- gesteigerte Reflexe.

Spätere Leitsymptome:

- Muskelkrämpfe auf optische und akustische Reize
- Trias: Risus sardonicus (Krampf der Gesichtsmuskulatur), Opisthotonus (Krämpfe der Nacken- und Rückenmuskulatur mit überstrecktem Kopf), Trismus (Kiefersperre)
- generalisierte Krämpfe und Ateminsuffizienz möglich.

Generell sollten alle Wunden behandelt werden, da auch bei der kleinsten Wunde eine Infektion möglich ist. (Schnellste Gabe von Antitoxin und aktiver Tetanusschutzimpfung).

18.

Welche Erkrankung verursacht der Hunde- bzw. Fuchsbandwurm? Welche Inkubationszeit hat diese Erkrankung?

Erreger:

- Echinococcus granulosus (unilocularis, cysticus) verursacht die **zystische Echinokokkose**.
- Echinococcus mulitlocularis bzw. alveolaris verursacht die **alveoläre Echinokokkose**.

Infektionswege:

- oral
- direkter Kontakt mit Bandwurmträgern oder Hundekot
- verunreinigte Nahrungsmittel wie Waldbeeren, Trinkwasser.

Inkubationszeit: relativ unbestimmt.

- Die Eier des **Echinococcus granulosus** gelangen nach der oralen Aufnahme aus dem Darm über das Pfortadersystem in die Leber, siedeln sich dort an oder wandern weiter in die Lunge und andere Organe (Milz, Niere, Peritonealhöhle, ZNS u. a.). Hier bildet sich die von Granulationsgewebe umgebene Finne (Larvenstadium, Jugendform des Bandwurms). Sie kann sich – hauptsächlich in der Leber – zu bis zu kindskopfgroßen, meist solitären Zysten entwickeln.
- Der **Echinococcus alveolaris** bzw. **multilocularis** kommt hauptsächlich in der Leber vor. Er besteht aus rundlichen, stecknadelkopf- bis erbsengroßen Bläschen bzw. traubenartigen Zysten teilweise ohne Bindegewebskapsel mit infiltrativ destruierendem Wachstum.

Symptome:

teilweise jahrelange Symptomlosigkeit. Je nach Lokalisation der Erreger bzw. Zysten findet man unterschiedliche Symptome:

- Leberechinokokkose: Druckgefühl im Oberbauch, Ikterus, Gallenkolik

- Lungenechinokokkose: evtl. Husten, Schmerzen hinter dem Brustbein, Dyspnoe
- ZNS-Echinokokkose: neurologische Symptome.

Labor: serologischer Antikörpernachweis.

Komplikationen: Destruktion der Leber, allergischer Schock durch Platzen der Finnenblasen.

DD: Je nach Symptomatik ist die Erkrankung gegen viele andere Erkrankungen der Leber, Lunge etc. abzugrenzen.

19.

Nennen Sie Beispiele für Infektionskrank heiten mit Lymphknoten-schwellung!

- Brucellose: generalisiert
- Diphtherie: regionäre Lymphknoten („Cäsarenhals")
- Listeriose: generalisiert
- Lues: Leistenlymphknoten
- Lues connata: generalisierte Lymphknotenschwellung
- Lymphogranuloma inguinale: Leistenlymphknoten
- Masern: Halslymphknoten
- Mononukleose: hinter den Ohren beginnend, dann generalisiert
- Pest (Beulenpest): regionäre Lymphknoten
- Röteln: Lymphknotenschwellung hinter den Ohren und im Nacken beginnend, dann evtl. generalisiert
- Rotz: generalisierte Lymphknotenschwellung
- Scharlach: Kieferlymphknoten (Komplikation: Lymphknotenentzündung)
- Toxoplasmose: Entzündung der Halslymphknoten, eventuell generalisiert
- Tuberkulose: regionäre Lymphknoten
- Tularämie: regionäre, auch generalisierte Lymphknotenschwellung möglich
- Typhus abdominalis: Peyer-Plaques
- Ulcus molle: Leistenlymphknoten.

20.

Beschreiben Sie Röteln, Scharlach, Masern, Mumps! Wann sollte wer gegen Röteln geimpft werden?

Röteln (Rubeola)

Erreger: Rötelnvirus.
Infektionsweg: vorwiegend Tröpfcheninfektion, auch indirekt über Gegenstände.
Inkubationszeit: 14–21 Tage.

Symptome:

- leichter Beginn (im Gegensatz zu Scharlach)
- oft nahezu symptomloser Verlauf ohne Fieber und Exanthem, sonst Fieber und Konjunktivitis
- mittelfleckiges (zwischen Masern und Scharlach

liegendes), nicht konfluierendes Exanthem, das hinter den Ohren beginnt
- generalisierte Lymphknotenschwellung (erbs- bis bohnengroße schmerzlose Lymphknoten, zuerst im Nacken und hinter den Ohren, später generalisiert).

Labor: Serologie: Leukopenie, Plasmazellen („buntes Blutbild“).

Komplikationen:
- Rötelnenzephalitis
- Rötelnarthritis
- Rötelnembryopathie.

DD: Masern, Scharlach.

Impfung: Gegen Röteln sollten mindestens alle Frauen und Mädchen in gebärfähigem Alter geimpft werden, die keinen Rötelntiter aufweisen, damit die Gefahr der Rötelnembryopathie für ein Baby gebannt ist.

Scharlach (Scarlatina)

Erreger: betahämolysierende Streptokokken der Gruppe A, die von einem Bakteriophagen befallen sind und das Scharlachtoxin bilden.

Infektionsweg: Tröpfcheninfektion durch einen Keimträger oder Erkrankten bzw. indirekt über Gegenstände.

Inkubationszeit: 1–14 Tage

Symptome:
Trias: Fieber, Mandelentzündung, Hautausschlag:
- Fieber mit Schüttelfrost und Kopfschmerzen
- gerötete Rachenhinterwand, Entzündung und eitrige Beläge der Gaumenmandeln, starke Schmerzen im Rachenbereich, dabei geschwollene Kieferlymphknoten
- Exanthem (stecknadelkopfgroß, rosa, konfluierend und charakteristischerweise unter dem Druck eines Glasspatels verschwindend), das am Hals beginnt, sich zu den Extremitäten hin ausbreitet und das Mund-Kinn-Dreieck freiläßt (circumorale Blässe); später typische lamellenartige Schuppung, hauptsächlich an Händen und Fußsohlen
- Zunge zunächst dick weißlich belegt, dann charakteristisch himbeerfarben („Himbeerzunge“).

Labor: kulturelle Untersuchung des Rachenabstrichs; neutrophile Leukozytose; nach einigen Tagen ist der Antistreptolysintiter erhöht.

Komplikationen:
- septischer Scharlach mit nekrotisierender Angina, eitriger Mastoiditis, multiplen Eiterherden

- Streptokokken-Zweiterkrankungen (rheumatisches Fieber, Glomerulonephritis, Endo-, Myo-, und Perikarditis, akute Polyarthritis).

DD: Masern, Röteln, Diphtherie.

Wichtig: Nach der Erkrankung muß der Patient wegen der Gefahr der Streptokokkenzweiterkrankung über längere Zeit hinweg überwacht werden (rheumatisches Fieber, Glomerulonephritis).

Masern (Morbilli)

Erreger: Masernvirus.

Infektionsweg: Tröpfcheninfektion, Ansteckung vom 5. Tag der Inkubationszeit bis zum Abklingen des Exanthems.
Inkubationszeit: ca. 10 Tage.

Symptome:
- typisches Maserngesicht: verheult, verrotzt, verschwollen
- Beginn: Fieber (38–40 °C), Rhinitis, Konjunktivitis mit Lichtscheu, Tracheobronchitis, bellender Husten, gedunsenes Gesicht, Kopfschmerzen
- 12.–13. Tag: typisches Enanthem am Gaumen und Koplik-Flecken in den Wangentaschen gegenüber den Mahlzähnen, abklingendes Fieber mit ca. einem Tag Latenzzeit
- 14.–15. Tag: großfleckig konfluierendes, dunkelrotes Exanthem, das hinter den Ohren beginnt und sich von dort über den ganzen Körper ausbreitet, später feine Schuppung; mit Ausbruch des Exanthems erneuter Fieberanstieg
- Schwellung der Halslymphknoten, Resistenzminderung.

Labor: Leukopenie, Lymphopenie, Eosinopenie.

Meldepflicht: vgl. § 6 (1).

Komplikationen:
- Pneumonie
- Masernkrupp
- Otitis media
- Masernenzephalitis
- Abwehrschwäche mit Kreislaufversagen
- psychische Entwicklungsstörungen.

DD: Röteln, Scharlach etc..

Mumps (Parotitis epidemica, Ziegenpeter)

Erreger: Mumpsvirus.

Infektionsweg: Tröpfcheninfektion, direkter Kontakt mit Speichel.
Inkubationszeit: 17–21 Tage.

Symptome:
- 30–50 % ohne klinische Symptomatik

- Müdigkeit, Mattigkeit, Abgeschlagenheit
- Kopf-, Hals-, Ohrenschmerzen
- subfebrile Temperaturen.

Organstadium: schmerzhafte Schwellung der Parotis (ein- oder beidseitig) mit abstehendem Ohrläppchen, Schmerzen beim Kauen, evtl. Mitbeteiligung der übrigen Speicheldrüsen.

Labor: Virusnachweis und Serologie möglich, Gesamtamylase erhöht.

Komplikationen:

- Pankreatitis
- Orchitis (spätere Sterilität möglich)
- Thyreoiditis (seltener)
- Adenopathie (Erkrankung aller Drüsen)
- Mumpsenzephalomeningitis.

DD: Ductus-parotideus-Stein, eitrige Parotitis, Parotistumor.

Impfung: eine aktive Schutzimpfung zur Vorbeugung ist möglich.

21.

Was wissen Sie über FSME?

(FSME: auch Frühsommer-Meningoenzephalitis)

Erreger: FSME-Virus.

Infektionsweg: Übertragung durch den Biß von Zecken (gemeiner Holzbock) in Endemiegebieten.

Inkubationszeit: 7–10 Tage (Meningokokken-Meningitis im Vergleich dazu: 2–3 Tage).

Symptome:

- biphasischer Verlauf: nach anfänglichen grippeartigen Symptomen 4–5 Tage fieberfreies Intervall, dann erneuter Fieberanstieg (ähnlich wie Polio!) mit ZNS-Beteiligung
- meningeale Symptome: Kopfschmerzen, Nackensteifigkeit, überstreckter Krampfrücken, Kahnbauch; Kernig-, Brudzinski-, Lasègue-Zeichen positiv.

Komplikationen:

- bei Myelomeningitis bleibende Lähmungen
- Letalität möglich.

DD: Meningitiden anderer Genese

22.

Was wissen Sie über die Hepatitis als Infektionskrankheit?

Erreger: Hepatitis-A-Virus, Hepatitis-B-Virus, Hepatitis-C/D/E-Virus etc..

Infektionsweg: Hepatitis A: fäkal-oral; Hepatitis B: Geschlechtsverkehr, Blutübertragung, unsterile Spritzen usw..

Inkubationszeit:
- Hepatitis A: 15–50 Tage
- Hepatitis B: 50–240 Tage
- Hepatitis C, D etc.: 20–100 Tage.

Symptome (trotz der verschiedenen Erreger grundsätzlich ähnlich):
- grippale Symptome, subfebrile Temperaturen, Abgeschlagenheit
- gastrointestinale Symptome: Appetitlosigkeit, Übelkeit, Erbrechen, Druckschmerz im rechten Oberbauch, evtl. Diarrhoe, Widerwille gegen Alkohol, Nikotin, Schweinefleisch
- evtl. Gelenkschmerzen, flüchtiges Exanthem
- Verlauf ohne Ikterus möglich
- Verlauf mit Ikterus: Dunkelfärbung des Urins (mit gelbem Schüttelschaum), Entfärbung des Stuhls, Ikterus (Skleren, Haut, Schleimhäute), Pruritus
- häufig Hepatomegalie, evtl. Splenomegalie, evtl. Lymphknotenschwellung.

Labor: GPT (ALT) und GOT (AST) erhöht, IgM-Antikörper gegen den jeweiligen Erreger, bei ikterischem Verlauf Bilirubin im Serum erhöht, Urobilinogen und Bilirubin im Urin erhöht, evtl. Gamma-GT erhöht, bei schwerem Verlauf verminderter Quick-Wert und vermindertes Albumin im Serum.

Meldepflicht: vgl. § 6 (1) IfSG.

Diagnose: durch Anamnese, Klinik, Labor etc..

Komplikationen:
- bei Erregern B, C, D etc. schwere, nekrotisierende, oft tödliche Hepatitis
- extrahepatische Manifestationen wie Arthritiden, Glomerulonephritis, Myokarditiden, akute Hämolyse
- rezidivierende Hepatitis
- chronische Hepatitis mit Gefahr der Entwicklung einer Leberzirrhose
- primäres Leberzellkarzinom.

Impfungen: z. B. aktiv gegen Hepatitis-B-Virus möglich sowie passiv mit Immunglobulinen.

Therapie: symptomatisch (Viruserkrankung), Entlastung der Leber (z. B. Diät) etc..

23.

Was bedeutet Influenza?

Erreger: Influenzavirus A (am häufigsten und veränderlichsten in seiner Antigenstruktur), B und C.

Infektionsweg: vorwiegend Tröpfcheninfektion.

Inkubationszeit: 1–3 Tage.

Symptome:
- in 80 % der Fälle symptomarmer Verlauf wie eine Erkältungskrankheit
- sonst plötzlicher Krankheitsbeginn mit Frösteln, Fieber, starkem Krankheitsgefühl
- Laryngotracheobronchitis
- trockener Husten
- Rhinitis
- Pharyngitis
- Abgeschlagenheit
- Kopf-, Glieder- und Augenschmerzen
- Nach Fieberabfall ist ein zweiter Fieberanstieg Zeichen für eine Superinfektion
- Das Grippe-Virus kann das Flimmerepithel des Respirationstraktes schädigen.

Diagnose: Anamnese, Klinik.

Komplikationen:
- Pneumonie
- Myo- bzw. Perikarditis
- Sinusitis
- Otitis media
- Meningoenzephalitis
- orthostatische Hypotonie.

Impfungen: sind nach den Empfehlungen der WHO und des Paul-Ehrlich-Instituts jährlich neu vorzunehmen, da das Virus seine Antigenstruktur ständig ändert und der Impfstoff immer wieder angepaßt werden muß. Besonders gefährdet sind Kinder, Schwangere, ältere Menschen mit Vorerkrankungen und Patienten mit Abwehrschwäche, Herz- und Lungenerkrankungen.

Therapie: symptomatisch, da Viruserkrankung; Unterstützung von Herz und Kreislauf etc..

24.

Welche Erkrankungen können Zecken übertragen, und wie könnte eine Behandlung aussehen

- **FSME** (**Früh**s**ommer-**M**eningo**e**nzephalitis): Behandlung mit passiver Schutzimpfung (Gamma-Globulinen) innerhalb von 4 Tagen nach Zeckenbiß; später nur symptomatische Behandlung, vorbeugende aktive Schutzimpfung möglich.
- **Lyme-Borreliose:** Behandlung im 1. Stadium durch Penicillin, Erythromycin, Tetrazyklin; später irreversible Folgen (Arthritiden, neurologische Störungen).
- **Febris recurrens** (Rückfallfieber): Behandlung mit Antibiotika.
- **Tularämie (Hasenpest):** Behandlung mit Antibiotika.
- **Q-Fieber:** Behandlung mit Antibiotika.

25.

Was wissen Sie über die infektiöse Mononukleose?

(Pfeiffersches Drüsenfieber, kissing-disease, Monozyten-Angina)

Erreger: Epstein-Barr-Virus.

Infektionsweg: meist direkter Kontakt mit Speichel und Rachensekreten, Tröpfcheninfektion, selten Bluttransfusion.

Inkubationszeit: 2–8 Wochen, bei Kindern meist 10 Tage.

Symptome:

- Prodromalstadium: Abgeschlagenheit, Leistungsminderung
- fieberhafte Angina lacunaris
- Konjunktivitis, Rhinitis
- Lymphknotenschwellung (in 50 % der Fälle generalisiert)
- typisches Blutbild: Auftreten charakteristischer atypischer B-Lymphozyten
- oft Hepatosplenomegalie (Ikterus möglich, Milzruptur gefürchtet).

Labor: Leukozytose mit 60–80 % mononukleären Zellen und Reizformen der Lymphozyten.

Komplikationen:

- meningeale Reizerscheinungen
- selten Meningoenzephalitis
- Myokarditis
- autoimmunhämolytische Anämie
- evtl. Leukopenie, Agranulozytose, Thrombozytopenie mit hämorrhagischer Diathese
- Milzruptur.

DD: Angina tonsillaris (gewöhnliche Streptokokken-Angina), Angina Plaut-Vincent, Agranulozytose (wegen Ulzeration der Tonsillen), Diphtherie (wegen Belag der Tonsillen), Zytomegalievirus-Infektion, akute Leukämie (allerdings mit eintönigem Blutbild gegenüber Pfeifferschem Drüsenfieber mit „buntem Blutbild“).

Therapie: symptomatisch (Virusinfektion).

26.

Erklären Sie die Meningitis!

Meningitis ist eine Entzündung der harten oder weichen Hirnhaut bzw. der Rückenmarkhäute, verursacht durch Bakterien, Viren, seltener auch Protozoen, Pilze oder physikalische Einwirkungen (z. B. Strahlen). Bei den bakteriell verursachten Meningitiden unterscheidet man die **Meningitis epidemica,** hervorgerufen durch die weltweit verbreiteten Meningokokken

Neisseria meningitidis und **andere bakterielle Meningitiden.** Diese werden eingeteilt in **eitrige** Infektionen, die durch Fortleitung eitriger Prozesse im Kopfbereich (z.B. Sinusitis, Otitis media) oder hämatogen (z.B. im Rahmen einer Sepsis) zustandekommen und **nichteitrige** Formen, meist als Begleitmeningitis im Rahmen von infektiösen Allgemeinerkrankungen (z. B. Borreliosen, Brucellosen, Leptospirosen, Lues, Tuberkulose).

Erreger:

- **Bakterien:** Neisseria meningitidis (Meningokokken), Streptococcus pneumoniae, Haemophilus influenzae, Escherichia coli, Enterobacter, Pseudomonas, Streptococcus, Listeria monozytogenes, Mycobacterium tuberculosis, Treponema pallidum, Leptospira, Brucella
- **Viren:** FSME-Virus, Masern-Virus, Mumps-Virus, HIV-Virus, Varizella-Zoster-Virus, Epstein-Barr-Virus, Röteln-Virus.
- **andere Erreger:** Protozoen, Pilze.

Infektionsweg: Tröpfcheninfektion oder Autoinfektion.

Inkubationszeit: je nach Erreger verschieden (Meningitis epidemica gehäuft in den Winter- und Frühlingsmonaten).

Symptome:

Kardinalsymptome (unabhängig vom Erreger):

- Fieber
- Kopfschmerzen
- Nackensteifigkeit (Meningismus)
- Brudzinski-, Kernig- und Lasègue-Zeichen positiv

weitere Symptome (ebenfalls unabhängig vom Erreger):

- Somnolenz (Schläfrigkeit)
- Stupor (Aktivitätslosigkeit)
- Erregungszustände (selten)
- Licht- und Geräuschempfindlichkeit
- Überstreckung des Kopfes und Opisthotonus
- erhöhter Hirndruck
- Lähmungen
- Krampfanfälle
- gesteigerte Reflexe

bei Meningokokkenmeningitis zusätzlich:

- vorher oft Pharyngitis (bzw. Infekt oder Sepsis)
- Hautsymptome („Erregermetastasen" in Form von Petechien und hämorrhagischen Nekrosen).

Labor: mikroskopischer oder kultureller Erregernachweis in Liquor oder Blut.

Meldepflicht: vgl. § 6 (1) IfSG.

Komplikationen:

- geistige Schäden

- Intelligenzdefekte
- Tod.

27.

Was wissen Sie über die Ornithose?

(Ornithose bzw. **Psittakose (Papageienkrankheit))**

Erreger: Chlamydia psittaci.

Infektionsweg: Inhalation von Erregern, die sich im Vogelkot befinden (meist Papageienvögel, Sittiche, aber auch Tauben u. a.); Kontaktinfektionen von Mensch zu Mensch sind möglich.

Inkubationszeit: 10 Tage (1–3 Wochen; länger als Grippe mit 1–3 Tagen Inkubationszeit).

Symptome:

- grippeartiger Verlauf (leichte fieberhafte Erkrankung ohne Lungenbeteiligung, Genesung innerhalb einer Woche)
- danach im Vordergrund stehende atypische Pneumonie mit quälendem Husten und wenig Auswurf. Die Erreger setzen sich in den Bronchiolen fest und führen zu einer zentrifugal sich ausbreitenden Entzündung mit hohem Fieber (39–40 °C): Kontinua über etwa 2 Wochen
- typhöser Verlauf mit Benommenheit, abdominellen Beschwerden wie Übelkeit und Erbrechen, Schwächeanfällen und evtl. Roseolen
- enzephalitisches Bild mit zusätzlichen Symptomen wie Schlaflosigkeit, Seh- und Hörstörungen, Tremor und Krämpfen.

Komplikationen:

- Thrombophlebitis
- Empyem (bei Pleurabeteiligung)
- Kreislaufdekompensation
- Herzinsuffizienz.

Diagnose: z. B. Erregernachweis im Sputum und im Blut; Antikörpernachweis.

Therapie: Antibiotika, Sanierung der Infektionsquelle, Herz-Kreislaufunterstützung durch den HP bis zum Eintreffen des Arztes.

28.

Was wissen Sie über Lues?

(Syphilis, harter Schanker)

Erreger: Treponema pallidum.

Infektionsweg: Kontaktinfektion, u. a. Geschlechtsverkehr.

Inkubationszeit: 1–4 Wochen.

Symptome:

- **Stadium I, Primäraffekt:** schmerzlose Papel (gerötet,

nässend, hochinfektiös) an der Eintrittsstelle des Bakteriums (harter Schanker), vergrößerter Leistenlymphknoten. Der Primäraffekt verschwindet ohne Behandlung nach ca. 5 Wochen.
- **Stadium II, Sekundärstadium:** 2–3 Monate nach der Infektion Hautsymptome wie Exantheme, Roseolen, Kondylome, Haarausfall, Mundschleimhautveränderungen (da alle möglichen Effloreszenzen auftreten können, gilt Lues als der „Narr unter den Effloreszenzen"); weitere Symptome: Iritis, Hepatitis, generalisierte Lymphknotenschwellung. Stadiumdauer ca. 5 Jahre (mit evtl. symptomfreien Zeiten), Spontanausheilung in diesem Stadium möglich.
- **Stadium III, Tertiärstadium:** 5–10 Jahre nach der Infektion Gummen-Prozeß, d. h. nekrotischer Zerfall der befallenen Gewebe; alle Organe können betroffen sein.
- **Stadium IV, Quartärstadium:** 10–20 Jahre nach der Infektion: Neurolues mit Tabes dorsalis, progressiver Paralyse, meningovaskulärer Neurosyphilis.

Labor: Dunkelfeldmikroskop, Treponemen-Antikörper-Bestimmung.

Lues connata:
diaplazentare Übertragung des Erregers auf das Ungeborene ab dem 5. Schwangerschaftsmonat.

Symptome:
- Fehlgeburt
- Geburt eines schwerkranken Säuglings, in dessen Organen zahlreiche Treponemen nachgewiesen werden können
- Geburt eines gesund erscheinenden reifen Säuglings, der erst nach Wochen Krankheitszeichen entwickelt.

Frühmanifestationen (bis 2 Jahre nach der Geburt):
- Koryza (blutig-schleimiger Schnupfen)
- Hepatosplenomegalie
- generalisierte Lymphknotenschwellung
- Exantheme (hochinfektiöse Blasen an Händen und Füßen möglich)
- Rhagaden an Haut-Schleimhautübergängen (Mund, Lippen, Nase, Scheide, Anus)
- Kondylome an After und Vulva, Haarverlust
- evtl. ZNS-Beteiligung.

Spätmanifestationen (Lues connata tarda):
- Hutchinson-Trias: Tonnenzähne, Innenohrschwerhörigkeit, Hornhautentzündung
- Sattelnase, Knochenveränderungen
- Gummen (an Haut, inneren Organen, Knochen und Knorpel)
- Tabes dorsalis
- progressive Paralyse.

29.

Was wissen Sie über die Gonorrhoe?

(Tripper, Blennorrhoe)

Erreger: Neisseria gonorrhoeae (Gonokokkus)

Infektionsweg: in der Regel Geschlechtsverkehr, seltener Kontakt mit infizierten Materialien. Übertragung unter der Geburt auf das Kind möglich.

Inkubationszeit: 3–6 Tage

Symptome:
Gonorrhoe der Frau:

- Rötung und Schwellung der Portio
- grün-gelblicher Ausfluß
- Brennen beim Wasserlassen
- meist schleimig-eitriges Scheidensekret
- Folgen: Urethritis, Zystitis, Salpingitis (Gefahr der Sterilität).

Gonorrhoe des Mannes:

- 1–2 Tage nach der Ansteckung: Prickeln und Brennen der vorderen Harnröhre, besonders beim Wasserlassen
- erst schleimiges dann eitriges Sekret, morgens Verklebung der Harnröhrenöffnung, auf Druck kann ein „Bonjour-Tropfen" austreten, tagsüber selten Ausfluß
- evtl. Entzündung der Vorhaut
- Folgen: Prostatitis, Zystitis, Pyelitis, Epididymitis (Gefahr der Sterilität).

DD: Infektionen durch andere Keime, vor allem Diplokokken, Escherichia coli, Enterokokken, Trichomonaden.

30.

Was wissen Sie über den Ulcus molle?

(Weicher Schanker)

Erreger: Hämophilus ducreyi.
Infektionsweg: fast nur durch Geschlechtsverkehr.

Inkubationszeit: 1–3 Tage, gelegentlich länger.

Symptome:

- 1–3 Tage nach der Inkubationszeit an der Eintrittsstelle – besonders am Penis bzw. Präputium – evtl. mehrere schmerzhafte, weiche, rundlich-ovale bis markstückgroße, entzündlich gerötete und schnell eitrig zerfallende Geschwüre mit zackigen, unterminierten Rändern
- geschwollene, oft schmerzhafte Leistenlymphknoten (Bubonen), die evtl. durch die gerötete Haut hindurchbrechen können (schanköser Bubo).

DD: Lues, Herpes, Soor etc..

31.

Was wissen Sie über die venerische Lymphknotenentzündung?

Lymphogranuloma venereum, Lymphogranulomatosis inguinalis)

Erreger: Chlamydia trachomatis.

Infektionsweg: Geschlechtsverkehr.

Inkubationszeit: 4–30 Tage.

Symptome:

- **Primärläsion:** zunächst kleines – oft übersehenes – Bläschen mit rotem, glattem, feuchtem Grund und nicht scharf begrenzten Rändern (ohne Infiltration in die Umgebung), das dann oberflächlich eruptiert oder ulzeriert (Abklingen in 10–14 Tagen)
- **2. Stadium** (eigentliche Lymphknotenerkrankung): bilaterale oder einseitige Schwellung der Leisten- oder Beckenlymphknoten, beginnend als kleiner, verschieblicher Tumor, der unter Schmerzzunahme immer größer wird (u. U. bis Faustgröße); dann häufig zahlreiche Knoten mit schlecht heilender Fistelbildung, zähen Eiter sezernierend, der Ekzeme hervorrufen kann (Ausheilung nach Wochen unter Bildung charakteristischer kleiner eingezogener Narben)
- **allgemeine Symptome:** Fieber, Schüttelfrost, Kopf- und Gliederschmerzen sowie Gewichtsverlust, evtl. auch schwere septische Zustände.
- **Hauterscheinungen:** hämorrhagische Metastasen etc..

DD: Lues, Ulcus molle, Miliartuberkulose, Tularämie, Mykosen etc..

32.

Erklären Sie den Tetanus mit Verlauf und Symptomen!

(Wundstarrkrampf)

Erreger: Clostridium tetani (anaerobes Stäbchenbakterium). Tetanus wird durch das Toxin des Bakteriums verursacht.

Infektionsweg: Nur durch eine Verletzung der Haut (auch die kleinste!) können Tetanussporen in den Organismus gelangen. Normalerweise keine Übertragung von Mensch zu Mensch.

Inkubationszeit: 4–28 Tage.

Symptome:
Es handelt sich um eine Lokalinfektion. Das Erscheinungsbild wird verursacht durch das vom Bakterium erzeugte starke Nervengift (Tetanospasmin), das auf die Synapsen im Rückenmark wirkt. Dadurch wird bei Anspannung von Muskeln die normale Hemmung der antagonistisch arbeitenden Muskelgruppen verhindert.

- Prodromalstadium: Kopfschmerzen, Müdigkeit, gesteigerte Reflexe

- Muskelkrämpfe durch optische oder akustische Reize
- Risus sardonicus (Krampf der Gesichtsmuskeln), Opisthotonus (Lordose der Wirbelsäule mit Überstreckung von Nacken und Kopf), Kahnbauch, Trismus (tonischer Krampf der Kau- und Kiefermuskulatur).

Labor: Toxinnachweis im Wundmaterial.

Komplikationen:

- generalisierte Krämpfe mit Knochenbrüchen
- Herz-Kreislauf-Versagen
- Ateminsuffizienz
- Aspirationspneumonie.

Therapie: Gabe von Antitoxin, Simultanimpfung.

DD: Tollwut.

33.

Was versteht man unter Herpes zoster, und welche Komplikationen kann er verursachen?

(Gürtelrose)

Erreger: Varicella-Zoster-Virus (Erreger der Varizellen – als Erstinfektion – und des Zoster – als Reinfektion).

Infektionsweg: Reinfektion oder Reaktivierung von in den Spinalganglien persistierenden Erregern einer früheren Windpockenerkrankung.

Symptome:

- Flecken-, Knoten-, Bläschenausschlag, streng begrenzt auf ein oder mehrere Dermatome, evtl. Fieber
- starke Schmerzen im Bereich der betroffenen Innervationsgebiete (oft Thorakalnerven, oft einseitig), meist 4–5 Tage vor den Hauterscheinungen
- regionäre Lymphknotenschwellung
- in der Regel narbenfreie Abheilung.

Komplikationen:

- Zosterenzephalitis
- Zoster ophthalmicus
- Neuralgien (Zosterneuritis).

Diagnose: Virusnachweis im Bläscheninhalt.

34.

Was versteht man unter Borreliose?

Lyme-Borreliose: Vorkommen in der Bundesrepublik

Erreger: Borrelia burgdorferi.

Infektionsweg: u. U. Zeckenbiß.

Inkubationszeit: 3–30 Tage.

Frühsymptome:

- unspezifische Allgemeinsymptome

- Erythema chronicum migrans („wandernde Röte“: nichtjuckende Effloreszenzen)
- evtl. Lymphknotenschwellung und Splenomegalie.

Spätsymptome:
- Mono- und Oligoarthritis
- Myokarditis
- neurologische Symptome (Hirnnerven-Ausfälle, Ataxie, Störungen der Bewegungskoordination).

Labor: Antikörpernachweis.

Therapie: im Frühstadium mit Antibiotika (Penicillin), im Spätstadium keine Behandlung mehr möglich.

Febris recurrens (Rückfallfieber)

Erreger: Borrelia recurrentis (Läuserückfallfieber), Borrelia duttoni (Zeckenrückfallfieber); Borrelien sind Bakterien.

Infektionsweg: Läuse, Zecken.

Inkubationszeit: 7–18 Tage.

Symptome:
- plötzlicher Beginn mit Fieber um 40–41 °C, Schüttelfrost
- Kopf-, Kreuz- und Gliederschmerzen
- Rötung des Gesichts und der Konjunktiven
- Übelkeit, Erbrechen
- Splenomegalie
- evtl. Bronchitis, Nasenbluten, Dyspnoe, Hypotonie und Tachykardie
- Entfieberung nach 5–6 Tagen; nach mehrtägigem fieberfreiem Intervall: Rückfall (2–10 mal) mit immer größeren Intervallen und kürzeren Fieberanfällen.

Labor: Anämie, Leukozytose, BSG erhöht, Erreger im Blut.

Komplikationen:
- Myokarditis
- Ikterus
- Bronchopneumonie
- Arthritis
- Nephritis
- Neuritis.

DD: Brucellosen, Fleckfieber, Gelbfieber, Hepatitis, Leptospirosen, Malaria.

35.

Was wissen Sie über Aids / HIV-Infektion?

Erreger: HIV-Viren

Inkubationszeit: in ca. 20 % der Fälle können nach Tagen bis Wochen erste – einer Mononukleose ähnliche – Symptome möglich sein. Bis Antikörper nachweisbar sind, vergehen mindestens 6 Wochen (bis u. U. mehrere Monate), Ausbruch der Krankheit möglicherweise erst nach Jahren.

Symptome:

- sekundäre Infektionen durch opportunistische Erreger
- generalisierte Lymphadenopathie
- Nachtschweiß
- Gewichtsverlust
- Fieber
- Diarrhoe
- Kaposi-Sarkom.

Durch die Immunabwehrschwäche, die die HIV-Viren u. U. verursachen, können praktisch alle Erreger pathogen werden, die ein intaktes Abwehrsystem spielend „im Griff" hat.

Labor: HIV-Antikörpernachweis, HIV-Antigennachweis, HIV-Isolierung aus dem Blut.

36.

Erklären Sie die Diphtherie!

Erreger: Corynebacterium diphteriae Löffler (das mit Bakteriophagen befallen ist und deshalb das Diphtherietoxin entwickelt).

Infektionsweg: direkt durch Tröpfcheninfektion, indirekt durch mit infektiösem Nasen-/Rachensekret kontaminierte Gegenstände.

Inkubationszeit: 1–7 Tage.

Erscheinungsformen: Nasendiphtherie, Rachendiphtherie, Kehlkopfdiphtherie, auch in verschiedenen Kombinationen; progrediente Diphtherie und toxische Diphtherie.

Symptome:

Nasendiphtherie (vorwiegend bei Säuglingen und Kleinkindern):

- subfebrile Temperaturen und unspezifische Allgemeinsymptome
- blutig seröser Schnupfen

Rachendiphtherie:

- Tonsillitis (mit Pseudomembranen)
- süßlicher Foetor ex ore
- Fieber um ca. 38–39 °C
- Tachykardie
- stark geschwollene, druckdolente Kieferwinkellymphknoten („Cäsarenhals")

Kehlkopfdiphtherie:

- Aphonie
- trockener, bellender Husten
- inspiratorischer Stridor mit schweren Erstickungsanfällen.

Labor: kultureller Nachweis der Erreger in lokalen Infektionsherden.

Meldepflicht: vgl. § 6 (1) IfSG.

Komplikationen:

- systemische Intoxikation
- Myokarditis, Herzinsuffizienz
- Gewebeuntergang im Herzmuskel, Leber, Nieren und Nebennieren
- Polyneuritis
- Lähmungen im Bereich der motorischen Kopfnerven
- Erstickungsgefahr bei Kehlkopfdiphtherie.

DD: Angina lacunaris, Monozytenangina, Angina Plaut-Vincent, Scharlachangina, Krupp, Pseudokrupp etc..

37.

Erklären Sie Ursachen und Verlauf von Malaria und Brucellose!

Malaria

Erreger: Plasmodien (Protozoen, Einzeller)

- Plasmodium malariae: Malaria quartana
- Plasmodium ovale: Malaria tertiana
- Plasmodium vivax: Malaria tertiana
- Plasmodium falciparum: Malaria tropica.

Infektionsweg: durch den Stich der Anophelesmücke werden Malariaparasiten übertragen; seltene Übertragungswege: Bluttransfusionen, kontaminierte Spritzen.

Inkubationszeit: vom Mückenstich bis zum Auftreten von Symptomen 8–40 Tage (je nach Erreger, vereinzelt bis zu 2 Jahren)

Symptome für alle Malaria-Arten:

- plötzlich auftretendes Fieber
- Schüttelfrost
- Kopf- und Gliederschmerzen (durch extrem hohe Neubildungsrate der Erythrozyten).

Fieberrhythmus je nach Malaria-Art:
Malaria tertiana: Fieberschübe alle 48 Stunden über zwei bis drei Wochen, Rezidive möglich. Nicht lebensbedrohlich, Ausheilung meist nach 2 Jahren.
Malaria quartana: Fieberschübe alle 72 Stunden, Anzahl der Fieberschübe 20 oder mehr, Rezidive möglich. Günstige Prognose, sofern keine Nierenbeteiligung vorliegt.
Malaria tropica (je nach Erscheinungsform): Fieberschübe unregelmäßig, zerebrale Erscheinungen, akutes Nierenversagen, Schmerzen im rechten Oberbauch, Hepatosplenomegalie, evtl. Ikterus, evtl. Übelkeit, Erbrechen, Durchfall, Blässe (hämolytische Anämie), Leuko-/Thrombozytopenie, evtl. Kreislauf-

schock, Lungenödem (durch Kapillarschäden), Myokarditis. Gefährlichste Form, die unbehandelt oft nach wenigen Tagen zum Tod führt, selbst unter Behandlung sind Todesfälle möglich. Bei Überstehen der Krankheit treten nach ca. 9 Monaten keine Rezidive mehr auf.

Diagnose: Anamnese (Aufenthalt in einem Malaria-Gebiet).

Labor: Plasmodiennachweis im Blutausstrich.

Komplikationen:

- Malaria tertiana: meist keine Organkomplikationen
- Malaria quartana: nephrotisches Syndrom (Proteinurie, Hämaturie, chronische Niereninsuffizienz)
- Malaria tropica: Bronchopneumonie, Milzruptur, Schwarzwasserfieber (plötzlich oder allmählich auftretende Hämolyse mit Anämie, Hämoglobinämie, Hämoglobinurie, degenerativen Veränderungen im Parenchym von Nieren, Leber und Herz. Leitsymptom: Ausscheidung von dunkelrotem bis schwarzem Urin (Anurie, Koma, Azidose).

Vorbeugung: prophylaktische Einnahme von Resochin oder Lariam. (Eine Schutzimpfung ist in der Erprobung)

Brucellose

Erreger:

- Brucella abortus (Morbus Bang: Rinder)
- Brucella melitensis (Maltafieber: Schafe, Ziegen)
- Brucella suis (Schweine).

Infektionsweg: direkt durch Kontakt mit Geweben, Blut, Vaginalsekret, Plazenten, Urin infizierter Tiere, **indirekt** durch kontaminierte Lebensmittel (rohe Milch, Weichkäse), aerogen in massiv kontaminierten Ställen und Schlachthöfen (in der BRD brucellosefreie Tierbestände). **Keine** Übertragung von Mensch zu Mensch!

Inkubationszeit: 5–21 Tage.

Symptome:
Prodromalstadium:

- uncharakteristische Allgemeinerscheinungen
- allgemeines Krankheitsgefühl

Generalisationsstadium:

- undulierendes Fieber (nicht obligat): 14–25 Tage Fieber, 10–15 Tage Pause
- Hepatosplenomegalie (Ikterus)
- Lymphknotenschwellung
- hämorrhagische Diathese
- relative Bradykardie
- evtl. gastrointestinale Symptome
- Pleura- und Perikardbeteiligung

- Bronchitis
- Kopf-, Muskel- und Gelenkschmerzen
- Schweißausbrüche.

Organmanifestation:

- Granulome in Leber, Knochen und anderen Organen (Bang-Granulome).

Labor: Leukopenie, Eosinophilie, evtl. Lymphomonozytose, später Anämie, Thrombozytopenie.

Komplikationen:

- Endokarditis
- Osteomyelitis
- Meningoenzephalitis.

Verlauf: unbehandelt akuter Verlauf 2–3 Monate, subakuter Verlauf ein Jahr, evtl. Rezidive. Oft keine Ausheilung, sondern Gleichgewicht zwischen Erreger und Immunabwehr. Aufflammen der Krankheit nach Jahren möglich.

38.

Erklären Sie den Botulismus!

Erreger: Clostridium botulinum, ein anaerob lebender Sporenbildner, der das Toxin ausscheidet, das die Krankheitssymptome verursacht.

Infektionsweg: Lebensmittelvergiftung durch anaerob konservierte Lebensmittel (geräuchert, gepökelt, eingeweckt, eingedost), meist Fleisch, aber auch Gemüse (Bohnen). Vorsicht, wenn sich der Dosendeckel hochwölbt! Vorsicht beim Öffnen: Durch Einatmen des geruchlosen Giftes tritt die Vergiftung noch schneller ein!

Inkubationszeit: 12–48 Stunden (kann aber zwischen 4 Stunden und 14 Tagen variieren).

Symptome:

- Magen-Darm-Symptomatik: Erbrechen, Übelkeit, Obstipation (in nur einem Drittel der Fälle)
- Schwindel
- Ptosis, Akkomodationsstörungen, Doppelbilder
- Sprach-, Schluck-, Atemstörungen
- Versiegen der Speichel- und Tränensekretion
- keine Schmerzen
- keine Sensibilitätsstörungen
- voll erhaltenes Bewußtsein.

Labor: Giftnachweis im Patientenblut.

Meldepflicht: vgl. § 6 (1) IfSG.

Komplikationen:

- Atemlähmung
- Herzstillstand (abhängig von der Giftmenge).

Vorbeugung: 15minütiges Erhitzen auf 100 °C zerstört das Gift.

DD: Atropinvergiftung (Delirium!), Methylalkoholvergiftung (keine Lähmung der Augenmuskeln!), Ecstasy- und andere Intoxikationen.

39.

Beschreiben Sie die Tollwut!

(Lyssa, Rabies)

Erreger: Tollwut-Virus, Virus rabiei.

Infektionsweg: Biß, Kratzen oder Belecken durch ein tollwutkrankes Tier oder Berühren eines solchen Tieres bzw. Tierkörpers.

Inkubationszeit: 3 Wochen bis 3 Monate (auch wenige Tage bis zu einem Jahr), je nach Entfernung der Bißstelle vom ZNS und je nach Größe der Verletzung und der Massivität der Infektion.

Symptome:

- **Prodromalstadium:** Kribbeln und Brennen an der Bißstelle, Kopfschmerzen, Übelkeit, Erbrechen, Melancholie, erhöhter Muskeltonus und gesteigerte Muskelreflexe
- **Exzitationsstadium:** Schlund- und Kehlkopfkrämpfe (Hydrophobie: Krämpfe beim bloßen Anblick von Wasser); Krampf- und Wutanfälle, ausgelöst durch optische und akustische Reize; Schlagen, Beißen, Schreien: „wilde Wut" oder bei Fehlen: „stille Wut". 3–4 Tage nach dem Exzitationsstadium tritt der Tod ein, in einigen Fällen vorher auch noch ein weiteres Stadium:
- **Lähmungsstadium:** aufsteigende Lähmung mit Atemlähmung.

Labor: Untersuchung der Hornhaut oder Hautbiopsie. Nach dem Tod Nachweis der Tollwutviren im Gehirn durch die charakteristischen Negri-Körperchen.
Meldepflicht: vgl. § 6 (1) IfSG.
Therapie: Impfung auch nach Infektion noch möglich, da lange Inkubationszeit, sonst symptomatische Therapie der Schmerz- und Angstzustände, die bis zum Tod bei vollem Bewußtsein erlebt werden.
Wenn die Krankheitszeichen auftreten, ist der Tod sicher. Personen mit hohem Infektionsrisiko können aktiv immunisiert werden. Durch die Impfung kann allerdings eine Meningoenzephalitis ausgelöst werden.

40.

Zählen Sie einige wesentliche Krankheiten auf, welche von Protozoen hervorgerufen werden können!

Folgende Krankheiten können von **Protozoen** z. B. hervorgerufen werden:
- Malaria (Plasmodien),
- Schlafkrankheit (Trypanosoma),
- Leishmaniosen (Leishmanien),
- Amöbenruhr (Entamoeba),
- Dünndarm- und Galleerkrankungen bzw. Infektionen (Lambliasis),
- Erkrankungen bzw. Infektionen des Urogenitaltraktes (Trichomonaden),
- Toxoplasmose (Toxoplasma).

41.

Nennen Sie Metazoen, welche u. U. als Parasiten auftreten können!

Folgende **Metazoen** können u. U. als Parasiten auftreten:
- Spulwürmer,
- Bandwürmer,
- Madenwürmer,
- Milben,
- Zecken,
- Flöhe,
- Wanzen,
- Läuse.

42.

Eine relevante Möglichkeit, Erreger zu identifizieren, ist die Gramfärbung. Welche wesentlichen Keime gehören zur Gruppe der gramnegativen Erreger?

Zur Gruppe der **gramnegativen Erreger** gehören z. B:
- Influenzabakterien (Haemophilus influenzae),
- Salmonellen (Typhus abdominalis, Paratyphus),
- Shigellen (Bakterienruhr),
- Brucellen (Morbus Bang, Maltafieber),
- Escherichia coli (Darmbakterium),
- Meningokokken (Meningitis).

43.

Welche Kennzeichen können akute zyklische Infektionskrankheiten aufweisen?

Folgende 3 unterschiedliche Stadien können **akute zyklische Infektionskrankheiten** u. U. kennzeichnen:
- **Inkubationszeit** (Zeitspanne vom Eindringen des Erregers bis zum Auftreten von Symptomen),
- **Generalisationsstadium** (Ausbreitung des Erregers via

Blut, dort können sich die Erreger jetzt nachweisen lassen),
- **Organmanifestation** (Befall eines spezifischen Organs, zu welchem die pathogenen Keime eine besondere Beziehung haben bzw. knüpfen).

Häufig kann man beobachten, dass eine überstandene, akute zyklische Infektionskrankheit eine z. T lebenslange Immunität hervorrufen kann.

44.

Nennen Sie Krankheitsbeispiele für das Auftreten eines Schüttelfrostes!

Der **Schüttelfrost** ist oft ein Zeichen für die Aussaat von pathogenen Erregern in die Blutbahn. Dadurch werden die Erreger verschleppt und es entstehen neue Krankheitsherde im Körper des Menschen. Folgende Erkrankungen können häufig mit Schüttelfrost einhergehen:
- Malaria,
- Pneumonie,
- Pyelitis,
- Sepsis.

45.

Eingeweidewürmer können als Parasiten im Körper des Menschen vorkommen. Welche kennen Sie?

Folgende **Eingeweidewürmer** können als Parasiten im menschlichen Körper z. B. vorkommen:
- Askariden (Spulwurm),
- Taenien (Bandwurm),
- Enterobien bzw. Oxyuren (Madenwurm),
- Filariose (Fadenwurm),
- Ancylostomen (Haken- oder Grubenwurm),
- Trichinen (Trichinose),
- Drakunolosen (Medinawurm),
- Trichiuren (Peitschenwurm).

46.

Zählen Sie Erreger auf, welche eine akute Gastroenteritis verursachen können!

Folgende Erreger können z. B. eine akute **Gastroenteritis** verursachen:
- Campylobacterjejuni,
- Enterotoxinbildende Staphylokokken,
- Salmonellen,
- Escherichia coli-Stämme, welche enterotoxinbildend sind,
- Viren verursachende Enteritiden

47.

Erläutern Sie kurz, auf welche Art und Weise eine Stomatitis bei Schwerfieberkranken entstehen kann!

Folgende Ursachen könnte eine **Stomatitis** bei **Schwerfieberkranken** haben:

- Durch die Mundatmung (Schwerfieberkranke atmen verstärkt und vorwiegend durch den Mund) kann es zur Austrocknung der Mundschleimhaut kommen.
- Parallel besteht durch das Fieber ein erhöhter Flüssigkeitsverlust.
- Es fehlt weiterhin eine kontinuierliche, automatische Reinigung des Mundes (Zunge etc.),

Dadurch Milieuverschiebung der Mundschleimhaut (Gingiva) und verbesserte Möglichkeiten der Ansiedlung pathogener Keime.

48.

Welches sind die häufigsten Erreger einer Nahrungsmittelvergiftung und welche Nahrungsmittel sind hierbei prädestiniert?

Die häufigsten **Erreger einer Nahrungsmittelvergiftung** wären z. B. Staphylokokken und vor allem Salmonellen.
In **folgenden Lebensmitteln** könnten sich diese Keime vermehren, wenn sie hygienisch nicht einwandfrei aufbereitet, gelagert bzw. zubereitet werden:

- Rohes Fleisch (z. B. Hackfleisch, Tartar),
- Muscheln,
- Wurst,
- Fisch,
- Krabben,
- Eiscreme (z. B. Softeis),
- Eierspeisen,
- Eiscreme,
- Sahneerzeugnisse.

49.

Was muß man bei der Einteilung der Salmonelleninfektionen beachten?

Achtung: Bei einer Salmonelleninfektion sollte exakt unterschieden werden zwischen der Lokalinfektionskrankheit Enteritis infectiosa und den zyklischen Infektionskrankheiten Paratyphus und Typhus!

50.

Welche wichtigen Symptome können beim Typhus auftreten?

Nach der Inkubationszeit des **Typhus** von ca. 2 Wochen beginnt die Erkrankung mit Abgeschlagenheit, Müdigkeit, Glieder- und Kopfschmerzen sowie einem treppenförmigen Ansteigen des Fiebers (Stadium incrementi). Daraufhin entwickelt sich eine Kontinua mit relativer Bradykardie.

Das Allgemeinbefinden ist schwer beeinträchtigt, bis hin zur Bewusstlosigkeit, ggf. sogar Delirien. Die Zunge ist trocken und signifikant belegt. U. U. ist eine leichte Bronchitis vorhanden. Abgesehen von einer z. T. nicht immer als auffällig empfundenen Obstipation besteht in diesem Stadium noch kein direkter Verdacht auf eine Abdominalerkrankung.
Um den 6. bis 8. Krankheitstag herum treten einzeln stehende, linsengroße, blaßrosafarbene Roseolen auf der Bauchhaut (welche mit dem Glasspatel wegzudrücken sind) in Erscheinung. Gleichzeitig kommt es zur Schwellung der Milz.
Erst im Verlauf der 2. Krankheitswoche treten typische Durchfälle mit erbsbreiartigen Stühlen auf. Ab der 3. Krankheitswoche kann u. U. mit krankheitsbedingten Komplikationen (z. B. Geschwürbildung im Dünndarmbereich mit Perforation etc.) gerechnet werden. Sollte eine entsprechende Antibiotikatherapie nicht anschlagen, kann es in der 4. Krankheitswoche zu einem langsamen Fieberabfall kommen (Stadium decrementi).

51.

Welche Kennzeichen hat der Paratyphus im Unterschied zum Typhus?

Der **Paratyphus** verläuft insgesamt gesehen ähnlich wie der Typhus. Jedoch sind die Durchfälle beim Paratyphus häufiger und z. T. auch dünnflüssiger. Ebenfalls sind die Roseolen beim Paratyphus wesentlich zahlreicher und erscheinen auch auf Rücken und Oberschenkeln und nicht nur auf dem Bauch alleine. Benommenheit und Trübung der Bewusstseinslage ist beim Paratyphus nicht so ausgeprägt wie beim Typhus, ebenfalls verläuft das fieberhafte Generalisationsstadium weniger markant.

52.

Zählen Sie Beispiele für Erreger auf, die andere Formen der Enteritis infectiosa hervorrufen können!

Andere Formen von Enteritis infectiosa können u. a. von folgenden Erregern ausgelöst werden:

- Yersinia enterocolitica,
- Staphylokokken,
- Rotaviren,
- Coronaviren,
- Campylobacterjejuni.

53.

Wie erfolgt der Nachweis beim Typhus und Paratyphus?

Bei der **Salmonelleninfektion** beruht die serologische Diagnostik auf dem Nachweis agglutinierender Antikörper im Serum der Patienten mit Hilfe bekannter Laboratoriumsstämme (Widal-Reaktion). Der eigentliche Erreger kann bei Paratyphus und Typhus in der 1. Krankheitswoche aus der Blutkultur isoliert werden.

Im Stuhl und Urin hingegen läßt sich der Krankheitserreger erst im weiteren Organstadium nachweisen (ca. 2. und 3. Krankheitswoche).

54.

Zählen Sie typische Typhuskomplikationen auf!

Mögliche **Komplikationen** in der ersten Krankheitswoche wären z. B. die z. T. zur Entgleisung neigenden Störungen des Kreislaufsystems sowie das mitunter sehr markante, mögliche Hirnödem.
Im Stadium der Geschwürbildung im Bereich des Dünndarms welches um die 2. bis 3. Krankheitswoche auftritt, besteht als Komplikation die Gefahr von Blutungen und Perforationen. Begleitet werden diese Erscheinungen von Blut im Stuhl bzw. Teerstühlen sowie in gravierenden Fällen mit Blutdruckabfall und kleinem, weichem Puls.
Zusätzliche Typhuskomplikationen wären:

- Thromboseneigung,
- Thrombophlebitiden,
- Cholezystitis und Cholangitis,
- Weichteilabszesse,
- Milzinfarkte,
- Kreislaufschock,
- parenchymatöse interstitielle Myokarditis,
- Endokarditis,
- Bronchopneumonien.

Achtung: bei Persistieren der Salmonellen z. B. im Darm (Appendix) bzw. der Gallenblase kann der Patient zu einem Dauerausscheider werden!

55.

Erläutern Sie kurz Pathogenese, klinische Symptome und Komplikationen einer Enteritis infectiosa!

Die **Enteritis infectiosa** entwickelt sich meist nach Genuß von Speisen tierischen Ursprungs schon nach nur einer relativ kurzen Inkubationszeit von ca. 4 bis 72 Stunden.
Es handelt sich hierbei um eine Lokalinfektion des Dünndarms mit toxischen Wirkungen auf den gesamten Organismus des Menschen.
Die eigentliche Erkrankung beginnt relativ plötzlich mit Erbrechen und wässerigen Durchfällen sowie Fieber um 39°C.
Der abgegebe Stuhl enthält z. T. geringe Mengen an Schleim, aber nur selten Blut.
Achtung: Der Wasser- und Elektrolytverlust und somit die Exsikkose zeigen u. U. beträchtliche Ausmaße!
Eine Palpation des Bauches ergibt einen Meteorismus, in schweren Krankheitsfällen kann auch das Kolon beteiligt sein.
Gerade durch den sehr großen Wasser- und Elektrolytverlust bei der Enteritis infectiosa kann es zu dementsprechenden

Komplikationen kommen (z. B. Anurie, Hämokonzentration, Hyponatriämie). Weiterhin können eine folgende Peritonitis und eine Salmonellensepsis überaus gefährlich sein!

56.

Was wissen Sie über den Campylobacter jejuni und Helicobacter pylori?

Der **Campylobacter jejuni** und **Helicobacter pylori** wird zu den Vibrionen gezählt. Dies sind im Prinzip spiralige Bakterien, welche gramnegativ und nicht sporenbildend sind. Hinsichtlich der Campylobacter- und Helicobacterarten zeigen sich gerade Haus-und Nutztiere als das primäre Erregerreservoir für den Menschen. D. h. ein direkter Kontakt sowie kontaminierte Nahrungsmittel (z. B. Milch) gelten u. a. als Infektionsquelle.
Der Campylobacter jejuni ist ein enteropathogener Erreger der invasiven Sorte, welcher in die Schleimhaut von Ileum, Jejunum und Zäkum eindringen kann, und dort Enterotoxine bildet.
Der Helicobacter pylori besitzt seine Bedeutung hinsichtlich des Ulcus duodeni.
Die durchschnittliche Inkubationszeit beträgt ca. 3 bis 10 Tage. Signifikant bei dieser Erkrankung sind u. a. wäßrige, gelegentlich mit blut-, schleim- und eiterdurchsetzten Durchfällen mit 15 bis 20 Entleerungen pro Tag. Weiterhin kommt es zu hohem Fieber bis 40 °C und teilweise diffusen Bauchschmerzen.
Achtung: Bei immungeschwächten Personen bzw. auch Säuglingen kann u. U. eine Sepsis eintreten!
Nachweis: Dieser erfolgt aus dem Stuhl auf kultureller Basis. Ein Antikörpernachweis kann weiterhin z. B. mit Agglutinationsreaktion, Komplementbindungsreaktion oder auch einem ELISA-Test durchgeführt werden.

57.

Welche Arten des Soor (Kandidiasis) kennen Sie?

Erreger dieser Infektion ist meist der Hefepilz Candida albicans, seltener andere Candidaformen. Normalerweise leben solche Hefepilze symptomlos in der Haut und den Schleimhäuten, können allerdings dann Beschwerden erzeugen, wenn z. B. eine Immunschwäche auftritt.
Folgende Arten des Soor bzw. einer Kandidiasis können z. B. bei einem Patienten auftreten:

- **Kandidiasis des Ösophagus** (Es kann hierbei zu einer teilweise schweren Entzündung der Schleimhaut der Speiseröhre kommen, welche zu signifikanten Schluckbeschwerden führt. Weiterhin können auch Schwierigkeiten beim Atmen bis hin zu einer Zyanose auftreten),
- **Kandidiasis des Darms** (Diese geht häufig einher mit Durchfällen bzw. wäßrigschleimigen Stühlen und somit einem u. U. gravierenden Elektrolyt- und Flüssigkeitsverlust. Als Komplikation können Blutungen oder sogar Perforatio-

nen auftreten, letztere führen zu einer Candidaperitonitis.),

- **Kandidiasis des Genitaltraktes** (Insgesamt gesehen stellt diese Erkrankung eine der häufigsten Formen dar. Eine Weitergabe des Erregers ist durch Geschlechtsverkehr möglich. Bei Männern besteht dabei die u. U. Gefahr einer Soorbalanitis.),
- **Kandidiasis der Harnblase** (Die Symptome ähneln der einer Zystitis.),
- **Soorpneumonien** (Es bestehen Zeichen einer klinischen und röntgenologischen Pneumonie. Trotz intensiver antibiotischer Therapie kann es vorkommen, dass es zu keiner Fieberreduzierung kommt, bzw. der Allgemeinzustand des Patienten sich zunehmend verschlechtert. U. a. aus diesem Grund ist eine Soorpneumonie sehr gefürchtet.),
- **Candidameningitis** (Äußert sich häufig als eine basale Meningitis, es besteht die Gefahr der Hirnabszessbildung),
- **Soorsepsis** (Sollte der Erreger Anschluß an die Blutbahn gefunden haben, so kann es bei immungeschwächten Patienten zu einer Generalisierung kommen. In diesem Fall sind Milz und Leber vergrößert, das Fieber zeigt einen intermittierenden Verlauf. U.U. besteht die Gefahr der Entstehung einer Endokarditis. Signifikanter Hinweis darauf wären u. a. wechselnde Herzgeräusche bei der Auskultation. **Achtung**: Sollten sich im Bereich der Herzklappen Pilzerreger abgesiedelt haben, so bestehen kaum Chancen, auf konservativem Wege eine Heilung zu ermöglichen.),
- **Kandidiasis der Niere** (Diese Form ist relativ selten, sie kann u. U. entstehen durch eine aszendierende Besiedlung oder aber auf hämatogenem Wege bei einer Candidasepsis.).

Nachweis: Sowohl im Urin wie auch im Sputum bzw. Stuhl lassen sich die Erreger relativ problemlos nachweisen. Bei einer generalisierten Kandidiasis ist der Erreger ebenfalls in der Blutkultur nachweisbar.
Achtung: Candida ist gegen die überaus viele Antibiotika resistent, er kann sich sogar bei der Applikation eines Breitbandantibiotikums besonders vermehren!
Gerade auch Säuglinge und Patienten, welche unter chronischen Erkrankungen leiden, sind besonders prädestiniert für eine Kandidiasis.

58.

Erklären Sie Ursache und Verlauf der Toxoplasmose!

Der **Erreger** der Toxoplasmose ist das **Toxoplasma gondii**, welches den Protozooen zugerechnet wird.
Der Erreger kann via Tröpfcheninfektion, Kontaktinfektion (Konjunktiven), alimentär und transplazentar (bei infizierten Müttern) übertragen werden.

Die Toxoplasmen dringen über die Rachen- und Darmschleimhaut in den Menschen ein. Sie können dabei intra- bzw. extrazellulär existieren oder in Zysten eingeschlossen sein. Letztere Form kann vor allem in Muskulatur und Gehirn z. T. bis ans Lebensende angelegt sein. Dies bedeutet, dass bei einer Schwäche des Immunsystems (AIDS, Immunsuppression bei Zytostatikatherapie usw.) die Erreger wieder frei werden und sich in der Umgebung ausbreiten können.
Normalerweise werden die Toxoplasmen via Blut über den ganzen Körper verteilt. Somit besteht die Möglichkeit der Absiedlung in den unterschiedlichsten Organen. Dies deutet darauf hin, dass es sich bei der Toxoplasmose um eine chronisch verlaufende zyklische Infektionskrankheit handelt.
Erst wenn nach einigen Tagen Antikörper im Blut gebildet wurden, verschwinden sowohl die Parasitämie wie auch die intrazellulären Toxoplasmen, allerdings können sich die genannten Zysten bilden – dies ist das Stadium der latenten Infektion.
Das eigentliche Generalisationsstadium tritt erst ca. 4 Wochen nach der Infektion auf und verläuft, gerade bei Erwachsenen, häufig subklinisch. Nur selten kommt es zu signifikanten Krankheitserscheinungen wie z. B.:

- Abdominalen bzw. pulmonalen Verlaufsformen,
- Enzephalomeningomyelitiden,
- Lymphadenopathia toxoplasmotica,
- Myokarditis,
- Chorioretinitiden,
- Iridozyklitiden.

Achtung: Bei Infektion im 1. Trimenon der Schwangerschaft sind Aborten, ggf. Missbildungen möglich!
Die Verlaufsform, welche bei den Erwachsenen am häufigsten vorkommt, ist die Lymphadenopathia toxoplasmotica, welche entweder subfebrile Temperaturen oder akutes Fieber um ca. 39°C aufweist. Diese Erkrankung kann sich u. U. über mehrere Monate hinwegziehen, klingt allerdings oft auch ohne Therapie wieder ab. Lymphknoten können geschwollen und druckdolent sein. Eine Beteiligung der Leber bzw. Milz ist ggf. möglich.
Nachweis: Serofarbtest nach Sabin-Feldman bzw. ein indirekter Fluoreszenzantikörpertest. Erregernachweis im Blut nur im akuten, fieberhaften Stadium sinnvoll.

59.

Was wissen Sie über den Hautmilzbrand?

Der **Milzbrand** ist eine Zoonose, welche weltweit vorkommt (z. B. bei Pferden, Rinder, Schafen etc.).
Der Mensch infiziert sich vor allem bei durch intensiven Kontakt mit Tieren, welche an Milzbrand erkrankt sind (z.B. Abdeckereien etc.).
Der für den Menschen relevante Erreger des Milzbrandes ist

das **Bacillus anthracis**. Dieser Bazillus stellt ein sporenbildendes Stäbchen dar, welches aerob und fakultativ anaerob wachsen kann und grampositiv ist.
Für den Menschen stellt die häufigste Eintrittspforte für den Erreger eine Wunde dar. An dieser Eintrittstelle bilden sich der sogenannte Milzbrandkarbunkel bzw. das Milzbrandödem. Diese Art des Hautmilzbrandes macht ca. 95% aller Krankheitsfälle aus.
Exakt von der Eintrittsstelle des Erregers hängt primär der weitere Krankheitsverlauf ab. D. h. Milzbrandkarbunkel im Nacken- und Kopfbereich sind z. T. wesentlich gefährlicher als an den Extremitäten.
Weiterhin ist es möglich, dass sich bei Einatmung des Erregers (Staub), ein Lungenmilzbrand entwickeln kann bzw. bei Einnahme von infizierten Fleisch oder Milch sich ein Darmmilzbrand entwickelt.
Achtung: Milzbrand hinterlässt keine dauerhafte Immunität. Bei allen Infektionsarten ist es möglich, dass sich eine Sepsis entwickelt!
Die Inkubationszeit des **Hautmilzbrands** beträgt ca. 24 bis 72 Stunden. Zu Beginn entsteht ein gerötetes Knötchen, welches im Laufe der Krankheitsentwicklung eine violettschwarze Einfärbung aufweisen kann. Nach ca. einem halben Tag beginnt sich dieses Knötchen in ein Bläschen zu verwandeln, welches einen serös-blutigen Inhalt hat und im Verlauf weiterer Stunden eintrocknet. Es entsteht eine dunkel gefärbte Schorfschicht, welche von einem Ödem umgeben ist. Dies nennt man das Milzbrandkarbunkel mit dem entsprechenden Milzbrandödem. Erst wenn die Infektion Lymphgefäße bzw. Lymphbahnen tangiert hat, beginnen meist erst Schmerzen.
Bei einer **Milzbrandsepsis** treten Fieber, Schüttelfrost und eine schwere Beeinträchtigung des Allgemeinbefindens auf. Hinzukommen u. a. Milz- und Leberschwellungen, Kopf- und Gliederschmerzen, ggf. blutiges Erbrechen bzw. blutige Stühle, Hautblutungen etc.. Dies sind Zeichen einer hämorrhagischen Diathese. Als sekundäre Absiedlungen können auch Leberabszesse und im weiteren Verlauf eine Meningitis auftreten.
Ein **Nachweis des Erregers** kann im Sekret des Milzbrandkarbunkels sowie u. U. im Blut ggf. dem Liquor nachgewiesen werden.

60.

Was wissen Sie über das Fleckfieber?

Der **Erreger** des epidemischen Fleckfiebers heißt **Ricketisia prowazeki**. Der Überlebensbereich dieses Keimes ist auf den Menschen und Läuse beschränkt. An sich werden die Rickettsien heute zu den Bakterien gezählt, obwohl sie sich nur innerhalb von lebenden Zellen vermehren können.

Eine direkte Übertragung von Rickettsien von Mensch zu Mensch kommt unter natürlichen Gegebenheiten nicht vor.
Die **Inkubationszeit** beträgt zwischen einer und zwei Wochen.
Der Eindringmodus des Erregers verläuft perkutan bzw. aerogen, er besetzt daraufhin die Endothelzellen der kleinen Blutgefäße und vermehrt sich dort. Von dort aus gelangt er via Blut zu weiter entfernt gelegenen Endothelzellen. Wenn diese nun voll besiedelt sind und deswegen ihre Erreger freisetzen gibt es in der Umgebung eine Entzündungsreaktion, welche von Makrophagen bzw. Granulozyten versorgt wird. So entstehen die charakteristischen Knötchen des Fleckfiebers.
Achtung: Eine solche Gewebeveränderung ist u. U. in jedem Organ des menschlichen Körpers zu finden, vor allem auf der Haut bzw. im Gehirn!
Symptome des Fleckfiebers: Das Prodromalstadium kann u. U. mit Appetitlosigkeit, Abgeschlagenheit und Kopfschmerzen beginnen. Daraufhin setzt Fieber ein, der Allgemeinzustand kann sich dramatisch verschlechtern. Ein Anstieg des Fiebers auf 40°C kann innerhalb der nächsten Tage erfolgen. Oft zeigt sich am Patienten eine Konjunktivitis sowie Rücken- , Glieder- und Muskelschmerzen. Im weiteren Verlauf des Fiebers setzt das charakteristische Exanthem am Stamm ein, das Gesicht bleibt in der Regel zunächst frei. Die einzelnen Effloreszenzen können unterschiedliche Größe aufweisen und sind zu Beginn rot und nicht erhaben. In den ersten Tagen der Exanthementwicklung lassen sie sich auf Spateldruck hin beseitigen, können allerdings später einen hämorrhagischen Zustand annehmen. Schon zu Beginn der Infektion neigt der Patient zur Somnolenz, bei Vorhandensein des Exanthems kommt es zusätzlich zu zerebralen Symptomen, welche sich bis hin zu einem Delirium steigern können. Gleichzeitig kann es zu einer Schädigung des VIII. Hirnnerven kommen, was Schwerhörigkeit zur Folge hat, die bis hin zur Taubheit gehen kann. Eine Schädigung des N. opticus kann bis zu einer Erblindung führen. Bei über 50 % der Krankheitsfälle ist die Milz signifikant vergrößert. Weiterhin besteht eine Tachykardie mit Hypotonie.
Nachweis: In serologischer Hinsicht ist die Weil-Felix-Reaktion relevant, welche vom 8. bis 10. Krankheitstag an positiv ist.

61.

Was versteht man unter der Brill-Krankheit?

Beim Fleckfieber kann der Erreger Rickettsia prowazeki selbst nach ausgestandener Krankheit über Jahrzehnte hinweg weiter existieren. Es ist möglich, dass das Fleckfieber bei einem solchen latenten Rickettsienträger wieder auftritt. Diese Art einer Autoinfektion nennt man in diesem Zusammenhang die **Brill-Krankheit**, sie verläuft in der Regel infolge einer Restimmunität wie eine leichte Fleckfiebererkrankung.

62.

Beschreiben Sie den Keuchhusten (Pertussis)!

Der **Erreger** des Keuchhusten ist der **Bordetella pertussis** Erreger. Dieser gehört zur sogenannten Hämophilusgruppe. Es erzeugt ein für die Krankheitsentstehung wesentliches Endotoxin.
Diese Infektion wird durch Tröpfcheninfektion von Mensch zu Mensch verbreitet. Nach Durchmachen der Erkrankung besteht teilweise eine vorwiegend antitoxische Immunität.
Die **Inkubationszeit** kann zwischen einer und 2 Wochen betragen.
Nach der Infektion vermehren sich die Erreger im Atemtrakt des Patienten. Aus abgestorbenen Mikroorganismen wird das Endotoxin freigesetzt. Genau dieses Toxin kann die spezifischen Veränderungen im Bereich des Zentralnervensystems (Stadium convulsivum) hervorrufen.
Insgesamt gesehen kann man beim Pertussis folgende **3 Stadien** unterscheiden:

1. **Stadium catarrhale** (Dieses Stadium dauert in der Regel meist 8 bis 14 Tage und beginnt mit subfebrilen Temperaturen und einem relativ trockenen Husten, der im Gegensatz zu einer einfachen Pharyngitis bzw. Bronchitis auch nachts während des Schlafes auftritt.
2. **Stadium convulsivum** (In diesem Stadium beginnen die charakteristischen Stakkatohustenanfälle, die u. U. von Erstickungsgefühl begleitet werden können. Es kann Benommenheit und Bewußtlosigkeit auftreten. Nach einigen dieser typischen Keuchhustenanfälle kommt es gewöhnlich zu einer flüchtigen Apnoe mit Zyanose. Oft kehren diese Anfälle immer wieder zurück, solange, bis ein zähflüssiger Schleim abgegeben wird. Dies kann von Erbrechen des Patienten begleitet werden. Auffällig ist, das die Atmung signifikant hörbar durch die Stimmritze gezogen wird (Reprise). Die einzelnen Anfälle können so stark sein, dass Konjunktivalblutungen auftreten. Fieber ist bei komplikationslosem Keuchhusten nicht unbedingt beteiligt.
3. **Stadium decrementi** (Hier veringern sich die Hustenanfälle und die Intensität nimmt langsam ab.

Nachweis: Der Erreger ist kulturell signifikant nachweisbar.
Achtung: Gerade bei Säuglingen und Kleinkindern können u. U. als Komplikationen Bronchopneumonien, dyspeptische Störungen, Otitis media und ggf. Enzephalopathien auftreten!

63.

Erläutern Sie Ursache und Verlauf der Pest!

Seit einiger Zeit wird der Erreger der Pest in der Gattung Yersinia geführt, d. h. die bisherige Bezeichnung Pasteurella pestis wurde geändert in **Yersinia pestis,** welches ein gramnegatives, sporenloses Stäbchen darstellt.
Insgesamt gesehen zählt die **Pest** zu den Zoonosen der Nagetiere, wobei Ektoparasiten die Keimüberträger darstellen.
Die übliche Eintrittspforte des pathogenen Erregers stellt durch den Einstich des entsprechenden Insektes die Haut dar. Bei der **Lungenpest** kann die Keimübertragung sich u. U. hämatogen im Zusammenhang mit einer Pestsepsis oder aerogen infolge einer Tröpfcheninfektion von Mensch zu Mensch gestalten.
Nach Injektio des Yersinia pestis kann die Einstichstelle an der Haut u. U. symptomlos abheilen. Allerdings ist es auch möglich, dass sich ein Pestkarbunkel oder eine sogenannte Hautpest entfaltet. Jetzt können die Erreger über die Lymphbahnen zunächst in die regionären Lymphknoten eindringen und dort zu einer Entzündung mit Einschmelzungen (Bubonenpest) führen. Weiterhin wäre es nun möglich, dass es zu einer Aussaat durch das Blut kommt und eine Ansiedlung der Erreger in verschiedenen Organen (z. B. Gehirn, Haut, Nieren, Herzmuskel, serösen Häuten, Schleimhäuten, Lungen, Milz, Leber) stattfindet. Insgesamt gesehen zählt diese Erkrankung zu einer Lokalinfektionskrankheit der Haut, welche allerdings zu einer Sepsis führen kann.
Meistens beginnt die Erkrankung akut mit Schüttelfrost, hohem Fieber, schwerem Krankheitsgefühl und Benommenheit, Kopf- und Gliederschmerzen sowie Erbrechen und Tachykardie.
Die **Inkubationszeit** kann zwischen wenigen Stunden und Tagen betragen. Manchmal ist die Eintrittsstelle nicht immer klar erkennbar bzw. nachweisbar. Ab und zu kann dort ein kleines Bläschen entstehen, aus welchem sich eine furunkelartige nekrotisierende Entzündung entfalten kann (sogenannte Hautpest mit Pestkarbunkel).
Auffallend ist, dass die regionären Lymphknoten teilweise schon vor dem Beginn des Fiebers geschwollen sind und später zu dicken, schmerzhaften Lymphknotenpaketen heranwachsen, die daraufhin einschmelzen können. Ist die Barriere der Lymphknoten erst einmal überschritten, breiten sich die Erreger via Blutweg im gesamten Organismus aus – diese Entwicklung bezeichnet man als **Pestsepsis**.
Mit einer Bronchitis, die rasch in eine konfluierende Bronchopneumonie übergeht und in relativ kurzer Zeit einen kompletten Lungenlappen infiltrieren kann beginnt vorwiegend eine **Lungenpest.** Durch die Neigung zu einer hämorrhagischen Dia-

these auch im befallenen Atemtrakt, kommt es zum Abgeben eines blutigen Sputums mit Dyspnoe und Zyanose. Als weitere Komplikation kann sich eine Herzinsuffizienz bzw. ein toxisch bedingtes Kreislaufversagen entwickeln.
Der **Nachweis** der Yersinien kann mikroskopisch erfolgen z. B. durch Untersuchung des Gewebesekretes im Primäraffekt oder bei der Lungenpest im Sputum. Bei einer Pestsepsis ist es auch möglich die Erreger durch das Blut nachzuweisen.

64.

Erläutern Sie das Lassa-Fieber!

Der Name **Lassa-Fieber** findet seinen Ursprung in Nigeria. Dort wurde im Jahr 1969 diese Krankheit zum ersten Mal in einem Ort gleichen Namens exakt beobachtet.
Der **Erreger** ist bei dieser Infektion ein RNS-haltiges Arenavirus. Als tierisches Reservoir für den Erreger gelten vor allem diverse Rattenarten. Man vermutet, dass der direkte oder indirekte Kontakt mit Ratten bzw. ihren Ausscheidungen zu einer Infektion führen kann. Desweiteren wurden auch direkte Übertragungen zwischen Menschen beobachtet und nachgewiesen.
Die **Inkubationszeit** kann zwischen 2 und 17 Tagen variieren. Normalerweise beginnt die Infektion mit Müdigkeit, Abgeschlagenheit, Übelkeit und Kopfschmerzen sowie unspezifischen Muskel- und Gliederschmerzen. Das Fieber steigt z. T. relativ schnell unter Beteiligung von Schüttelfrost auf 40°C und beginnt eine Kontinua auszubilden.
Krankheitsverlauf: Ab dem 2. bzw. 3. Tag können sich Entzündungserscheinungen im Mund und vor allem Rachenbereich zeigen, welche weißliche Beläge und Ulzerationen ausbilden können. Dadurch kommt es im Verlauf zu einer Behinderung der Nahrungsaufnahme. Der Patient ist bedingt durch das hohe Fieber meist benommen und apathisch, Atemnot wurde teilwise beobachtet, Lymphknoten im Hals- und Nackenbereich sind druckdolent und vergrößert. U. U. kann es zu einer generalisierten Lymphknotenschwellung kommen. Häufig tritt ebenfalls nach der ersten Krankheitswoche ein makulopapulöses Exanthem über den ganzen Körper aus. Parallel dazu beginnen Bauchkoliken mit breiigen Durchfällen, ggf. begleitet mit Übelkeit und Erbrechen. Fast alle Patienten weisen eine Hepatosplenomegalie auf. Es liegt eine z. T. schwerwiegende Leberschädigung vor. Der signifikante Prothrombinmangel und eine hämorrhagische Diathese liegt wohl hier mitbegründet. Letztere ist die Ursache der mannigfaltigen Komplikationen dieser Infektion. Z. B. zeigen sich an den Nieren Hämorrhagien, das Myokard kann ödematös sein und Blutungen aufweisen, an den kompletten Kreislauforganen ist eine erhöhte Wanddurchlässigkeit feststellbar. Die Lungen besitzen z. T. herdförmige Pneumonien, es kann

zusätzlich eine Begleitpleuritis und Erguß vorhanden sein. Achtung: Die Prognose ist im Gesamten sehr ernst zu sehen. In schweren Fällen konnten noch folgende Symptome beobachtet werden: Meningismus, Aszites (Ergüsse in anderen Körperhöhlen), zeitweilige Verwirrtheit und Benommenheit mit Übertritt ins Koma.
Der **Erregernachweis** erfolgt vorwiegend durch ein Pleura- oder Aszitespunktat bzw. durch das Rachensekret sowie einen Titeranstieg in der Komplementbindungsreaktion.

65.

Was versteht man unter Legionellose?

Erreger dieser Krankheit ist das **Legionella pneumophila**, welches zur Familie der Legionellaceae gezählt wird. Es handelt sich um ein gramnegatives Bakterium, das zur Fadenbildung neigt.
Die eigentliche Infektion erfolgt aerogen, wobei auffällig ist, dass gerade Kettenraucher und Personen, welche ein schwaches Immunsystem haben, prädisponiert sind. Eine direkte Übertragung von Mensch auf Mensch scheint nur wenig zu erfolgen. Die Keime halten sich vorwiegend in Klimaanlagen oder Wasserbehältern (Trinkwasserversorgung!) bzw. Schlämmen auf.
Die Inkubationszeit beträgt ca. 3 bis 11 Tage.
Die Erkrankung beginnt durch ein Prodromalstadium mit Kopfschmerzen, Myalgien und einem allgemeinen Krankheitsgefühl. Ca. 24 Stunden danach kann akut hohes Fieber mit Schüttelfrost, Tachypnoe, Husten und Pleuraschmerzen auftreten. Zunächst handelt es sich bei dem Husten um einen trockenen Typus, welcher sich im Laufe der Zeit wandelt und ein nichteitriges Sputum abgeben lässt. Rasselgeräusche können über der Lunge auskultiert werden.
Der Patient hat eine Bradykardie und ist häufig benommen, Abdominalsymptome wie z. B. Erbrechen, Diarrhoe oder Schmerzen im Bauchraum können Begleiterscheinungen sein. Im weiteren Verlauf der Legionellose kann durch die gesteigerte Ateminsuffizienz ein Schock mit tötlichem Ausgang auftreten. Ebenso wurde in einigen Fällen ein Nierenversagen beobachtet. **Labor**: Das Blutbild zeigt eine Erhöhung der weißen Blutkörperchen auf etwa 7500 - 16500/mm^3, BSG ist erhöht, u. U. wird eine Proteinurie und mikroskopische Hämaturie bei Nierenbeteiligung beobachtet.
Bei einer Röntgenuntersuchung des Thorax kann man fleckige bzw. interstitielle Infiltrate in einem oder mehreren Lungenlappen beobachten. Zusätzlich können kleine Pleuraergüsse begleitend mitauftreten..

16 - Auge – Sehapparat

1.

Zählen Sie die klassischen Sinne auf! Gibt es evtl. noch weitere Möglichkeiten der Empfindung?

Insgesamt kennt man die **fünf „klassischen“ Sinne**:

- Gesichts-,
- Gehör-,
- Geruchs-,
- Geschmacks-,
- Tastsinn.

Daneben existieren weitere Sinnesmodalitäten im Körper des Menschen, welche Informationen ggf. über Verhältnisse an der Körperoberfläche und im Körperinneren zuleiten, wie z. B. Temperatur- oder Schmerzempfindung.

2.

Welche Aufgaben haben allgemein Sinnesorgane?

Sinnesorgane haben primär die Aufgabe, Informationen aus der Umwelt und dem Körperinneren aufzunehmen. Solche Informationen bzw. Sinnesreize werden durch spezielle Sinneszellen aufgenommen, in eine bestimmte Form von Nervenerregung umgesetzt und an das Gehirn weitergeleitet. Dort, im Zentralnervensystem, erfolgt die Reizverarbeitung bzw. ggf. eine Reizantwort.

3.

Was ist eine Adaption bei Sinnesorganen?

Mit **Adaptation** bezeichnet man den objektiven und subjektiven Anpassungsprozeß an einen Reiz. Hinsichtlich des Verlaufes eines Dauerreizes kann sich nicht nur das spezifische Rezeptorpotential und damit die Impulsfrequenz des sensorischen Nerven minimieren, sondern sich u. U. auch die Intensität einer Empfindung reduzieren.

4.

Was versteht man unter der Reiz- bzw. Unterschiedsschwelle bei Sinnesorganen?

Als **Reizschwelle** wird normalerweise die kleinste Reizstärke, welche an einem Rezeptor Aktionspotentiale auslöst bzw. zu einem Sinneseindruck führt, bezeichnet.
Als **Unterschiedsschwelle** wird die kleinste Formation eines Reizes, welche gerade eine Änderung des Sinneseindrucks hervorruft, bezeichnet.

5.

Welche Bedeutung haben adäquate- bzw. inadäquate Reize bei Sinnesorganen?

Normalerweise sind alle Sinnesorgane hinsichtlich ihrer Rezeptoren darauf ausgerichtet, auf ganz bestimmte Reize zu reagieren. Als **adäquaten Reiz** bezeichnet man dabei den Reiz, welcher mit dem minimalsten Energieaufwand die spezifischen Rezeptoren anspricht.
Allerdings können die spezifischen Sinnesrezeptoren auch auf unspezifische Reize, die sog. **inadäquaten Reize**, reagieren, d. h. alle Sinnesorgane lassen sich z. B. durch Stromimpulse erregen.

6.

Welche Abschnitte gehören zu den bildentwerfenden Teilen des Auges?

Zu den bildentwerfenden Abschnitten des Auges zählt man einerseits die **Hornhaut** und die **Linse** als brechende Medien und die **Netzhaut (Retina)** als bildaufnehmenden Teil.
In der Netzhaut werden die Lichtimpulse in Nervenimpulse durch photochemische Prozesse umgewandelt und an das Sehzentrum im Gehirn (Hinterhauptslappen des Großhirns) durch den Sehnerv weitergeleitet.

7.

Aus welchen Hauptschichten besteht der Wandaufbau des Augapfel (Bulbus oculi)?

Die **Wand des Augapfel (Bulbus oculi)** setzt sich aus den drei folgenden Hauptschichten zusammen:

- äußere Augenhaut (Tunica externa),
- mittlere Augenhaut (Tunica media),
- innere Augenhaut (Tunica interna).

8.

Von welchem Faktor hängt die Augenfarbe ab?

Prinzipiell hängt die **Augenfarbe** von der Farbe der Iris bzw. dem Melaningehalt des Irisstromas ab.
Bei blauen Augen bzw. einer blauen Iris sind weniger, bei grünlicher etwas mehr, bei brauner Färbung viele Pigmentzellen existent.

9.

Wie wird die Hornhaut versorgt?

Die **Hornhaut** wird speziell durch eine Diffusion von Flüssigkeit aus dem Bereich des Kammerwassers sowie der Tränenflüssigkeit und den arteriellen Gefäßen am Rande der Hornhaut versorgt.

10.

Was bezeichnet man als Kammerwinkel?

Die Stelle, an der die Vorderfläche der Irisbasis mit der Sklera unmittelbar vor deren Übergang in die Hornhaut zusammentrifft, wird als **Kammerwinkel** bezeichnet. Hier befinden sich die Fontanaschen Räume, kleine Spalträume, durch welche das Kammerwasser aus der vorne liegenden Augenkammer in den Schlemmschen Kanal fließen kann.

11.

Was ist der Inhalt des Augapfels?

Der eigentliche **Augapfelinhalt** besteht aus drei hintereinander angelegten lichtdurchlässigen Materialien bzw. Medien:

- Kammerwasser,
- Linse,
- Glaskörper.

12.

In welche wesentlichen Abschnitte gliedert sich die Retina?

Die **Retina (Netzhaut)**, gliedert sich in zwei Abschnitte:

- **Pars caeca**, dem vorderen, lichtunempfindlichen Abschnitt, sie bedeckt den Ziliarkörper und die Hinterfläche der Iris.
- **Pars optica**, den hinteren, lichtempfindlichen Abschnitt, sie kleidet die hintere Hälfte des Augapfels aus und reicht z. T. bis in die vordere Bulbushälfte hinein.

13.

Was beinhaltet das eigentliche Sinnesepithel im Auge?

Das **eigentliche Sinnesepithel** beinhaltet ca. 6 Mio. **Zapfen** (Farbsehen) und ca. 120 Mio. **Stäbchen** (Helligkeitserkennen, Grauabstufungen).
Die Zapfen befinden sich vor allem in der Fovea centralis, der Macla lutea („gelber Fleck"). Nach außen hin nimmt die Zahl der Zapfen ab, im äußeren Bereich der Retina überwiegt dann die Anzahl der Stäbchen.
Achtung: An der Austrittsstelle des Sehnerv, der Papilla nervi optici, fehlen jegliche Sinneszellen („blinder Fleck").

14.

Was versteht man unter einer Netzhautablösung?

Unter einer **Netzhautablösung (Ablatio retinae)** versteht man im Allgemeinen eine Ablösung des Stratum nervosum der Retina vom Pigmentepithel. Ursachen können sein: Traumen, Entzündungen, degenerative Veränderungen etc..
In sehr schwerwiegenden Fällen kann eine Erblindungsgefahr bestehen.

15.

Nennen Sie wichtige Stichpunkte zum Glaskörper!

Der **Glaskörper (Corpus vitreum)** ist eine weitgehend zellfreie, gallertartige Substanz und füllt den größten Teil des Augeninnenraumes aus. Er besteht zu ca. 99% aus Wasser, das an Proteoglykane gebunden ist. Ein kleines fibrilläres Gerüstwerk fixiert den Glaskörper innerhalb des Auges.

16.

Was sind „mouches volantes“?

Mit dem Begriff **„mouches volantes“** bezeichnet man geringgradige Trübungen des Glaskörpers, man kann sie z. T. in fast jedem Auge finden.

17.

Welche Teile zählt man zu den Hilfs- und Schutzeinrichtungen des Auges?

Zu den **Hilfs- und Schutzeinrichtungen des Auges** zählt man:

- Augenlider,
- Bindehaut,
- Tränenapparat.

18.

Erläutern Sie kurz die Funktionsweise des Tränenapparates!

Zum **Tränenapparat** des Auges zählt man folgende anatomischen Teile:

- Tränendrüse,
- ableitende Tränenwege.

Die Tränendrüse ist eine Drüse, die mit zahlreichen Ausführungsgängen im äußeren Augenwinkel in die obere Umschlagfalte einmündet. Das von ihr produzierte Sekret, stellt eine elektrolythaltige, eiweißarme Flüssigkeit dar, welche folgende Aufgaben zu erfüllen hat: Reinigung, Befeuchtung und Ernährung der Hornhaut. Wegen des Enzymgehalts bietet sie weiterhin einen guten Infektionsschutz.
Durch den Lidschlag wird diese Flüssigkeit über die gesamte Hornhaut verteilt und gelangt in den sog. Tränensee am medialen Lidwinkel.
Der weitere Abfluß der Tränen erfolgt über die beiden Tränenkanälchen (Canaliculi lacrirnales), welche sich im Nachhinein vereinigen und in den Tränensack (Saccus lacrimalis) eintreffen. Ab hier erfolgt der weitere Abfluß der Tränen über den Tränennasengang (Ductus nasolacrimalis) zu einer Öffnung in der Nasenhöhle.

19.

Was versteht man unter Refraktionsanomalien? Erläutern Sie diese kurz!

Unter **Refraktionsanomalien** versteht man pathologische Veränderungen des brechenden Systems im Auge. Hierdurch kann es zu unscharfen Abbildungen auf der Netzhaut (Retina) kommen.
Man kann insgesamt gesehen drei Formen unterscheiden:

- Astigmatismus,
- Myopie,
- Hyperopie.

Beim **Astigmatismus** handelt es sich um eine Fehlsichtigkeit, die durch eine ungleichmäßige Krümmung der Hornhautoberfläche bedingt ist.
Bei der **Myopie (Kurzsichtigkeit)** kann entweder eine Verlängerung des Augenbulbus oder eine verstärkte Brechkraft des dioptrischen Apparates vorliegen (das Bild entsteht vor der Netzhaut – Ausgleich durch eine Zerstreuungslinse).
Bei der **Hyperopie (Weitsichtigkeit, Übersichtigkeit)** wird entweder durch einen relativ kurzen Augenbulbus oder andererseits durch eine zu geringe Brechkraft des dioptrischen Apparates eine Fehlsichtigkeit hervorgerufen (das Bild entsteht hinter der Netzhaut – Ausgleich durch eine Sammellinse).

20.

Wie bezeichnet man eine pathologische Steigerung des Augeninnendruckes?

Eine pathologische Steigerung des Augeninnendruckes wird als **Glaukom** oder **„Grüner Star“** bezeichnet (Augeninnendruck liegt hierbei über 26 mm Hg).
Als Ursache kann oft eine Abflußbehinderung des Kammerwassers zugrunde liegen oder eine vorausgegangene Augenerkrankung, z. B. eine intraokulare Entzündung.

21.

Präzisieren Sie den Begriff Sehschärfe!

Unter dem Begriff **Sehschärfe** versteht man das räumliche Auflösungsvermögen des Gesichtssinns, d. h. die Fähigkeit, zwei nebeneinander stehende helle Punkte aus einer gewissen Entfernung als getrennt wahrnehmen zu können. Im physiologischen Sinne ist es möglich Punkte, welche 1.5 mm auseinanderliegen, noch aus einem Abstand von 5 m als getrennt erkennen zu können.

22.

Was ist ein skotopisches, was ein photopisches Sehen?

Skotopisches Sehen bedeutet das Wahrnehmen von Helligkeitsunterschieden bzw. Grauabstufungen (hierbei verantwortlich sind die Stäbchen auf der Netzhaut).
Photopisches Sehen bedeutet das Erkennen von Farben, vor allem bei Tageslicht (hierbei verantwortlich sind die Zapfen auf der Netzhaut).

23.

Was versteht man unter einem Katarakt?

Katarakt, auch **„Grauen Star“** genannt, bedeutet jede Art von Linsentrübung z. B. Cataracta senilis (Altersstar) oder Cataracta congenita totalis, evtl. bedingt durch eine Virusinfektion (Röteln!) einer schwangeren Frau mit intrauterinen Schädigung zwischen der 5. und 8. Schwangerschaftswoche.

24.

Was bedeuten Skotome beim Gesichtsfeld?

Mit dem Begriff **Skotom** bezeichnet man Ausfälle im Gesichtsfeld. Meist sind diese bedingt durch entweder eine Schädigung der Netzhaut (Retina) oder durch Schädigungen der Sehbahn.

25.

Welche Arten des Strabismus kennen Sie?

Unter **Strabismus (Schielen)** versteht man eine besondere Art von Sehstörungen, welche durch stärkere Abweichungen der beiden Augenachsen voneinander charakterisiert werden. Dadurch bedingt kann es zum Sehen von Doppelbildern kommen. Folgende Formen kann man unterscheiden:

- latentes Schielen (Heterophorie),
- Lähmungsschielen (Strabismus paralyticus),
- Begleitschielen (Strabismus concomitans).

26.

Was zählt man zu den Funktionsstörungen der Augenlider?

Zu den **Funktionsstörungen der Augenlider** zählt man z. B.:

- Bewegungseinschränkungen der Augenlider,
- Frequenzveränderungen des Lidschlages,
- Fehlender Lidschluß.

27.

Erläutern Sie kurz den Begriff hintere Synechie!

Unter einer **hinteren Synechie** versteht man eine Verwachsung der Iris (Regenbogenhaut) mit der dahinterliegenden Linse. Dies kann u. U. zu einer Entrundung der Pupille führen.

28.

Erklären Sie die Begriffe: Mydriasis, Miosis und Anisokorie!

Mydriasis bedeutet eine Erweiterung der Pupille, **Miosis** eine Verengung der Pupille und **Anisokorie** bedeutet diesbezüglich eine Seitenunterschiedlichkeit beider Pupillen.

29.

Erläutern Sie die amaurotische Pupillenstarre!

Unter einer **amaurotischen Pupillenstarre** versteht man eine krankhaft erweiterte Pupille, welche nur noch auf die Belichtung des anderen Auges bzw. Naheinstellung reagieren kann.

30.

Was bezeichnet man als Pupillotonie?

Die verzögerte Reaktion auf Licht bezeichnet man als **Pupillotonie**.

31.

Was ist Deuteranopie bzw. Protanopie?

Deuteranopie ist die Grünblindheit, **Protanopie** die Rotblindheit eines Menschen.

32.

Welche anatomischen bzw. pathologischen Gegebenheiten können Sie mit einem Augenspiegel am Patienten beurteilen?

Folgende **anatomischen bzw. pathologischen Gegebenheiten** können mit einem **Augenspiegel** am Patienten u. U. beurteilt werden:

- Makula,
- Papille,
- Venen,
- Arterien,
- Netzhaut bzw. Netzhautveränderungen.

17 - Ohr – Hör- und Gleichgewichtsapparat

1.

Gliedern Sie die anatomischen Grundbestandteile des Hörorgans!

Am **Hörorgan** können **drei anatomische Abschnitte** unterschieden werden:

- äußeres Ohr mit Ohrmuschel und Gehörgang,
- Mittelohr mit Trommelfell, Gehörknöchelchen und Ohrtrompete,
- Innenohr.

2.

Beschreiben Sie Aufbau und Aufgabe des äußeren Ohres!

Zum äußeren Ohr zählt man die **Ohrmuschel (Auricula)** und den **äußeren Gehörgang (Meatus acusticus externus)**. Letzterer gliedert sich in zwei Bereiche, dem äußeren knorpeligen mit den Zeruminadrüsen („Ohrenschmalzdrüsen") und dem inneren knöchernen Anteil, welcher vor dem Trommelfell endet.

3.

Beschreiben Sie kurz Aufbau und Aufgabe des Mittelohres!

In einer seitlichen Wand der **Paukenhöhle (Cavum tympani)** befindet sich das **Trommelfell (Membrana tympani)**. Im oberen Anteil der Paukenhöhle mündet **die Ohrtrompete (Tuba auditiva, Eustachische Röhre)** ein. Diese verbindet das Mittelohr mit dem Rachenraum und sorgt für einen Druckausgleich in der Paukenhöhle und für eine Auffrischung der Luft im Mittelohr. Die Verbindung zwischen dem Trommelfell und dem Innenohr wird durch eine Kette von **Gehörknöchelchen** bewirkt:

- Hammer (Malleus),
- Amboß (Incus),
- Steigbügel (Stapes).

Das Mittelohr hat vorwiegend die Aufgabe der Schallweiterleitung zum Innenohr.

4.

Beschreiben Sie kurz den Aufbau des Innenohres!

Das eigentliche **Innenohr** liegt im Felsenbein, von einer harten Knochenschicht umgeben. Hier befindet sich das sogenannte knöcherne Labyrinth. Diesem ist das häutige Labyrinth eingelagert. Das häutige Labyrinth des Innenohrs beinhaltet:

- eigentliches Hörorgan in der Schnecke (Cochlea)
- Gleichgewichtsorgan in zwei Makulaorganen (Utriculus und Sacculus) sowie drei Bogengängen.

5.

Von was hängt die Hörbarkeit eines Schallereignisses ab?

Die Hörbarkeit eines Schallereignisses hängt einerseits von der **Frequenz der Schwingungen** und andererseits von der **Intensität der Schwingungen** ab.

6.

Welche Bedeutung hat der Lautstärkepegel?

Der **Lautstärkepegel**, welcher in Phon angegeben wird, dient der Darstellung der subjektiven Empfindungsstärke eines Schallereignisses.

7.

Wie geschieht die Schallübertragung im Mittelohr?

Die durch das **äußere Ohr** aufgenommenen Schallwellen erreichen über den **äußeren Gehörgang** das **Trommelfell**, welches hierbei in Schwingungen versetzt wird. Diese werden über die **Gehörknöchelchenkette** an **das Innenohr** (Perilymphe der Scala vestibuli) weitergeleitet. Trommelfell und Gehörknöchelchenkette formen zusammen den Schalleitungsapparat.

8.

Erläutern Sie die Knochenleitung!

Neben der normalen **Luftleitung (tympanalen Leitung)**, kann auch z. B. eine Stimmgabel, welche auf den Schädelknochen aufgesetzt wurde, eine Schallempfindung auslösen.
Diese Empfindung entsteht durch Schwingung des Knochens am Schädel, die weiter auf das Innenohr übertragen werden können - **Schwingungsleitung über Knochen, (Knochenleitung).**

9.

Welche Aufgaben haben Informationen vom Vestibularapparat?

Die **Informationen vom Vestibularapparat** haben zusammen mit den Erregungen, welche dem Zentralnervensystem von z. B. Muskel- und Hautrezeptoren zufließen, folgende Aufgaben:

- Gesichtsfeldefixierung bei Kopfbewegungen,
- bei Bewegungen Aufrechterhaltung des Gleichgewichtes (Stellreflexe),
- Justierung des Tonus bei bestimmten Körperhaltungen (Haltereflexe).

10.

Wie verläuft die Erregungsleitung in den vestibulären Bahnen?

Die für den Gleichgewichtssinn wesentlichen Rezeptoren geben ihre Erregungspotentiale an die bipolaren Ganglienzellen des **Ganglion vestibulare** ab, welches am Grunde des inneren Gehörgangs liegt. Die zentralen Fortsätze der bipolaren Ganglienzellen schaffen den **Nervus vestibularis**, der wiederum gemeinsam mit dem Hörnerv als N. statoacusticus in die mittlere Schädelgrube zieht.

11.

Wie funktionieren die Bogengangsorgane?

Der gesamte **Bogengangsapparat** leistet seine Arbeit nach dem Prinzip eines Trägheitskompasses. Eine Drehbeschleunigung (Rotationsbeschleunigung) in der Ebene eines Bogenganges führt zu einem Zurückbleiben träger Endolymphmassen gegenüber der eigentlichen Bogengangsdrehung. Dadurch kommt es zu einer Bewegung der Cupula in eine bestimmte Richtung und somit zu einer Beugung der Zilien. Auf diese Weise werden in den Sinneszellen Erregungspotentiale ausgelöst, die das Nervensystem mit Informationen über eine Drehbewegung versorgen.

12.

Was ist ein Nystagmus?

Hinsichtlich des Begriffes **Nystagmus** versteht man eine reflektorische Einstellbewegung der Augen, welche durch das präzise Zusammenwirken von Vestibularapparat und Augenmuskel hervorgerufen wird.

13.

Zählen Sie charakteristische, allgemeine Beschwerden des Hörapparates auf!

Charakteristische, allgemeine Beschwerden des Hörapparates wären z. B.:

- Ohrsekretion,
- Schmerzen,
- Schwindel,
- Hörschwierigkeiten,
- Ohrgeräusche

14.

Welche Symptome können bei vestibulären Störungen auftreten?

Bei Störungen bzw. Beeinträchtigungen des Vestibularapparates (z. B. Autofahren, Schiffsreisen, Karussellfahren) kann es z. B. zu folgenden Symptomen kommen:

- Schwindel,
- Unwohlsein,
- Erbrechen,

- Schweißausbrüche.

Als Ursache für diese Art der Erscheinungen (Kinetosen) diskutiert man, dass von unterschiedlichen Sinnesrezeptoren (z. B. Hörorgan, Sehapparat) sogenannte „diskordante Informationen" das Zentralnervensystem erreichen.

15.

Was versteht man unter dem Meniereschen Svmptomenkomplex?

Charakteristisch für den **Menierschen Symptomenkomplex** sind anfallsweise auftretender Drehschwindel, Ohrensausen, Innenohrschwerhörigkeit, ggf. Übelkeit, Erbrechen und Nystagmus. Als Ursache für solche Erscheinungen diskutiert man u. a. Durchblutungsstörungen des Innenohrs bzw. Drucksteigerungen im Endolymphsystem.

16.

Wie wird auf einfache Art und Weise eine Hörweitenprüfung am Patienten vorgenommen?

Eine einfache **Hörweitenprüfung** am Patienten wird folgendermaßen vorgenommen: Der Patient steht in einem Abstand von ca. 6 m zum Behandler. Dieser flüstert nun Zahlen und Worte, welche der Patient nach Möglichkeit hören sollte.

17.

Was ist charakteristisch für den Vestibulärschwindel

Für den **Vestibulärschwindel** sind folgende Erscheinungen charakteristisch:

- Drehschwindel,
- Schwankschwindel,
- Liftgefühl,
- Ziehen nach einer bestimmten Seite (kann beim Gehen oder Drehen des Körpers auftreten).

18.

Was versteht man unter Ohrklingeln?

Das **Empfinden bzw. Hören von Ohrensausen mit höherer Frequenz** bezeichnet man als Ohrklingeln (Tinnitus).

19.

Auf welche pathologische Situation könnte ein Sekundenschwindel hinweisen?

Der **Sekundenschwindel** (Lage- bzw. Lagerungsschwindel) kann u. U. auf Minderdurchblutung hinweisen.
Achtung: Wichtig ist es seitens des Patienten zu erfahren, ob der Schwindel (ungerichtet) schwankend oder (gleichsinnig) drehend auftritt.

20.

Auf welche Erkrankung kann u. U. Dauer- auf welche Anfallsschwindel hinweisen?

Dauerschwindel (Dreh- bzw. Schwankschwindel) kann u. U. auf einen einseitigen Labyrinthausfall hinweisen; **Anfallsschwindel** (vorwiegend Drehschwindel) kann u. U. auf einen Morbus Meniere deuten.

18 - Nasen – Rachenraum

1.

Erläutern Sie kurz die Anatomie der Nasenhöhle!

Die eigentliche **Nasenhöhle (Cavum nasi)** ist mit einer Schleimhaut dicht ausgekleidet. Die knöcherne Nasenhöhle öffnet sich nach vorn zu einem Durchlass im Gesichtsschädel (Apertura piriformis) und geht dorsal mit paarig angelegten, ovalen, frontalgestellten Luken (Choanen) in den oberen Rachenraum (Nasopharynx) über.

2.

Welches ist die geräumigste Nasennebenhöhle?

Im Prinzip ist die **Kieferhöhle (Sinus maxillaris)** die geräumigste Nasennebenhöhle. Sie stößt oben mit einer relativ zarten Lamelle an die Augenhöhle, medial an die Nasenhöhle und unten an den harten Gaumen (palatum durum).

3.

Erläutern Sie den Aufbau der Nasenschleimhaut!

Hinsichtlich der **Nasenschleimhaut** unterscheidet man zwei Bereiche:

- Regio respiratoria,
- Regio olfactoria (Riechschleimhaut).

Die Regio respiratoria besteht aus einem mehrreihigen Flimmerepithel, es hat die Aufgabe der Reinigung, Erwärmung und Befeuchtung der Atemluft. Das Flimmerepithel ist mit Kinozilien besetzt, die eine exakte Flimmerbewegung zum Rachen hin bewirkt. Die Regio olfactoria erfüllt Aufgaben bezogen auf die Geruchsfunktionen.

4.

Welchen Nachteil kann die reine Mundatmung aufweisen?

Die durch **den Mund eingeatmete Luft** kann weder auf die Körpertemperatur angewärmt noch befeuchtet bzw. gefiltert werden, dadurch kommt es ggf. häufig bei einer behinderten Nasenatmung zu entzündlichen Erkrankungen der Schleimhäute, des Rachens, des Kehlkopfes usw..

5.

Welche Aufgaben hat der Geruchssinn zu erfüllen?

Folgende biologischen **Aufgaben des Geruchssinns** kann man u. a. unterscheiden:

- reflektorische Auslösung der Speichel- und Magensaftsekretion,
- Warnung (u. a. auch vor verdorbenen Nahrungsmitteln),

Beeinflußung einer Reihe von emotionalen Verhaltensweisen (Sexual- Hygieneverhalten etc.).

6.

Welche wesentliche Aufgabe hat der Kehlkopf zu leisten?

Der **Kehlkopf (Larynx)** ist für die Stimmbildung zuständig. Der die Stimme bildende Bereich des Kehlkopfs wird auch als **Glottis** bezeichnet.

7.

Was versteht man unter Phonation?

Bei der **Phonation (Stimmbildung)** werden durch den Luftstrom aus der Lunge die Stimmbänder in Schwingungen versetzt. Dabei kann die Frequenz der Schwingungen durch Änderung der Form und der Spannung der Stimmlippen verändert werden. Die Lautstärke kann über eine Variation der Stärke des Luftstromes variiert werden.

8.

Wo lokalisieren sich beim Menschen die Sinneszellen für den Geschmackssinn?

Für den **Geschmackssinn relevante Sinneszellen** befinden sich beim Erwachsenen **hauptsächlich auf dem Rücken der Zunge**. Hier findet man u. a. auch die Fadenpapillen (Papillae filiformes), welche für die Tastempfindung relevant sind.

9.

Was wissen Sie über die Qualitäten des Geschmackssinns?

Der eigentliche **Geschmackssinn** kann unterschiedliche Qualitäten an Geschmackserlebnissen empfinden: **süß, sauer, salzig und bitter**. Bei nahrungsbedingten natürlichen Geschmacksreizen liegt meist eine Art Mischempfindung der einzelnen Geschmackscharakteristika vor.
Für die einzelnen Geschmacksqualitäten gibt es auf der Zunge spezifische regionale Einteilungen. Süß empfindet man vorwiegend an der Zungenspitze, bitter am Zungengrund, sauer und salzig an den seitlichen Zungenrändern.

10.

Welche biologische Bedeutung hat der Geschmackssinn?

Die relevante biologische **Bedeutung des Geschmackssinns** liegt u. a. in:

- Geschmackswahrnehmungen, um die aufgenommene Nahrung kontrollieren zu können.
- Auslösung von reflektorischen Vorgängen im Bereich des oberen Gastrointestinaltraktes (z. B. Erbrechen und Würgereflex, Speichelsekretion, kephalische Phase der Magensaftsekretion).

11.

Zählen Sie charakteristische, allgemeine Beschwerden bei der Erkrankung der Nase auf!

Charakteristische, allgemeine Beschwerden bei der Erkrankung der Nase wären z. B.:

- Absonderungen aus der Nase,
- Atembehinderung,
- Geruchsempfindungsstörungen,
- Nasenbluten,
- Stirnkopfschmerzen,
- Schmerzen im Gesicht.

12.

Was ist eine Hämoptoe?

Unter einer **Hämoptoe** versteht man das Abhusten von Blut bzw. blutigem Sputum.

13.

An was müssen Sie denken, wenn ein Patient über drei Wochen lang an Heiserkeit leidet?

Bei einer Heiserkeit, welche länger als drei Wochen andauert, ist an ein **Kehlkopfkarzinom** zu denken!

14.

Wann kann es üblicherweise bei Patienten zum Auslösen des Würgereflexes kommen?

Bei einer **Berührung der Rachenhinterwand** – z. B. beim Einsatz eines Nasen – Rachenspiegels – kann es u. U. zum Auslösen des Würgereflexes kommen.

15.

Wann können Koplik-Flecken auftreten und wo sind diese üblicherweise lokalisiert?

Koplik-Flecken treten üblicherweise bei Masern auf und lokalisieren sich vorwiegend in der Wangenschleimhaut im Bereich der Molaren des Unterkiefers.

16.

Wo findet man die Mündung des Ductus Paroditeus?

Die **Mündung des Ductus Paroditeus** findet man in Form einer schwachen Schleimhauterhebung im Bereich der Wangenschleimhaut gegenüber den ersten und zweiten Oberkiefermolaren (Zähne 16 / 17 bzw. 26 / 27).

17.

Auf was könnte an der Rachenwand herunterlaufendes, schleimiges Sekret hinweisen?

An der Rachenwand herunterlaufendes, schleimiges Sekret könnte u. U. auf **entzündliche Prozesse im Nasen- bzw. Rachenraum** hinweisen.

18.

Was wären charakteristische Beschwerden bei Kehlkopferkrankungen?

Charakteristische Beschwerden bei Kehlkopferkrankungen wären z. B.:

- Schluckbeschwerden,
- Heiserkeit,
- Aphonie,
- Husten,
- Schwellung von Lymphknoten im Halsbereich,
- geröteter Larynx.

19.

Wie kann man im Halsbereich recht einfach eine Untersuchung der Schilddrüse (Thyreoidea) vornehmen?

Eine **Untersuchung der Schilddrüse (Thyreoidea)** im Halsbereich erfolgt recht einfach, in dem man von hinten an den Patienten herantritt, und den Hals so umgreift, dass die Daumen sich dorsal paravertebral abstützen können. Nun lässt man den Patienten schlucken und fühlt dabei eine evtl. Vergrößerung bzw. Bewegung der Schilddrüse.

20.

Wann spricht man im Regelfall von einer Dyspnoe?

Man spricht bei einem Patienten in der Regel dann von einer **Dyspnoe**, wenn er mehr Anstrengung und Energie als sonst üblich bzw. gewohnt für die Atmung aufbringen muß.

21.

Was versteht man unter einer Angina im Halsbereich?

Unter dem Begriff **Angina** versteht man eine akute bzw. chronisch verlaufende Entzündung im Bereich des lymphatischen Rachenringes. Durch den Entzündungsprozeß erfolgt eine Anschwellung des Gewebes und somit eine Querschnittenge. Anginen können sowohl als eigenständige Erkrankungen auftreten oder als Begleiterkrankung bei unterschiedlichen Infektionen oder anderen Allgemeinerkrankungen (z. B. Leukämie) in Erscheinung treten.

22.

Erläutern Sie kurz die Plaut-Vincenti-Angina!

Bei einer **Angina Plaut-Vincenti**, welche häufig zwischen dem 20. und 40. Lebensjahr auftritt, kommt es meist durch Bakterien bedingt zu einem einseitigen Belag von Tonsillen mit geschwürigem Zerfall. Dabei existieren nur selten Schluckbeschwerden, auch gibt es nur wenig Temperaturerhöhung.

23.

Zählen Sie Komplikationen einer Streptokokkenangina auf!

Folgende **Komplikationen einer Streptokokkenangina** können u. U. auftreten:

- rheumatisches Fieber,
- Glomerulonephritis,
- Otitis media,
- Perikarditis,
- Endokarditis,
- Myokarditis,
- Tonsilliarabszeß,
- Sepsis.

24.

Was ist eine Sinusitis?

Unter einer **Sinusitis** versteht man eine Entzündung der Nasennebenhöhlen.
Folgende Arten kann man hierbei unterscheiden:

- **Stirnhöhlenentzündung** (starker Schmerz im Stirnbereich, Stirnhöhle ist druckschmerzhaft),
- **Kieferhöhlenentzündung** (u. U. Zahnschmerzen, Schmerz in den Oberkieferbereichen, Druckschmerzhaftigkeit des Nervus infraorbitalis (Austrittspunkt des Unteraugenhöhlennerves),
- **Keilbeinhöhlenentzündung** (Schmerz vorwiegend in der Mitte des Kopfes, kann nach hinten ausstrahlen),
- **Siebbeinzellenentzündung** (Schmerz vor allem hinter den Augen, mit Ausstrahlung in den Strinbereich).

25.

Welche wesentlichen Symptome einer Pharyngitis kennen Sie? An was haben Sie differential-diagnostisch zu denken?

Pharyngitis bedeutet eine Entzündung des Rachens, meist durch Viren, ggf. auch durch Bakterien. Eine solche Entzündung kann direkt bzw. primär erfolgen oder aber auch sekundär auftreten z. B. bei absteigenden Infektionen.
Wesentliche Symptome wären u. a.:

- Schluckbeschwerden,
- trockener, kratziger Hals,
- Heiserkeit,
- Halsschmerzen,

Differentialdiagnostisch wäre an folgende Erkrankungen zu denken:

- Rhinitis,
- unterschiedliche Formen der Angina,
- Tonsillitis,
- Sinusitis,
- Laryngitis.

19 - Fortpflanzungsorgane

1.

Was wird alles zu den inneren und äußeren männlichen Geschlechtsorganen gerechnet?

Folgende anatomische Teile rechnet man zu den **inneren männlichen Geschlechtsorganen**:

- Hoden (Testes),
- Nebenhoden (Epididymis),
- Samenleiter (Ductus deferens) und
- Geschlechtsdrüsen, mit Vorsteherdrüse (Prostata), Bläschendrüsen (Vesiculae seminales), Cowperschen Drüsen (Glandulae bulbourethrales).

Folgende anatomische Teile rechnet man zu den **äußeren männlichen Geschlechtsorganen**:

- Glied (Penis), mit gemeinsam verlaufendem Harn- und Samenweg (Harn-Samenröhre),
- Hodensack (Skrotum).

2.

In welchen Schritten läuft die Spermiogenese ab?

Die **Spermienbildung (Spermatogenese)** beginnt mit der Pubertät und verläuft vorwiegend in den Hodenkanälchen.
Man kann insgesamt gesehen vier Phasen unterscheiden:

- Vermehrungsphase,
- Wachstumsphase,
- Reifungsphase,
- Umbildungsphase (Spermatohistogenese).

3.

Beschreiben Sie kurz den Aufbau eines ausgereiften Spermiums!

Bei **ausgereiften Samenzellen** kann man folgende Abschnitte unterscheiden:

- Kopf,
- Hals,
- Mittelstück,
- Schwanz.

4.

Was bezeichnet man als Ejakulat?

Das **Ejakulat** enthält normalerweise in 1 ml z. T. mehr als ca. 60 Millionen Spermien (Normospermie). Die durchschnittliche Ejakulatmenge beträgt ca. 2 bis 5 ml.

5.

Was bezeichnet man als Hypospermie, was als Oligospermie?

Eine wesentlich geringe Menge der Spermienzahl auf 30 bis 45 Millionen/ml im Ejakulat bezeichnet man als **Hypospermie**. Sinkt die Spermienzahl weiter ab unter ca 20 Millionen/ml, liegt eine sogenannte **Oligospermie** vor.

6.

Was rechnet man alles zu den Samenwegen?

Zu den **Samenwegen** zählt man Teile des Nebenhodens, den Ductus deferens und den Ductus ejaculatorius.

7.

Welches ist der wichtigste Samenspeicher?

Der **Nebenhodengang (Ductus epididymidis)** ist im Prinzip der wichtigste Speicher für den Samen.
Er reicht vom Nebenhodenkopf bis zum Nebenhodenschwanz.

8.

Welche Aufgabe hat die Vesicula-seminalis?

Die **Samenblase** bildet ein schwach alkalisches Sekret (pH 7,3), welches die Hauptmasse der Samenflüssigkeit zur Verfügung stellt. Weiterhin enthält es größere Mengen an Zucker, der für den Stoffwechsel der Spermien relevant ist.

9.

Erläutern Sie kurz die Symptome einer benignen nodulären Hyperplasie der Prostata!

Nach den Symptomen unterscheidet man drei Stadien einer **benignen nodulären Hyperplasie der Prostata**:

- Stadium I, hier ist die Stärke des Harnstrahls signifikant abgeschwächt und der Miktionsbeginn zeitlich verzögert. Patienten klagen oft über zahlreiches Wasserlassen am Tag und auch in der Nacht.
- Stadium II, hier kommt es zu einer weiteren Steigerung der Miktionsfrequenz, allerdings erscheint schon kurz nach dem Wasserlassen die Empfindung, dass die Blase nicht vollständig entleert wurde (Bildung von Restharn).
- Stadium III, hier liegt bei ständigem Harndrang eine Harnverhaltung vor.

10.

Was versteht man unter Skrotum?

Das **Skrotum (Hodensack)** ist der beutelartige, anatomische Teil, welcher die Nebenhoden und die Hoden enthält.
Das Skrotum besitzt ein nahezu fettfreies Unterhautbindegewebe und eine Schicht glatter Muskelzellen, welche für eine Faltung der Skrotalhaut sorgen kann.

Dadurch entsteht eine Oberflächenverkleinerung, welche die Wärmeabstrahlung an die Umgebung vermindern soll.

11.

Was versteht man unter einer Pubertas praecox?

Unter dem Begriff **Pubertas praecox** versteht man die vorzeitige Geschlechtsentwicklung bei Knaben.
Dies wäre der Fall, wenn schon vor dem 10. Lebensjahr die Gonaden reifen und sich Spermien entwickeln würden.
Man kann insgesamt gesehen zwei Arten unterscheiden:

- zentrale Form, hier setzt die pulsatile Sekretion des Gonadotropin-Releasing-Hormons verfrüht ein,
- peripheren Form (gonadotropinunabhängige Form), hier kann man eine Hyperplasie der Leydig-Zellen mit erhöhter Testosteronsekretion feststellen.

12.

Erläutern Sie den Begriff Gynäkomastie!

Der Begriff **Gynäkomastie** charakterisiert eine signifikante Vergrößerung der männlichen Brustdrüse, welche zu ca. 25% einseitig und zu ca. 75% doppelseitig in Erscheinung treten kann. Als Ursache kommt u. U. eine hormonelle Dysbalance in Frage mit deutlichem Überwiegen der Oestrogene.

13.

Was zählt jeweils zu den weiblichen inneren und äußeren Geschlechtsorganen?

Folgende anatomische Teile rechnet man zu den **inneren weiblichen Geschlechtsorganen** (liegen alle im kleinen Becken):

- Eierstöcke (Ovarien),
- Eileiter (Tubae uterinae),
- Gebärmutter (Uterus),
- Scheide (Vagina).

Folgende anatomische Teile rechnet man zu den **äußeren weiblichen Geschlechtsorganen (Vulva):**

- Schamberg (Mons pubis),
- große Schamlippen (Labia majora),
- kleine Schamlippen (Labia minora),
- Kitzler (Clitoris),
- Scheidenvorhof (Vestibulum vaginae) mit Drüsen und Vorhofschwellkörpern (Bulbi vestibuli).

14.

Welche Aufgaben haben die Ovarien? Was versteht man in diesem Zusammenhang unter Oogenese und Ovulation?

Die wesentliche **Aufgabe der Ovarien** ist es für die Bereitstellung von befruchtungsfähigen Eizellen zu sorgen.
Daneben sind sie ebenso verantwortlich für die Bildung von weiblichen Sexualhormonen.
Die Eizellbildung verläuft in drei Sequenzen ab:

- Vermehrungsperiode,
- Wachstumsperiode,
- Reifungsperiode.

Unter **Oogenese** versteht man die Eizellbildung, unter **Ovulation** den Eisprung.

15.

Wie wird das Ei transportiert?

Der **Transport des Eies** geschieht einerseits über den Flimmerstrom der Kinozilien und andererseits über die Peristaltik der Tubenmuskulatur.

16.

Welcher Aufgabe kommt der Gebärmutterschleimhaut zu?

Die **Gebärmutter** dient vor allem während der Schwangerschaft als Halter der Frucht, d. h. die **Schleimhaut** bereitet sich je nach Stand des Menstruationszykluses auf die Einnistung (Nidation) der befruchteten Eizelle vor und partizipiert ebenso am Aufbau des Mutterkuchens (Plazenta). Weiterhin adapiert sich die Uterusmuskulatur hinsichtlich der Vergrößerung der Frucht und dient am Schluß der Schwangerschaft als Austreibungsorgan für das Kind.

17.

Erläutern Sie den Begriff Endometrium!

Das **Endometrium (Uterusschleimhaut)** sitzt der Muskulatur des Uterus direkt auf. Sie ist im Prinzip von einem einschichtigen hochprismatischen Epithel mit zeitweisem Kinozilienbesatz ausgekleidet und enthält Drüsen, deren Ausbildung vom Menstruationszyklus abhängig ist.
Man kann insgesamt gesehen zwei Endometriumschichten unterscheiden:

- Lamina basalis die bei der Menstruation nicht abgestoßen wird,
- Lamina functionalis, diese partizipiert an den Zyklusveränderungen des Endometriums.

18.

Was versteht man unter dem mons pubis?

Mit **Mons pubis** (Schamberg mit Einlagerung von subkutanem Bindegewebe) bezeichnet man das vor und oberhalb der Schamspalte gelegene Hautareal, welches charakteristisch mit der Schambehaarung bewachsen ist.

19.

Was bezeichnet man als Stein-Leventhal-Syndrom?

Der Begriff **Stein-Leventhal-Syndrom** bezeichnet ein Krankheitsbild, bei welchem es zu einer Entstehung zahlreicher Zysten (polyzystische Umwandlung) der Ovarien mit Hirsutismus, Amenorrhoe und Adipositas kommen kann.

20.

Wann spricht man von Sterilität, wann von Infertilität?

Sterilität (Unfruchtbarkeit) bedeutet, wenn trotz regelmäßiger Kohabitationen ohne kontrazeptive Maßnahmen keine Schwangerschaft eintritt.
Infertilität bedeutet das Erfolglosigkeit, eine Schwangerschaft bis zur Lebensfähigkeit des Kindes austragen zukönnen.

21.

Was bezeichnet man als Prämenopause, Menopause, Postmenopause?

Der Begriff **Menopause** bezeichnet den Zeitpunkt der letzten Menstruation. **Prämenopause** bezeichnet den Zeitraum drei Jahre vor und **Postmenopause** bezeichnet den Zeitraum 7 Jahre nach der genannten Menopause.

22.

Wann spricht man von einem Klimakterium?

Von einem **Klimakterium (Wechseljahren)** spricht man, wenn die Übergangsphase von der vollen Geschlechtsreife in das Senium stattfindet. Hierbei stellen die weiblichen Keimdrüsen ihre Funktion ein.

23.

Was ist eine Ovarialinsuffizienz? Nennen Sie beispielhaft Ursachen und Symptome!

Unter **Ovarialinsuffizienz** versteht man eine Funktionsstörung des Ovars.
Die **Ursachen** hierfür können entweder im Hypothalamus-Hypophysen-Svstem als auch in den Ovarien an sich liegen.
Wichtige **Symptome der Ovarialinsuffizienz** können z. B. sein:

- Änderung des Blutungsrhythmus (Rhythmusanomalien),
- Änderung der Blutungsstärke (Typusanomalien),
- Ausbleiben der Blutung (Amenorrhoe),
- Sterilität.

24.

Was ist der Unterschied zwischen Metrorrhagien und Menorrhagien?

Unter **Metrorrhagien** versteht man Blutungen zwischen den einzelnen Regelblutungen. **Menorrhagien** sind überaus starke und zu lange andauernde Menstruationsblutungen.

25.

Erläutern Sie den Unterschied zwischen primärer und sekundärer Amenorrhoe!

Unter einer **primären Amenorrhoe** versteht man das Nichteinsetzen der Regelblutung bis zum 16. Lebensjahr, eine **sekundäre Amenorrhoe** bedeutet das Ausbleiben einer Regelblutung (wenn zuvor eine übliche Menstruation bestand).

26.

Was versteht man unter einer Impotentia generandi bzw. Infertilität im gegensatz zu einer Sterilität?

Infertilität bzw. **Impotentia generandi** bedeutet die Unfähigkeit eine Schwangerschaft auszutragen.
Sterilität hingegen bedeutet die Unfähigkeit schwanger zu werden.

27.

Welchen Hinweis kann eine mangelnde Sekundärbehaarung geben?

Mangelnde Sekundärbehaarung könnte ein Hinweis auf Hormonstörungen (z. B. Östrogene, Androgene) sein.

28.

Was ist eine Frigidität bzw. eine Anorgasmie und wann spricht man von Dyspareunie?

Frigidität bedeutet eine Art von sexueller Gleichgültigkeit. **Anorgasmie** bedeutet das Ausbleiben des Orgasmus. Von **Dyspareunie** spricht man, wenn Beschwerden bei der Kohabitation auftreten.

29.

Wann spricht man von einer Phimose?

Man spricht im Allgemeinen dann von einer **Phimose** am männlichen Glied (Penis), wenn die Vorhaut (Präputium) nicht richtig zurückgezogen (retrahiert) werden kann.

30.

Erläutern Sie den Unterschied zwischen Polymenorrhoe und Oligomenorrhoe!

Unter **Polymenorrhoe** versteht man das Auftreten zu häufiger Regelblutungen. Umgekehrt bedeutet **Oligomenorrhoe** das Auftreten zu seltener Regelblutungen

31.

Was wissen Sie über die Tubarruptur?

Ursache:
Perforation eines Eileiters wegen Tubargravidität, die auf Hyperplasie oder Entzündung(en) des Eileiters zurückzuführen ist und mit Blutung in die freie Bauchhöhle einhergehen kann.

Symptome:

- Schmerzen
- peritoneale Reizung
- zunehmende Anämie
- Schwindel
- Schock.

Komplikationen:

- akutes Abdomen
- Gefahr des Verblutens.

Maßnahmen:
Da es sich um einen absoluten Notfall handelt: Notarzt und Notarztwagen rufen, venösen Zugang legen, Sofortmaßnahmen bei Schock ergreifen.

20 - Pharmakologie

1.

Welche gesetzliche Grundlage ist für den Umgang mit Arzneimitteln maßgebend? Nennen Sie zwei für den HP wichtige Inhalte daraus!

Es handelt sich hier um das Gesetz über den **Verkehr mit Arzneimitteln (AMG)**.
Unter anderem haben folgende Inhalte für den HP eine große Bedeutung:

- Verbot der Verschreibung von Arzneimitteln, deren Verschreibung ausdrücklich Ärzten vorbehalten ist.
- Verbot der gewerbs- oder berufsmäßigen Herstellung und Abgabe von Arzneimitteln ohne Erlaubnis

2.

Welche Definition kennen Sie bezüglich des Arzneimittelbegriffs?

Hier gibt das Gesetz über den **Verkehr mit Arzneimitteln (AMG)** Auskunft.
Es besagt in § 2:
(1) **Arzneimittel** sind Stoffe und Zubereitungen aus Stoffen, die dazu bestimmt sind, durch Anwendung am oder im menschlichen oder tierischen Körper

- Krankheiten, Leiden oder krankhafte Beschwerden zu heilen, zu lindern, zu verhüten oder zu erkennen
- die Beschaffenheit, den Zustand oder die Funktionen des Körpers oder seelische Zustände erkennen zu lassen
- vom menschlichen oder tierischen Körper erzeugte Wirkstoffe oder Körperflüssigkeiten zu ersetzen
- Krankheitserreger, Parasiten oder körperfremde Stoffe abzuwehren, zu beseitigen oder unschädlich zu machen oder
- die Beschaffenheit, den Zustand oder die Funktion des Körpers oder seelische Zustände zu beeinflussen.

3.

Welche Einflüsse bzw. Auswirkungen beschreibt die Toxikologie?

Die **Toxikologie** ist allgemein gesehen die Lehre von schädlichen Einflüssen und Auswirkungen chemischer Substanzen auf Organismen.

4.

Welche Darreichungs- bzw. Applikationsformen von Medikamenten sind in der Praxis gebräuchlich?

Folgende **Darreichungs- bzw. Applikationsformen** von Medikamenten sind in der Praxis geläufig:

- perkutan (durch die Haut bzw. die Schleimhaut),
- per Injektionen (i. c., s. c., i. m., i. v. etc.),
- per Inhalation (z. B. durch ätherische Öle),
- anal (in Form von Suppositorien),
- oral (in Tropfen- oder Tablettenform).

5.

Was beschreiben in der Pharmakologie die beiden Begriffe Antagonismus und Synergismus?

Der Begriff **Synergismus** bezeichnet das Zusammenwirken mehrerer Medikamente untereinander bzw. miteinander. Dieser kann u. U. quantitativ erfaßt werden, einerseits nach den auftretenden Effekten, andererseits nach der Menge der beteiligten Medikamentengrundbestandteile.
Man kann zwei Arten von Synergismus bei Vorliegen einer Kombination von zwei Medikamentengrundbestandteilen unterscheiden:

- additiver Synergismus: Hier kommt es zu einer linearen Addition der Wirkung.
- überadditiver Synergismus: Hier kommt es zu einer Potenzierung der Wirkung.

Im Gegensatz dazu kann es bei einem **Antagonismus** zu Wirkungsverlusten im Hinblick auf den Einsatz von unterschiedlichen Pharmaka kommen.

6.

Durch welche signifikanten Eckwerte wird die therapeutische Breite bei Medikamenten festgelegt?

Die **therapeutische Breite** ist insgesamt gesehen der **Abstand** zwischen der **wirksamen Dosis** und der **letalen Dosis** eines Medikamentes.

7.

Wie ist therapeutische Breite charakterisiert?

Bei pharmakologischen Untersuchungen am Menschen bezieht man die therapeutische Breite nicht auf die bestehende Letalitätskurve, sondern man bedient sich stattdessen sinnvoller Weise der Dosis-Toxizitätskurve.

Die **therapeutische Breite** ist insgesamt gesehen der **Abstand** zwischen der **wirksamen Dosis** und der **letalen Dosis** eines Medikamentes.

8.

Darf ein Heilpraktiker verschreibungspflichtige Medikamente verordnen?

Nein, dies ist ihm ausdrücklich verboten!
Jedes Medikament, welches eine Verschreibungspflicht aufweist bedeutet für den Heilpraktiker ein absolutes Verordnungsverbot. Verschreibungspflichtige Medikamente dürfen immer nur durch einen Arzt z. B. auf einem Rezept abgegeben werden.
Der Heilpraktiker darf nur **freiverkäufliche Arzneimittel** wie z.B. verschiedene Pflanzenbestandteile für unterschiedliche Tees, die auch außerhalb einer Apotheke frei verkäuflich sind und apothekenpflichtige Arzneimittel (z. B. verschiedene Homöopathika bzw. Phytotherapeutika - auch zum Injizieren) auf Rezept verordnen.

9.

Welche Medikamente darf ein Heilpraktiker ebenfalls nicht verordnen?

Neben den verschreibungspflichtigen des AMG ist dem Heilpraktiker ebenso das Verordnen und natürlich auch Applizieren von Betäubungsmitteln verboten. Diese Tatsache basiert auf dem **Betäubungsmittelgesetz (BtMG)** bzw. Gesetz über den Verkehr mit Betäubungsmitteln.

10.

Erklären Sie den Begriff Distribution!

Der Begriff **Distribution** in der Pharmakologie betitelt und beschreibt wie bzw. auf welche Art und Weise Medikamente und somit Arzneistoffe auf ein oder mehrere Körpergewebe- bzw. Körperorgane verteilt werden.

11.

Was versteht man in der Pharmakologie unter der Galenik?

Der Begriff **Galenik** beschreibt in der Pharmakologie die Art und Form der möglichen und tatsächlichen Zubereitung von Medikamenten bzw. Pharmaka.

12.

Was versteht man unter Adstringenzien?

Adstringenzien sind Mittel, die z. B. auf Schleimhäuten und Wunden z. T. leicht blutstillend („zusammenziehend“) und ggf. auch antibakteriell und leicht anästhesierend wirken können.

14.

Wie lassen sich Arzneimittel und Medizinprodukte von ihrer Wirkung her unterscheiden?

Arzneimittel wirken beim Patienten u. a. mehr auf chemische Art und Weise im oder am Körper des Patienten, **Medizinprodukte** mehr in physikalischer Hinsicht (es handelt sich hier vorwiegend um Geräte, Apparate und Stoffe zur Diagnose und Verhütung von Krankheiten, Linderung von Gebrechen usw.).

15.

Was ist eine Arzneimittelcharge?

Die **Arzneimittelcharge** ist die jeweils in einem einheitlichen Herstellungsgang erzeugte Menge eines Pharmakons bzw. Arzneimittels.

16.

Erläutern Sie den Begriff biologische Verfügbarkeit hinsichtlich eines Pharmakons!

Mit dem Begriff **biologische Verfügbarkeit** kann man die Menge (und ggf. auch die Geschwindigkeit) an Wirkstoff eines Medikamentes bezeichnen, die vom Organismus aufgenommen (resorbiert) wird und daraufhin an den entsprechenden Wirkort gelangt.

17.

Was versteht man in der Arzneimittellehre unter der Kinetik eines Pharmakons?

Unter der **Kinetik eines Pharmakons** (Pharmakokinetik) versteht man z. B. den Verlauf von Konzentrationen eines Pharmakons in verschiedenen Organen, Organgeweben etc. des menschlichen Organismus.
Die Konzentrationsveränderungen von Pharmaka im Organismus sind z. T. abhängig von der Zeit - d. h. es ergeben sich folgende Fragestellungen: Wo und wie schnell wird ein Arzneistoff resorbiert, wie verteilt er sich im Organismus; wo und in welcher Art und Weise wird er eliminiert bzw. ausgeschieden?

18.

Was versteht man in der Arzneimittellehre unter der Dynamik eines Pharmakons?

Bei der **Dynamik eines Pharmakons** (Pharmakodynamik) stehen die Fragen im Vordergrund: Wo, wie und warum kann ein pharmakologischer Effekt zustande kommen?
Die Pharmakodynamik versucht die Art der Wirkung und den Wirkungsmechanismus eines Pharmakons zu beschreiben oder auch aufzuklären.

19.

Erläutern Sie eine Toleranzentstehung und die Tachyphylaxie bezogen auf den Bereich der Pharmakologie!

Eine Gewöhnung oder Toleranzentstehung bildet sich z.B. bei häufiger Einnahme eines Medikamentes heraus. Es kann so zu einer **Abnahme der Empfindlichkeit** des Organismus kommen. Dadurch wird die **Wirkung** dieses Medikamentes im Laufe der Zeit **immer geringer**. Um allerdings gleichbleibende pharmakologische Ergebnisse beim Patienten zu erhalten, muß die Dosis erhöht werden. Nun beginnt der Kreislauf des Toleranzeffektes von neuem.
Tachyphylaxie beschreibt eine **Abnahme der Empfindlichkeit** eines Organismus **innerhalb relativ kurzer Zeit** (Minuten bis einige Stunden) bezogen auf ein ganz bestimmtes Medikament bzw. einen bestimmten Wirkstoff.

20.

Was versteht man unter einer Zulassung von Arzneimitteln?

Die **Zulassung von Arzneimitteln** bedeutet die Erlaubnis zu erhalten, ein Arzneimittel in den Handel (z.B. Apotheke) zu bringen. Folgende Voraussetzungen müssen hierfür z. B. geleistet werden:

- Nachweis der Unbedenklichkeit (Achtung: nicht Unschädlichkeit),
- Nachweis der Qualität,
- Nachweis der Wirksamkeit.

Die einzelnen Zulassungen werden vom Bundesinstitut für Arzneimittel und Medizinprodukte (BfArM) vergeben.
Ausnahmen stellen die Homöopathika dar. Sie benötigen bzw. erhalten keine Zulassung, sondern werden beim BfArM in ein Register eingetragen. Bei homöopathischen Mitteln braucht die eigentliche Wirksamkeit nicht nachgewiesen werden, wenn gleichzeitig auch keine Angaben über die Wirksamkeit gemacht werden.

21.

Was ist ein Unguentum?

Unter einem **Unguentum** versteht man im eigentlichen Sinne eine **Salbe**, d. h. eine streichfähige, halbfeste Zubereitung eines Medikamentes zur Anwendung auf die Haut bzw. Schleimhaut.
Vergleichbar mit den Salben sind z. B. auch Cremes, Gels und Lotionen - der Unterschied besteht meist in der Höhe des Flüssigkeitgehaltes und somit auch der Konsistenz.

22.

Erläutern Sie den Begriff – Maximaldosis und erklären Sie, was in diesem Zusammenhang „pro die“ bedeutet!

Für die Gabe eines Medikamentes an einen Patienten ist die Maximaldosis oft entscheidend.
Die **Maximaldosis** gibt die Höchstmenge eines Medikamentes an, die nicht ohne Gefahr für den Kranken überschritten werden darf! Die Maximaldosis ist insgesamt gesehen auf den Tag bezogen - in der medizinischen Terminologie mit „pro die“ (für einen Tag) betituliert.

23.

Welche Aufgaben haben Antikoagulanzien?

Antikoagulanzien sind Mittel bzw. Medikamente, welche die Gerinnungsfähigkeit des Blutes eines Menschen vermindern können (z. B. Heparine, Marcumar).

24.

Was sind Fertigarzneimittel?

Fertigarzneimittel sind Medikamente, welche im Voraus hergestellt und in einer bestimmten Verpackung in den Handel bzw. Verkehr gebracht werden. Fertigarzneimittel sind auch vom Apotheker auf Vorrat abgefüllte Arzneikräuter, Salben, Flüssigkeiten oder Pulver.

25.

Was bedeutet Indikation, was Kontraindikation im allgemeinen Sinne?

Indikation bezeichnet das Einsatzgebiet bzw. Einsatzmöglichkeiten z. B. eines Arzneimittels oder Medikamentes auf den Patienten bezogen.
Kontraindikation bezeichnet die Gegenanzeigen, wann ein bestimmtes Medikament bzw. Arzneistoff z. B. beim Patienten nicht eingesetzt werden darf.

21 – Schmerz

1.

Welche biologische Bedeutung hat der Schmerz und was versteht man in diesem Zusammenhang unter Nozizeption?

Die **Bedeutung des Schmerzes** für den Menschen liegt primär darin, den Organismus einerseits über schädigende Einflüsse (z. B. Noxen) zu informieren und andererseits ihn vor Schäden auf Dauer zu schützen.
Als **Nozizeption** wird – durch die Auslösung bedingt – eine Weiterleitung und zentrale Verarbeitung von Schmerzimpulsen bezeichnet.

2.

In welche zwei großen Arten von Kategorien kann man den Schmerz einteilen?

Insgesamt gesehen läßt sich der Schmerz nach seinem jeweiligen Entstehungsort in folgende zwei Kategorien einteilen:

- **somatischer Schmerz** (Schmerzempfindung von der Haut, den Muskeln, den Gelenken, den Knochen oder dem Bindegewebe ausgehend),
- **visceraler Schmerz** (auch Eingeweideschmerz genannt, Schmerzempfindung von inneren Organen ausgehend).

3.

Erläutern Sie bitte die Begriffe: Oberflächenschmerz und Tiefenschmerz!

Als **Oberflächenschmerz** bezeichnet man Reizempfindungen, welche in der Haut lokalisiert sind. Es handelt sich hierbei um einen hellen Schmerz, welcher relativ gut zu lokalisieren ist und nach Beendigung des Reizes schnell wieder vergeht.
Als **Tiefenschmerz** bezeichnet man einen Schmerz, der vorwiegend von Gelenken, Knochen, Muskeln und Bindegeweben ausgeht. Es handelt sich hierbei um einen dumpfen Schmerz, welcher schwerer exakt zu lokalisieren ist und eher dazu neigt, in die Umgebung auszustrahlen.

4.

Was versteht man unter Nozizeptoren, z. B. in der Haut?

Unter dem Begriff **Nozizeptoren** versteht man Schmerzrezeptoren, welche sich auch in der Haut befinden.
Nozizeptoren in der Haut sind meist polymodal, d. h. sie können durch unterschiedliche Reizeinwirkungen erregt werden, wie z. B. durch chemische Reize (z. B. Säureverätzung), mechanische Reize (z. B. Nadelstiche) oder durch thermische (Hitze, Kälte).

5.

Was versteht man unter einer Algesimetrie?

Der Begriff **Algesimetrie** bedeutet Schmerzmessung bei einem Probanden. Man kann eine **subjektive Algesimetrie** (hier werden elektrische, mechanische, thermische oder chemische Reize unterschiedlicher Intensität appliziert) von einer **objektiven Algesimetrie** unterscheiden. Bei letzterer werden u. a. motorische und vegetative Reaktionen als Maß für die Schmerzstärke herangezogen (z. B. Registrierung der durch den Schmerzreiz ausgelösten Hirnrindenpotentiale (evozierte Potentiale), weiterhin kann u. U. eine Messung des Pupillendurchmessers einen Hinweis auf den Grad der Sympathikusaktivierung geben).

6.

Schmerz ist vielfach von vegetativen Reaktionen begleitet – geben Sie hierfür Beispiele an!

Bei **Schmerzen** kommt es vorwiegend zu einer Sympathikusaktivierung und zur Abgabe von Katecholaminen.
Folgende Reaktionen beim Patienten können dabei u. U. auftreten:

- Zunahme der Herzfrequenz,
- Blutdrucksteigerung,
- Pupillenerweiterung.

Weiterhin können gerade bei **visceralen Schmerzen** (z.B. einer Nieren - oder Gallenkolik) folgende Symptome mit auftreten:

- Übelkeit,
- Erbrechen,
- Schweißausbruch,
- ggf. Blutdruckabfall.

Schließlich kann ein Schmerzreiz auch motorische Reaktionen auslösen, wie z. B. Fluchtreaktion (beim Berühren eines heißen Gegenstandes) oder Muskelverspannungen.

7.

Erläutern Sie folgende Begriffe: Hyperalgesie, Hyperästhesie!

- **Hyperalgesie** bedeutet eine gesteigerte Schmerzempfindlichkeit gerade bei Einwirkungen belastender Reize. Verursacht wird dies durch eine Sensibilisierung der Schmerzrezeptoren.
- **Hyperästhesie** ist eine Überempfindlichkeit speziell der Haut hinsichtlich aller Sinnesmodalitäten.

8.

Erläutern Sie folgende Begriffe: Hyperpathie, Hypoalgesie!

- **Hyperpathie** bedeutet eine veränderte Schmerzempfindlichkeit, die vor allem dadurch hervortritt, dass der Schmerz zeitlich verzögert eintritt und dann u. U. verstärkt eintritt und den Reiz für längere Zeit überdauert.
- **Hypoalgesie** bedeutet eine verminderte Schmerzempfindlichkeit bei Einwirkung von belastenden Reizen.

9.

Erläutern Sie folgende Begriffe: Allodynie, Analgesie, Anästhesie!

- **Allodynie** bedeutet eine Schmerzempfindlichkeit vor allem der Haut bei Belastung bzw. Einwirkung von normalen thermischen bzw. mechanischen Reizen, deren Ursache auf eine inadäquate Reaktion der Schmerzrezeptoren auf nichtnoxische Reize zurückzuführen ist.
- **Analgesie** ist eine Art Schmerzlosigkeit, z. B. bei Durchtrennung oder Blockade eines Nerven bzw. Nervengebietes.
- **Anästhesie** bedeutet eine Unempfindlichkeit hinsichtlich aller Sinnesmodalitäten.

10.

Wie kann ein übertragener Schmerz zustande kommen?

Die Reizung von Nozizeptoren innerer Organe wird oft nicht nur als reiner Eingeweideschmerz empfunden, sondern auch als Schmerz an bestimmten Partien der Körperoberfläche.
Eine derartige, zusätzliche Schmerzlokalisation bezeichnet man auch als **übertragenen Schmerz**. Diese Art der Schmerzübertragung geschieht jeweils in den Abschnitt der Körperperipherie, welche von demselben Rückenmarksegment wie das betroffene Organ versorgt wird (vgl. Headsche Zonen).

11.

Wie könnte u. U. Muskeltonus und Schmerz zusammenhängen?

Gerade eine Reizung somatischer oder viszeraler Nozizeptoren kann ggf. zu einer **Erhöhung des Muskeltonus**, in Extremfällen zu reflektorischen Dauerkontraktionen, (**Muskelverspannungen**) führen. Z. B. können Kopfschmerzen Verspannungen der Hals- und Nackenmuskulatur iniziieren, ebenso Bauchschmerzen eine Anspannung der Bauchmuskulatur („Abwehrspannung“).
Dieser entstandene erhöhte Muskeltonus führt parallel wieder zu Muskelschmerzen und zu einer weiteren Empfindlichkeit der Muskulatur.

12.

Nennen Sie Beispiele für den sog. zentralen Schmerz!

Beispiele für den sog. **zentralen Schmerz** wären:

- Anaesthesia dolorosa – ggf. nach Abriß von Hinterwurzeln,
- Thalamusschmerz - bei pathologischen Störungen im Gebiet der sensorischen Thalamuskerne.

13.

Was versteht man unter einer Kausalgie?

Bei sehr schweren Verletzungen der Nerven kann ein bestimmter Symptomenkomplex mit auftreten, diesen nennt man auch **Kausalgie**. Folgende Erscheinungen kann dieser Symptomenkomplex u. U. zeigen:

- Dauerschmerzen im zugehörigen Versorgungsgebiet,
- Durchblutungs- Versorgungsstörungen des zugehörigen Versorgungsgebiet (Hinweis auf eine Beteiligung des sympathischen Nervensystems).

14.

Was bezeichnet man als Phantomschmerz?

Nach Amputationen kann in manchen Fällen das wachsende Narbengewebe einen Reiz auf die verbliebenen Schmerzfasern im Stumpf auslösen. Der damit verbundene Schmerz wird in dem nicht mehr vorhandenen Gliedmaß empfunden. Aus diesem Grund spricht man hier von einem **Phantomschmerz**.

15.

Was ist eine Parästhesie?

Unter dem Begriff **Parästhesie** versteht man eine Mißempfindung der Nerven, wie z. B. Stechen, Taubheitsgefühl, Kribbeln etc.. Ursache hierfür können u.U. Störungen der Durchblutung sensibler Nervenbahnen sein, z. B. wenn durch Druck eine Unterbrechung der arteriellen Blutversorgung stattfindet.

22 - Onkologie

1.

Was sind Tumore und wie können diese – allgemein gesehen – entstehen?

Tumore d. h. Gewebsgeschwülste entstehen vorwiegend durch ein gesteigertes Wachstum von körpereigenen Zellen, welche sowohl progressiv als auch autonom, d. h. unabhängig von übergeordneten Regulationssystemen irgendwelcher Art wachsen.

2.

Wie kann man Tumore nach ihrer Prognose einteilen?

Nach ihrer **Prognose könnte man Tumore folgendermaßen einteilen:**

- bösartige (maligne) Tumore,
- gutartige (benigne) Tumore,
- semimaligne Tumore, welche eine Zwischenstellung bezogen auf die o. g. Tumore anzeigen.

3.

Nennen Sie mögliche Ursachen (Ätiologie) einer Tumorentstehung!

Die **Ursachen bzw. Ätiologie einer Tumorentstehung** ist im Einzelnen noch nicht vollkommen geklärt und teilweise umstritten. Man kann aber insgesamt gesehen folgende Einteilung vornehmen:

- endogene Ursachen (z. B. endokrine Fehlsteuerungen, erbliche Disposition, autosomal-dominant vererbte Mutationen, etc.),
- exogene Ursachen (z. B. onkogene Viren, ionisierende Strahlen, chemische Karzinogene (Rauchen!) etc.).

4.

Was versteht man unter Präkanzerogene oder sekundäre Kanzerogene?

Man bezeichnet solche Verbindungen als **Präkanzerogene oder sekundäre Kanzerogene**, welche u. U. nicht direkt selbst eine pathogene Wirksamkeit an den Tag legen, sondern erst durch eine mögliche Biotransformation in das eigentliche Karzinogen, d. h. den krebserzeugenden Stoff, verwandelt werden.

5.

Was sind primäre Karzinogene?

Die **primären Karzinogene** wirken ohne eine weitere metabolische Aktivierungsstufe krebserzeugend, im Gegensatz zu den Präkanzerogenen oder sekundären Kanzerogenen.
Folgende Substanzgruppen der primären Karzinogene kann man feststellen:

- verschiedene anorganische Substanzen (z. B. teilweise auch Schwermetalle, Asbest, Chrom, Mangan, Arsen,

Cadmium),
- aromatische Amine,
- alkylierende Substanzen (z. B. Lost- und N-Lost-Derivate, Epoxide, Alkylsulfonsäureester),
- teilweise Naturstoffe wie z. B. Aflatoxine, Alkaloide etc.,
- polycyclische aromatische Kohlenwasserstoffe.

6.

Was sind Kokarzinogene?

Unter dem Begriff **Kokarzinogene** versteht man Verbindungen, welche den eigentlichen karzinogenen Effekt eines Karzinogens verstärken können. Manchmal spricht man in diesem Zusammenhang auch teilweise von sogenannten **Promotoren**.

7.

Welche Charakteristika weisen gutartige Tumore auf?

Folgende Charakteristika können **gutartige (benigne) Tumore** aufweisen:
- Langsames Wachstum,
- expansives (verdrängendes) Wachstum,
- keine Infiltrierung des Gewebes, welches den Tumor umgibt,
- niedrige Zellteilungsrate,
- Tumorgewebe unterscheidet sich vom eigentlichen Ursprungsgewebe nur marginal und ist somit noch in der Lage, ursprüngliche Funktion zu übernehmen.

8.

Welche Charakteristika weisen bösartige Tumore auf?

Folgende Charakteristika können **bösartige (maligne) Tumore** aufweisen:
- Relativ schnelles Wachstum mit einer großen Zellteilungsrate,
- zytologisch findet man Abweichung vom normalen Zellbau und eine Vielgestaltigkeit der Zellen (Zellpolymorphien),
- Zytoplasma weist z. T. einen großen Gehalt an Ribonucleinsäuren auf,
- oft findet man große multiple Nucleoli,
- maligne Geschwülste sind entdifferenziert (Grad der Entdifferenzierung kann etwas über die Malignität aussagen),
- maligne Geschwülste wachsen vorwiegend invasiv und destruierend. Maligne Tumore orientieren sich nicht an Gewebsgrenzen, sie brechen in Organe und Gefäße ein und bilden häufig an anderen Stellen des Körpers Tochtergeschwülste (Metastasen).

9.

Was sind Tumormarker und welche Bedeutung können diese aufzeigen?

Gerade Tumorzellen können ähnlich wie die Embryonalzellen ganz bestimmte Eiweißstrukturen ausbilden. Genau diese Proteine, welche als **Tumormarker** bezeichnet werden einerseits für eineTumordiagnosrik relevant sein, mehr allerdings noch für eine Verlaufskontrolle der Tumorerkrankung.

10.

Welche massiven Folgen kann eine schnelle Tumorbildung mit sich bringen?

Würde ein **Tumor im Körper des Patienten zu rasch wachsen**, so dass die ihn versorgenden Gefäße nicht schnell genug im Wachstum folgen könnten, oder würde das den Tumor ernährende Gefäß durch infiltrierende Tumorzellen verlegt, so kann sich eine Nekrose im Innern des eigentlichen Tumors entwickeln. Dieser Zustand kann einerseits zu Sekundärinfektionen führen und andererseits gelangen pathologische Eiweißbruchstücke („Nekrosetoxine") in den Blutkreislauf, welche den gesamten Organismus schädigen könnten (u. U. Leber etc.).

11.

Nennen Sie unterschiedliche Metastasierungswege!

Folgende unterschiedliche **Arten der Metastasierungswege** kann man unterscheiden:

- lymphogen, das bedeutet auf dem Lymphweg,
- hämatogen, das bedeutet auf dem Blutweg,
- direkte Metastasierung innerhalb seröser Höhlen bzw. in Ausführungsgängen (Metastasierung per continuilatem).

12.

Wie kann man Tumore in der Pathologie einteilen?

Normalerweise teilt man **Tumore in der Pathologie** nach ihrer Abstammung bzw. ihrem Herkunftsort ein. Man kann hierbei folgende Arten von Tumoren unterscheiden:

- epitheliale,
- mesenchymale,
- neurogene.

Daneben erfolgt noch die Einteilung in gutartige (benigne) und bösartige (maligne) Geschwülste.

13.

Geben Sie Beispiele für mesenchymale Tumore!

Beispiele für **mesenchymale Tumore** wären u. a. Tumore des Fett-, Knorpel-, Binde-, - und Knochengewebes sowie der Muskulatur.
Man zählt zu den gutartigen mesenchymalen Tumoren z. B.:

- Fibrome,

- Lipome,
- Chondrome,
- Osteome,
- Myome.

14.

Geben Sie eine Einteilung der Osteome an!

Osteome sind gutartige Knochentumore, folgende Einteilung bzw. Arten wären zu nennen:
- Osteoma durum (eburneum), besteht fast komplett aus Knochengewebe,
- Osteoma spongiosum, enthält im Inneren schwammige Knochen- und Markräume,
- Osteoma medullosum, hier überwiegt das eigentliche Knochenmark.

15.

Was sind Fibrome?

Die **Fibrome** sind Tumore bzw. Geschwülste, die dem fibrillären Bindegewebe entstammen.
Sie können entweder relativ wenige Kerne und viele Fasern (Fibroma durum) enthalten oder umgekehrt viele Kerne und wenig Fasern (Fibroma molle).

16.

Welche Folgen der Bildung maligner Tumoren sind zu erkennen?

Folgen der **Bildung maligner Tumoren** können u. U. sein:
- Allgemeine Erscheinungen wie z. B. Fieber, Leuko- und Thrombozytose, Anämie, Stoffwechselstörungen, Leber- und Nierenbelastungen, Fieber, Gewichtsabnahme (u. U. Kachexie),
- Gewebezerfall mit Sekundärinfektion,
- Gefäßwandzerstörung mit massiver Blutungsgefahr,
- Perforation (Durchbruch) der Geschwulst z. B. in seröse Höhlen mit darauf folgender Infektion (z. B. Peritonitis),
- Verlegung wichtiger Hohlorgane (z. B. Magen, Darm, Bronchien).

17.

Welches sind die häufigsten gutartigen epithelialen Tumore?

Die am häufigsten vorkommenden gutartigen epithelialen Tumoren sind die, welche vom Drüsenepithel ausgehen, man nennt sie deshalb **Adenome**.
Ist das Bindegewebe im Tumor relativ faserreich, so bezeichnet man sie als **Fibroadenome**, bei Adenomen mit vorwiegend zystischen Erweiterungen der Drüsen von **Adenokystomen**.

18.

Was wird als Sarkom bezeichnet?

Als **Sarkome** bezeichnet man vorwiegend bösartige mesenchymalen Tumore. Hierunter zählt man:

- Chondrosarkome, welche vom Knorpelgewebe abstammen,
- Osteosarkome, welche vom Knochengewebe abstammen,
- Fibrosarkome, welche vom fibrillären Bindegewebe abstammen,
- Retikulum- und Lymphosarkome, welche vom Retikulum- und Lymphgewebe abstammen,
- Liposarkome, welche vom Fettgewebe abstammen,
- Myosarkome, welche vom Muskelgewebe abstammen.
- Sehr häufig sind Sarkome nachhaltig entdifferenziert, dadurch verbleibt nur noch wenig Ähnlichkeit mit dem eigentlichen Muttergewebe.

19.

Was sind Karzinome?

Mit dem Begriff **Karzinome** bezeichnet man bösartige epitheliale Tumoren. Beispiele hierfür wären u. a. Plattenepithel- und Adenokarzinome.

20.

Zählen Sie einige wichtige hirneigene Tumore auf!

Folgende wichtige **hirneigenen Tumoren** können unterschieden werden:

- Medulloblastom,
- Gliome,
- Glioblastom.

Daneben existieren noch von den Hirnnerven ausgehende Geschwülste, welche man Neurinome nennt.

21.

Erläutern Sie relevante Fakten von Tumoren des Nervensystems

Tumore des Nervensystems kommen vorwiegend im Zentralnervensystem und hier vor allem im Bereich des Gehirns (Cerebellum) vor. Histologisch betrachtet sind es relativ gutartige Gehirntumore, sie sollten aber biologisch betrachtet als maligne angesehen werden, da sie alle lebensbedrohlich sein können!

Aufgrund der fehlenden Expansionsmöglichkeit, bedingt durch die Lage dieser Tumore innerhalb der Schädelhöhle, wird:

- Hirngewebe durch das Tumorgewebe verdrängt,
- Hirngewebe dadurch geschädigt.
- Es kann der intrakranielle Drucs (Schädelinnendruck) steigen.

- Es kommt dann zu Hirndruckzeichen, wie Benommenheit, Gesichtsfeldeinschränkung, Augenmuskellähmungen Kopfschmerzen, Atemstörungen etc..

22.

Was ist ein Meningeom?

Unter einem **Meningeom** versteht man einen von der weichen Hirnhaut (Pia mater) iniziierten bzw. ausgehenden, im Allgemeinen gutartigen Tumor. Dieser wird nicht zu den hirneigenen Geschwulsterkrankungen im engeren Sinn gezählt. Meningeome wachsen relativ gemächlich von der Oberfläche aus gegen die Gehirnmasse und können diese dabei z. T. verdrängen. **Achtung:** Teilweise können Meningeome das knöcherne Schädeldach durchdringen; die einzelnen Tumore sind relativ gefäßreich und teilweise im Inneren verkalkt.

23.

Was ist ein Skyballa und was könnte dieser vortäuschen?

Unter dem Begriff **Skyballa** versteht man Kotballen, also im Darm eingetrocknete Kotmassen. Diese könnten u. U. Darmtumore vortäuschen.

23 – Psychologie

1.

Nennen Sie die beiden grundlegenden Formen von Konflikten!

Man kann folgende Konfliktformen unterscheiden:
- **Appetenz-Appetenz-Konflikt** (hiervon spricht man, wenn zwei Gedanken, Ideen, Impulse, Bestrebungen etc. in derselben Intention gewünscht werden.),
- **Appetenz-Aversions-Konflikt** (hiervon spricht man, wenn zwei Gedanken, Ideen, Impulse, Bestrebungen etc. sich kontrovers gegenüberstehen).

2.

Nennen Sie mögliche Abwehrmechanismen für Konflikte seitens eines Patienten!

Beispiele für sogenannte **Abwehrmechanismen** wären z. B.:
- **Projektion** (sogenannte „Übertragung“, Verschiebung eigener Wünsche nach außen),
- **Verdrängung** (z. B. von Wünschen und Trieben in das Unterbewußtsein),
- **Sublimierung** (Ausleben anerkannter Beschäftigungen anstelle z. T. verdrängter Wünsche und Triebe),
- **Verleugnung** (Nichtwahrhabenwollen von Wünschen und Trieben),
- **Konversion** (Somatisierung von psychischen Konflikten).

3.

Geben Sie eine mögliche Gliederung verschiedener Neurosearten an!

Die verschiedenen Neurosen könnte man - nach ihrem Erscheinungsbild - u. U. folgendermaßen aufgliedern:
- **Organneurosen** (im Vordergrund stehen funktionelle körperliche Störungen - vgl. auch „psychosomatische Störungen“),
- **Psychoneurosen** (im Vordergrund stehen psychische Symptome, wie z. B. Zwänge, Depressionen, Ängste),
- **Charakterneurosen** (im Vordergrund stehen spezielle, z. T. sehr auffällige Persönlichkeitsmerkmale bzw. Persönlichkeitsstrukturen - vgl. auch „Persönlichkeitsstörungen“).

4.

Erläutern Sie den Begriff Phobie und nennen Sie mögliche Symptome!

Bei einer **Phobie** handelt es sich um eine Angststörung, die objekt- bzw. situationsbezogen ist. Dabei kann schon durch Gedanken an diese Objekte bzw. Situationen eine Erwartungsangst ausgelöst werden. Die Folge ist möglicherweise ein signifikantes Vermeidungsverhalten.
Folgende Symptome können bei **Phobien** z. B. unterschieden werden:

- **vegetative Symptome** (z. B. Schweißausbrüche, Tachykardie, Hyperventilation),
- **psychomotorische Symptome** (je nach „Verhaltensmuster" von Erregbarkeit bis Starre),
- **individuelle, subjektive Symptome** (z. B. Unruhe, Gereiztheit, Beklemmungsgefühle).

5.

Eräutern Sie kurz den Unterschied zwischen einer Phobie und einer Angstneurose!

Phobien sind Ängste, die auf bestimmte Situationen oder Objekte ausgerichtet sind.
Angstneurosen dagegen haben keine solche Ausrichtung, sondern tangieren den Betroffenen häufig in Situationen, in denen er sich hilflos oder allein gelassen fühlt.
Die Ängste bei einer solchen Neurose können z. T. anfallsartig (über kürzere oder längere Intervalle hinweg) auftreten.

6.

Geben Sie einen signifikannten Hinweis zur Differentialdiagnose zwischen Psychose und Neurose!

Patienten, die unter einer **Neurose** leiden, sind von ihren intellektuellen Fähigkeiten und ihrem vitalen Umfeld her betrachtet relativ störungsfrei.
Dagegen haben Patienten, die unter einer **Psychose** leiden, intellektuelle Störungen bzw. Beeinträchtigungen in ihrem vitalen Umfeld.

7.

Nennen Sie einige unspezifische Begleitsymptome einer Neurose!

Unspezifische Begleitsymptome von Neurosen wären z. B.:
- emotionale Labilität,
- Selbstunsicherheit,
- Mangel an Selbstvertrauen,
- körperliche und intellektuelle Leistungsschwankungen,
- Hemmungen,
- Stimmungsschwankungen.

8.

Nennen Sie einige wesentliche Kennzeichen affektiver Psychosen!

Kennzeichen der affektiven Psychosen wären z. B. pathologische Verstimmungszustände eines Patienten, die sich u. a. in manischen bzw. depressiven Syndromen äußern können.
Weiterhin signifikant für dieses Krankheitsbild ist das phasenhafte bzw. episodenhafte Auftreten und Verlaufen der Krankheitserscheinungen mit zwischengeschalteten Zeitphasen, in denen pathologische Symptome (z. T. vollkommen) fehlen.
Symptomatisch sind auch Veränderungen des Denkens (z. B. verlangsamte Denkabläufe bei einer Melancholie) bzw. des

Antriebs (häufig Verminderung, seltener Steigerung des Antriebs bei einer Melancholie).

9.

Welche charakteristischen Symptome können bei einer zykloiden (manisch-depressiven) Erkrankung auftreten?

Eine **zykloide (manisch-depressive) Erkrankung** ist vor allem gekennzeichnet durch z. T. extreme Stimmungsschwankungen und Stimmungsverschiebungen.
Die Stimmung kann episodenhaft von manischen (euphorischen, gehobenen) zu melancholischen (depressiven) Gemütszuständen wechseln.
Die **Manie** besteht in einem vorwiegend heiteren Erregungszustand (gehobenes Selbstwertgefühl, sorglose Heiterkeit, Rede-, Mitteilungs- und Beschäftigungsdrang). Krankheitsgefühl und Krankheitseinsicht fehlen z. T. vollkommen.
Die **Depression** ist das extreme und genaue Gegenteil der Manie: gedrückte Stimmung mit Ängsten und Hemmungen, Minderwertigkeitsgefühle, Schlafstörungen, Gedanken an Suizid; möglich wären auch Wahnideen und Halluzinationen.

10.

Womit befaßt sich die forensische Psychiatrie?

Schwerpunkt der **forensischen Psychiatrie** bilden gerichtliche bzw. rechtliche Aspekte und Hintergründe von psychiatrischen Erkrankungen (z. B. Frage nach verminderter Schuldfähigkeit bzw. Schuldunfähigkeit, Möglichkeit einer Einweisung in psychiatrische Einrichtungen etc.).

11.

Welche Kriterien haben standardisierte psychologische Testverfahren mindestens zu erfüllen?

Standardisierte psychologische Testverfahren müssen folgende Kriterien erfüllen:

- Objektivität,
- Validität,
- Reliabilität.

12.

Wie reagieren Sie in einer Therapie auf psychotische Erregungszustände?

Psychotische Erregungszustände sind als psychiatrische Notfallsituationen zu betrachten!
Sinnvoll wäre ein medikamentöses Eingreifen (z. B. Sedierung mit Neuroleptika), um diese Krise zu mindern bzw. zu stoppen.

13.

Was versteht man unter Zwangsgedanken bei Patienten?

Unter **Zwangsgedanken** versteht man sich immer wieder aufdrängende Vorstellungen und „geistige Bilder". Diese - vom Patienten selbst zwar z. T. als irreal erlebt und bewertet - können von ihm allerdings aus eigenem Willen nur überaus schwer verhindert oder kontrolliert werden.

14.

Nennen Sie wesentliche Merkmale eines Dämmerzustandes!

Signifikante **Merkmale für einen Dämmerzustand** wären z. B.:

- zeitliche Terminierung (oft mit plötzlichem Beginn bzw. plötzlichem Ende),
- eingeengtes Bewusstsein,
- gestörte Umweltbeziehung,
- eingeschränkte Handlungsfähigkeit,
- häufig besteht nach dem Dämmerzustand eine Amnesie.

15.

Nennen Sie psychogene Ursachen, die sexuelle Funktionsstörungen auslösen können!

Folgende **Ursachen psychogener Art** können sexuelle Funktionsstörungen zum Beispiel auslösen:

- Ängste (vor ansteckenden Krankheiten, HIV-Infektion, Gravidität etc.),
- Mißbrauch (gerade auch sexueller) in der Kindheit bzw. Partnerschaft,
- Vorbehalte gegenüber dem Partner,
- Enttäuschungen im emotionalen Bereich (Eltern, Partner etc.).

16.

Was versteht man unter einer dysphorischer Stimmung?

Eine **dysphorischer Stimmung** äußert sich vor allem in Gereiztheit und Frustration sowie einem gereizten - mißgelaunt ärgerlichem Auftreten bzw. Verhalten. Diese Art der Stimmung kann u. U. als Persönlichkeitsmerkmal auftreten, allerdings auch bei depressiven Verstimmungen und unter Einfluß von Drogen bzw. Alkohol.

17.

Definieren Sie den Begriff Suizid!

Unter dem Begriff **Suizid** versteht man eine direkte, mit Absicht vorgenommene Selbsttötung.
Die Betroffenen sehen in Krisensituationen, die ihnen ausweglos erscheinen, den freiwilligen Gang in den Tod als einzige Lösungsmöglichkeit.

18.

Welchen pathologischen Grundgedanken drückt der Begriff Schizophrenie allgemein aus?

Schizophrenie charakterisiert im Prinzip eine Art „Zerrissenheit“ bzw. fehlende Kongruenz und Einheit von Erleben, Denken, Fühlen und somit (teilweise) auch von Wollen und Handeln.

19.

Bei der Diagnostik einer Schizophrenie kann man zwei Arten von Symptomen unterscheiden (nach Eugen Bleuler): Grundsymptome und akzessorische Symptome. Erläutern Sie die beiden Begriffe!

Folgende **Symptome** werden zu den sogenannten **Grundsymptomen** gezählt („die vier großen A von Bleuler“):

- Assoziationsstörungen,
- Affektstörungen,
- Autismus,
- Ambivalenz.

Folgende Symptome werden zu den sogenannten **akzessorischen Symptomen** gezählt:

- katatone Störungen,
- Sinnestäuschungen (Halluzinationen),
- Wahn (z. B. auch Wahnstimmungen, Wahnideen bzw. Wahngedanken).

20.

Auf welchem Prinzip baut die Verhaltenstherapie auf? Nennen Sie Beispiele für Einsatzgebiete einer Verhaltenstherapie!

Bei einer **Verhaltenstherapie** werden das psychische Problem bzw. Störungen etc. als erlerntes Fehlverhalten aufgefaßt.
Im Prinzip kann eine **Verhaltenstherapie** sehr häufig bei unterschiedlichen psychischen Problemen eingesetzt werden.
Folgende Beispiele für Einsatzgebiete könnte man anführen:

- Ängste, Phobien,
- Neurosen,
- Verhaltensstörungen,
- Suchtverhalten.

21.

Zählen Sie die vier wichtigsten psychoanalytischen Behandlungsverfahren auf!

Insgesamt unterscheidet man vier grundlegende und wesentliche **psychoanalytische Behandlungsverfahren:**

- klassische Psychoanalyse,
- Gruppenanalyse,
- Kurzzeittherapie,
- psychoanalytische Psychotherapie.

22.

Welche Phasen einer „Behandlungskette“ in der Suchttherapie eines Alkoholikers kann man unterscheiden?

Normalerweise teilt man eine Suchttherapie bei einem Alkoholiker folgendermaßen ein:

- **Kontaktphase** - Ein Betroffener nimmt Kontakt mit entsprechenden Beratungsstellen oder Therapeuten auf bzw. wird angesprochen.
- **Aufnahmephase** - Ein Betroffener gerät in therapeutische Kreise, und sein Alkoholproblem wird direkt angesprochen.
- **Phase der Motivation** - Dem Betroffenen wird sein Verhalten aufgezeigt mit eventuellen weiteren Folgen für ihn und seine Umgebung. Der Wille zum Entzug soll somit gesteigert werden.
- **Phase der Entgiftung** - Dem Betroffenen muß beim Auftreten von (z. T. akuten) psychischen und physischen Entzugserscheinungen Unterstützung zuteil werden (ggf. stationär).
- **Phase der Entwöhnung** - Fortsetzen der Behandlung durch psychotherapeutische Verfahren (Eruierung und Behebung von z. B. Suchtverhalten).
- **Rehabilitationsphase** - Der Betroffene muß bei sozialen Problemen (z. B. im persönlichen Umfeld, im Beruf) unterstützt werden. Anzustreben ist ein normales Leben, das ohne Suchtmittel bewältigt werden kann (evtl. Anschluß an eine Selbsthilfegruppe o. ä.).

23.

Erläutern Sie kurz den Begriff Persönlichkeitsstörung und geben Sie hierfür Beispiele an!

Unter dem Begriff **Persönlichkeitsstörung** versteht man in besonderer Weise tiefgreifende, ausgeprägte, z. T. „rigide Verhaltensmuster“, die in starrer und fester Form bzw. Reaktion auf unterschiedliche Situationen und Lebensereignisse (und Lebenslagen) Anwendung finden und dann u. U. zu gestörten sozialen und beruflichen Verhältnissen führen können.
Der Beginn von Persönlichkeitsstörungen kann in der Kindheit oder im Jugendalter liegen.
Mögliche **Ursachen von Persönlichkeitsstörungen** könnten u. U. sein:

- erworbene Hirnschädigungen,
- genetische Faktoren,
- Faktoren in der Entwicklung (bzw. Erziehung).

Folgende Beispiele für **Persönlichkeitsstörungen** kann man feststellen:

- paranoide Persönlichkeitsstörungen,
- schizoide Persönlichkeitsstörungen,

- dissoziale Persönlichkeitsstörungen,
- emotional instabile Persönlichkeitsstörungen,
- hysterische Persönlichkeitsstörungen,
- anankastische Persönlichkeitsstörungen („zwanghafte" Persönlichkeitsstörungen),
- sensitive Persönlichkeitsstörungen („ängstliche", „selbstunsichere" Persönlichkeitsstörungen),
- asthenische Persönlichkeitsstörungen („abhängige" Persönlichkeitsstörungen).

24.

Wann würden Sie eine systematische Desensibilisierung für angebracht halten?

Besonders bei **Ängsten bzw. Phobien** kann die systematische **Desensibilisierung** mit Erfolg eingesetzt werden. Dabei muß die mit Angst in Zusammenhang gebrachte Situation bzw. der angsterzeugende Faktor exakt eruiert und analysiert werden. Danach werden die mit Angst besetzten Momente und Situationen in kleine Unterabschnitte geteilt und in eine Hierarchie gesetzt (Anordnung der Abschnitte nach dem Angstpotential). Anschließend beginnt man mit dem für den Patienten geringsten Angstpotential und konfrontiert ihn (in einer für ihn akzeptablen Umgebung) solange damit, bis diese Situation angstfrei angegangen werden kann. Jetzt benutzt man die nächst höhere Stufe der vorher festgelegten Hierarchie und verfährt ebenso, bis das komplette Angstpotential „neutralisiert" ist und der Patient die ursprüngliche angstauslösende Situation bzw. Gegebenheit streßfrei bewältigen kann.

25.

Welche Persönlichkeiten tendieren zu paranoiden Reaktionen?

Häufig handelt es sich dabei um Menschen, die **mißtrauisch sind, sich bedroht bzw. verfolgt und falsch beurteilt bzw. verachtet** fühlen. Meistens sehen diese Personen nur Gegner bzw. Feinde in ihren Mitmenschen. Eine solche Reaktion kann u. U. wahnähnlich werden; dies bezeichnet man auch als **sensitiven Beziehungswahn**. Achtung: solche wahnartigen Gedanken des Bedroht- bzw. Verfolgtwerdens können in manchen Fällen ggf. zu Kurzschlußreaktionen führen.

24 - Psychosomatik - psychosomatische Erkrankungen

1.

Was versteht man unter psychosomatischer Erkrankung im engeren Sinne?

Unter **psychosomatischer Erkrankung** im engeren Sinne versteht man z. T. manifestierte Entgleisungen bzw. Störungen von Organen und Organsystemen (durch objektive Befunde feststellbar und bestätigt), an deren Auslösung u. U. psychische Faktoren mitgewirkt haben könnten bzw. deren Verlauf durch psychische Faktoren mitbeeinflußt wird.
Insgesamt gesehen wird der Begriff „Psychosomatik“ z. T. unterschiedlich interpretiert. Aus diesem Grund wird in verschiedener Literatur heutzutage eher von „somatoformen Störungen“ bzw. von „Verhaltensauffälligkeiten mit körperlichen Störungen“ gesprochen.

2.

Bei psychosomatischen Symptomen bzw. Krankheitsbildern können mehrere Kategorien unterschieden werden. Nennen Sie diese!

Bei psychosomatischen Symptomen bzw. psychosomatischen **Krankheitsbildern** können insgesamt drei große Kategorien von körperlichen Symptomen unterschieden werden:

- **funktionelle Syndrome** (unspezifische und kurzfristige Somatisierung als Reaktion, wobei das Symptom keinen Symbolcharakter erhält),
- **Konversionssymptome** (auf neurotische Konflikte wird durch Somatisierung reagiert, wobei das Symptom einen Symbolcharakter erhält),
- **Psychosomatosen** (Reaktion mit pathologischen Organbefunden).

3.

Nennen Sie klassische psychosomatische Erkrankungen!

In der Literatur findet man als klassische **psychosomatische Erkrankungen** häufig die sogenannten „sieben heiligen“ („holy seven“):

- essentielle Hypertonie,
- Migräne,
- rheumatoide Arthritis,
- Neurodermitis,
- Colitis ulcerosa,
- Ulcus pepticum,
- Asthma bronchiale.

4.

Erläutern Sie den Begriff Hypochondrie!

Bei einer **Hypochondrie** zeigt der Betroffene eine kontinuierliche Angst, krank zu werden. Dadurch beobachtet er seinen Körper und dessen Reaktionen äußerst kritisch, immer unter dem Vorzeichen, es könnte sich eine Krankheit entwickeln oder schon manifest sein. Diese Angst vor Krankheit ist allerdings objektiv nicht begründbar.
Hypochondrische Reaktionen können sich bis hin zu wahnartigen Überzeugungen steigern.

5.

Welche psychosomatischen Störungen der Atmung können existieren?

Von **eigentlichem Krankheitswert** wären beispielhaft das sogenannte Hyperventilationssyndrom bei u. a. Angstneurosen oder das Asthma bronchiale.
Insgesamt gesehen herrscht eine enge Verbindung zwischen Psyche und Atmung, z. B. beschleunigt sich die Atmung bei psychischer Erregungslage oder der Atem kann bei Schrecksituationen evtl. „stocken“.

6.

Erklären Sie eine mögliche Kopplung von negativen psychischen Gegebenheiten an das Organsystem des Menschen!

Man vermutet, dass hier das **vegetative Nervensystem** und das **Endokrinsystem** großen Einfluß haben. Es kann durch äußere Umstände (Streß, Überbelastung u. ä.) zu Fehlreaktionen im Organismus kommen oder sogar zu chronischen, pathologischen Veränderungen von Organen bzw. Organteilen.

7.

Welche unterschiedl. Arten von psychischen Konflikten könnten einer Herzneurose zu Grunde liegen?

Die **Konflikte solcher Patienten** können u. U. einer depressiven Neurose bzw. einer Angstneurose nahestehen. Z. T. können unbewußte Trennungsängste eine Rolle spielen.
Teilweise zeigen Patienten ein eher depressiv-anklammerndes und ängstliches Gebaren mit teilweise deutlichen Abhängigkeitswünschen, vor allem im partnerschaftlichen und zwischenmenschlichen Bereich. Möglich wäre auch, dass Patienten mit einem solchen Krankheitsbild ein eher überbetont aktives Verhalten an den Tag legen. Abhängigkeitswünsche werden so teilweise verleugnet.

8.

Was versteht man unter einer Colitis ulcerosa?

Bei der **Colitis ulcerosa** handelt es sich um eine chronische, unspezifische, meist schubartig, rezidivierend verlaufende, entzündliche Erkrankung des Colon (End- bzw. Dickdarm). Es können bei diesem pathologischen Geschehen schleimige-blutige Durchfälle vorkommen mit bis zu 25 Stuhlgängen pro Tag. Zusätzlich können Krämpfe und Druckdolenz im Abdomen, vor allem dem Unterbauch auftreten.
Weitere, unspezifische Symptome wären z. B. Meteorismus, Appetitlosigkeit, Übelkeit und ggf. Erbrechen.

9.

Erläutern Sie den Begriff Migräne und geben Sie mögliche Ursachen an!

Unter **Migräne** versteht man anfallsartig auftretende, z. T. überaus heftige Kopfschmerzen mit vorwiegend Lichtscheuigkeit, Übelkeit (u. U. mit Erbrechen), Schallempfindlichkeit und Schwindel.
Ein Migräneanfall kann von wenigen Stunden bis hin zu einigen Tagen andauern. Die Schmerzen sind meist einseitig lokalisiert (z. B. im Okzipitalbereich oder Stirn- bzw. Augenbereich), können sich aber auch diffus über den ganzen Schädel erstrecken. Männer werden von Migräneattacken z. T. seltener tangiert als Frauen.
Als mögliche **Ursachen von Migräneanfällen** diskutiert man z. B.:

- Gefäßspasmen in Gehirnarterien,
- abgesenkter Tonus in Gehirngefäßen (Hypotonien),
- Allergien (z. B. gegen Nahrungsmittel),
- Medikamentenunverträglichkeiten,
- prämenstruelles Syndrom,
- Hormonverschiebungen im Organismus,
- plötzliche Stresssituationen,
- permanente körperliche bzw. psychische Belastungen.

10.

Nennen Sie mögliche Folgen einer psychosomatischen Störung im Herz-Kreislauf-System!

Durch Streß- oder Überlastungsphänomene kann es im **Herz-Kreislauf-System** zu einer vegetativen Entgleisung kommen: Der parasympathische Anteil (Nervus vagus) überwiegt, dies führt u. U. zu einer Vasodilatation mit z. B. Absacken des Blutes in untere Körperregionen, was wiederum einen Blutmangel im Gehirnbereich hervorrufen kann.
Mögliche Folgen wären z. B.:

- Blässe,
- kalter Schweiß,
- weite Pupillen,

- flache Atmung,
- Tonusverlust der Muskulatur,
- Bradykardie,
- Hypotonie,
- Bewußtseinsverlust, Ohnmacht (Synkope).

11.

Welche Störungen des Eßverhaltens können vorkommen?

Bezüglich diverser **Störungen des Eßverhaltens** könnte man folgende Unterscheidung treffen:

- Magersucht, vor allem als Pubertätsmagersucht (Anorexia nervosa),
- Bulimie, auch „Ochsenhunger" genannt bzw. Bulimia nervosa,
- Adipositas.

12.

Welches sind mögliche psychische Einflußfaktoren bzw. Ursachen für die Magersucht?

Häufig tritt dieses Leiden erstmals in der Pubertät auf. Genau in dieser Lebensphase stehen sogenannte Triebängste, d. h. Ängste vor sexuellen Reizsituationen, im Vordergrund. Zeitgleich kristallisiert sich ein neues Identitätsgefühl heraus, aus einem Kind wird langsam eine erwachsene Person.
In diesem Entwicklungsprozeß steckt ein großes Konfliktpotential. Möglich ist eine Abwehrhaltung gegen den Prozeß des Erwachsenwerdens und der damit verbundenen neuen Lebenssituation. **Anorexiepatienten** „erfahren" die Sexualität teilweise parallel zur Nahrungsaufnahme. Durch Nahrungskarenz kommt es zu einer Verlangsamung der Ausbildung von Körpermerkmalen die ein Erwachsensein u. a. charakterisieren. Außerdem wird mit den Eßverweigerungen teilweise gegen Abhängigkeitswünsche – z. B. hinsichtlich der Eltern oder Elternteile - rebelliert.

13.

Erläutern Sie den Begriff Bulimie!

Unter der **Bulimie (= Ochsenhunger)** versteht man eine meist episodisch auftretende, für den Patienten teilweise unwiderstehliche Begierde, enorme Rationen an Essen zu sich zu nehmen. Dem Betroffenen ist meist klar, dass dieses Eßverhalten nicht der Norm entspricht.
Auf die bulimischen Eßanfällen, gegen welche die Patienten meist machtlos sind, folgt überaus häufig ein selbstausgelöstes Erbrechen. Dieses mindert eine Überdehnung des Abdomen. Zusätzlich leiden die Personen an depressiver Verstimmung zusammen mit Selbstvorwürfen gerade wegen des anormalen Eßverhaltens. Im Unterschied zu den Anorexiepatienten liegt das Gewicht der Betroffenen meist innerhalb der Norm, möglich wäre auch ein leichtes Unter- bzw. sogar Übergewicht.

14.

Welches sind mögliche psychische Einflußfaktoren bzw. Ursachen für die Bulimie?

Episodisch auftretende Eßattacken kann man teilweise als eine Unfähigkeit des Menschen verstehen, seine oralen Affekte zu steuern und zu lenken. Teilweise handelt es sich bei einer Eßattacke um eine Art „Triebaufwallung". Häufig kommt es bei den Betroffenen auch zu Alkoholabusus oder Medikamentenmißbrauch.
Insgesamt gesehen führt die **Bulimie** seltener als eine Anorexia nervosa zu massiven Störungen, außer wenn die Eßattacken und das anschließenede Erbrechen sich über ganze Tage erstrecken.

15.

Wann spricht man von Fettsucht?

Von **Fettsucht** spricht man, wenn ein Übergewicht vorliegt, das ca. 30 % über dem Normalgewicht liegt.
Die Ursachen einer Fettsucht sind überaus vielfältig.
U. U. deutet übermäßige Nahrungsaufnahme auf eine Art „Ersatzbefriedigung" hin, deren Auslöser z. B. Mangel an emotionaler Zuwendung oder Trennung (Elternhaus, Partner usw.) bzw. Mittel gegen Alleinsein und Frustration sein könnten.

25 – Labor

1.

Was ist eine BSG? Wie wird sie durchgeführt? Wann kann sie erhöht, wann vermindert sein?

Die BSG, die **Blut(körperchen)senkung** ist die Geschwindigkeit, mit der die Erythrozyten in einer bestimmten Zeiteinheit im ungerinnbar gemachten Blut absinken. Sie wird bestimmt mit Hilfe eines graduierten Röhrchens. Mehrere Faktoren sind an der Veränderung der Blutstabilität beteiligt, so z. B. die elektrische Ladung der Blutbestandteile und die Änderung der Eiweißzusammensetzung des Blutes. Erhöhte BSG ist ein unspezifischer (nicht obligatorischer) Hinweis auf eine – meist bakterielle – Erkrankung oder ein Tumorgeschehen im Organismus. Es gibt allerdings auch Menschen, bei denen die Blutsenkung physiologisch schon höher ist als durchschnittlich.

BSG-Bestimmungsmethode nach Westergren:
In eine 2 ml-Spritze werden zunächst 0,4 ml einer 3,8%igen Natriumzitratlösung und anschließend 1,6 ml Blut aufgezogen. Nach Zurückziehen des Spritzenkolbens wird beides vorsichtig vermischt und in eine graduierte, senkrecht in den Westergrenständer eingespannte Senkungspipette aufgezogen. Nach Westergren wird das Röhrchen nach einer und nach zwei Stunden am unteren Erythrozytenmeniskus (Grenze zwischen Erythrozyten und Plasma) abgelesen.

Normalwerte:

Mann:	nach der 1. Stunde 3–8 mm
	nach der 2. Stunde 5–18 mm
Frau:	nach der 1. Stunde 6–11 mm
	nach der 2. Stunde 6–20 mm

Die BSG ist in der Regel **erhöht** bei bakteriellen und virusbedingten Erkrankungen, Entzündungen, Rheuma, malignen Tumoren, Leber- und Nierenschäden, Kortisontherapie, Abusus von ASS und anderen Schmerzmitteln sowie Leukämien, physiologisch z. B. in der Schwangerschaft sowie im hohen Alter.

Die BSG ist **vermindert** bei Polycythämia rubra vera und Polyglobulie (Vermehrung der festen Blutbestandteile), bei Sichelzellenanämie und perniziöser Anämie (Erschwerung der BSG durch die Verformung bzw. Vergrößerung der Erythrozyten) und evtl. unter Medikamenteneinfluß (Kortikoide).

2.

Was kann bei einer klinischen Harnuntersuchung bestimmt werden?

Bestimmt werden können

- **Harnfarbe** (von hellgelb über rot und braun bis grünlich)
- **pH-Wert:** zwischen 4,6 und 8. Er schwankt alimentär bedingt zwischen saurem und alkalischem Bereich, normalerweise ist der Urin schwach sauer
- **Harnsäure:** fällt aus bei Hyperurikämie und bei Harnsäurestarre (ständig zu saurer Harn ohne postprandiale Alkalose)
- **spezifisches Gewicht:** beim Gesunden zwischen 1.010 und 1.025, je nach Konzentration (bei großer Flüssigkeitszufuhr ist das spezifische Gewicht geringer, bei Schwitzen oder sonstigem Wasserverlust ist es höher)
- **Harnsediment:** Erythrozyten (bei Blutungen im Urogenitaltrakt und Glomerulonephritis), Leukozyten (bei Entzündungen oder Tumoren im Urogenitaltrakt), Epithelien (z. B. bei Blasenentzündung, bei Nephritis, Pyelonephritis und nephrotischem Syndrom), Zylinder (hyaline und granulierte Zylinder, Epithel-, Fett-, Wachszylinder, Erythrozyten- und Leukozytenzylinder: vorwiegend bei entzündlichen Erkrankungen im Bereich der Nieren)
- **Eiweiß:** renal bei entzündlichen und toxischen Prozessen in der Niere, Zysten- und Gichtniere, extrarenal bei körperlicher und psychischer Überanstrengung, pathologisch bei Koliken, Infarkten, Herzinsuffizienz, Fieber
- **Glukose:** bei Diabetes mellitus und Nierenschäden
- **Urobilinogen:** erhöht z. B. bei gestörter Leberfunktion und gesteigertem Hämoglobinabbau, verringert z. B. bei schwersten Leberschäden und Cholestase
- u. a. m..

3.

Welchen Harnbefund bzw. welchen Blutbefund zeigen welche Harnwegserkrankungen?

Leukozyten:
bakterielle Leukozyturie:

- akute und chronische Pyelonephritis (hier meist als Zylinder)
- Zystitis
- Urethritis
- Fehlbildungen im Urogenitaltakt

abakterielle Leukozyturie:

- abgeheilte Harnwegsinfekte
- Analgetika-Phenacetin-Nephropathie
- Intoxikationen
- Tumoren

- Harnwegstransportstörungen
- Infektionen durch Erreger wie z. B. Trichomonaden, Mykoplasmen, Viren, Pilze. Sind die Leukozyten so zahlreich, dass der Urin gelblich getrübt ist, spricht man von **Pyurie**.

Nitrit:
gilt als indirekter Nachweis von nitritbildenden Keimen (Bakterien) im Urin. Die meisten Erreger von Harnwegsinfekten reduzieren das im Harn vorhandene Nitrat zu Nitrit.
- bakterielle Harnwegsinfekte
- Pyelonephritiden (akute und chronische).

pH-Wert:
- Harnwegsinfekt möglich, falls pH-Wert ganztägig alkalisch (> 7–8)
- anhaltend saurer Harn (pH < 7): „relative Säurestarre", Harnsäuresteine?

Eiweiß:
renal bedingte Proteinurien:
- nephrotisches Syndrom (Nephrose)
- Glomerulonephritis
- Pyelonephritis
- Zystenniere
- Analgetika-Phenacetin-Nephropathie
- Gichtniere
- Autoimmunprozesse

extrarenal bedingte Proteinurien:
- fieberhafte Zustände
- Koliken
- Infarkte
- Herzinsuffizienz (Stauungsalbuminurie)

benigne extrarenal bedingte Proteinurien:
- körperlicher Belastung
- emotionaler Streß
- Unterkühlung
- Überhitzung
- Schwangerschaft.

Glukose:
- Diabetes mellitus
- renale Glukosurie bei Nierenschäden (mit signifikant erniedrigter Nierenschwelle für Glukose)
- alimentäre Glukosurie (nach kohlenhydratreicher Mahlzeit, Glukosebelastung).

Ketonkörper:
- Stoffwechseldekompensation bei Diabetes mellitus
- Hungerzustände (z. B. Null-Diät).

Urobilinogen:
vermehrt:
- gestörte Leberfunktion infolge einer primären Lebererkrankung oder sekundär infolge einer Leberbeteiligung bei anderen Erkrankungen
- gesteigerter Hämoglobinabbau infolge einer primär hämolytischen Erkrankung, sekundär infolge einer anderen Erkrankung, z. B. infolge einer Überlastung der Funktionskapazität der Leber (vermehrter Hämoglobinabbau bei hämolytischer Anämie, perniziöser Anämie, intravasaler Hämolyse durch Intoxikationen oder Transfusionszwischenfall), Polyzythämie oder Resorption großer Blutextravasate
- Umgehung der Leber (Leberzirrhose, Pfortaderthrombose, Verschluß der Vena hepatica)
- gesteigerte Urobilinogenbildung im Darm (erhebliche Obstipation, Enterokolitis, Ileus, verstärkte Gärungsprozesse)

verringert bis fehlend:
- kompletter Verschluß des Ductus choledochus ohne Infektion der Gallenwege
- totales Versiegen der Gallenproduktion in der Leber
- fehlende Darmflora (Antibiotika-Therapie).

Bilirubin:
- intrahepatischer und extrahepatischer Verschlußikterus
- Parenchymikterus (akute und chronische Hepatitis)
- Leberzirrhose.

Erythrozyten:
- Nierensteine
- Tumoren an Nieren, Blase, Harnleiter
- Glomerulonephritis
- Pyelonephritis
- hämorrhagische Diathese (Gerinnungshemmer, Hämophilie, Thrombozytopenie)
- Infektionen der Harnwege
- Traumata der Nieren und Harnwege
- Niereninfarkt
- Nierenzysten
- Gichtniere
- Stauungsniere
- maligne Hypertonie mit sekundärer Nephrosklerose
- Diabetes mellitus (bei Glomerulosklerose).

Hämoglobin:
- schwere hämolytische Anämien
- schwere Vergiftungen
- schwere Infektionskrankheiten
- intensive körperliche Anstrengung.

Myoglobin:
- Herzinfarkt
- Muskelverletzungen
- progressive Muskelerkrankungen.

Weiterhin können sich im Urin z. B. folgende Bestandteile befinden:
- Zylinder
- Lipidtröpfchen
- Kristalle
- Trichomonaden
- Bakterien.

Harnsäure im Blut:
- **normal:** bis 6,5 mg%
- **erhöht:** Gicht, Niereninsuffizienz, Polycythämia rubra vera, perniziöse Anämie, hämolytische Anämie, Morbus Hodgkin, Plasmozytom, Hyperparathyreoidismus (via Niereninsuffizienz), metabolische Additionsazidose, Akromegalie, Laktatanhäufung (schwere Arbeit, Hunger, Schwangerschaftstoxikose, Glykogenspeicherkrankheit, Alkoholabusus: Laktat bewirkt Hemmung der Uratausscheidung), Noxen und Medikamente (Zytostatika, purinreiche Kost, Strahlentherapie).

Harnstoff im Blut:
- **normal:** 20–40 mg%
- **erhöht:** Glomerulonephritis, Niereninsuffizienz, Zystenniere, Harnstauung (Steine, Tumoren, Prostatahypertrophie).

Kreatinin:
- **normal:** bis 1,5 mg%
- **erhöht:** bei mindestens 50%ig eingeschränkter Nierenfunktion bei Glomerulonephritis, Pyelonephritis, zystischen Nierenveränderungen, angeborenen Fehlbildungen.

4.

Welche Harnfarbe weist auf welche Erkrankung hin?

- normal: **hell- bis mittelgelb**
- **hellgelb bis wasserhell:** überreichliche Flüssigkeitszufuhr, Polydipsie, Diabetes insipidus (renal und zentral), akutes Nierenversagen und chronische Niereninsuffizienz (Unvermögen der Niere, einen konzentrierten Harn zu bilden; Harn mit geringem spezifischen Gewicht), Ausschwemmung von Ödemen und Ergüssen, Hyperaldosteronismus, Diabetes mellitus (hier relativ hohes spezifisches Gewicht durch Glukosurie)
- **dunkelgelb:** Exsikkose, Schwitzen, zu geringe Flüssigkeitszufuhr

- **rot bis schmutzig-rot:** hämorrhagische Zystitis oder Pyelitis, Nephrolithiasis, Nierentumor, Blasentumor, Prostatakarzinom, Überdosierung von Antikoagulantien
- **ocker- bis fleischwasserfarben:** Vitamin-C-Mangel, akute diffuse Glomerulonephritis (durch Hämaturie), Infektionen mit glomerulonephritischen Zeichen (Denguefieber, Diphtherie, Erysipel, Fleckfieber, Lepra, Masern, Ruhr, Scharlach, Toxoplasmose, Typhus, Variola, Varizellen), Herdnephritis, akute Pyelonephritis, Niereninfarkt, Nierenvenenthrombose, Lupus erythematodes, Nierentuberkulose, Hämophilie, körperlicher Streß, Noxen und Medikamente
- **cola- bis portweinfarben:** akute und chronische hämolytische Anämie, Kälteagglutinationskrankheit, Schwarzwasserfieber (Malaria), Noxen und Medikamente
- **bierbraun bis dunkelbraun:** Leberzirrhose, Hepatitis, mechanischer Ikterus, Leberzellintoxikation
- **grünlich bis grünbraun:** Biliverdinikterus (extrahepatischer Gallenwegsverschluß), Medikamente und Noxen
- **trüb:** Eiterbeimengung.

5.

Welche Arten von Uringewinnung kennen Sie?

Mittelstrahlurin:
wird im Zentrifugenglas 5 Minuten bei 1 000–1 500 U/min zentrifugiert, der Urin aus dem Zentrifugenglas mit einem Schwung entleert, der abgesetzte Rest etwas aufgeschüttelt, davon ein Tropfen auf den Objektträger gebracht und mit Deckplättchen abgedeckt.

Sammelurin:
wird über einen Zeitraum von 24 Stunden gewonnen, um eine Aussage über die Quantität in einem definierten Zeitabschnitt geben zu können. Dies wird durchgeführt z. B. bei Diabetes, Herzinsuffizienzen, Nierenbelastungen.

6.

Was kann man mit Teststreifen im Urin prüfen?

- Nitrit
- pH-Wert
- Eiweiß (Albumine) (Proteinurie)
- Glukose (Glukosurie)
- Ketonkörper (Ketonurie)
- Urobilinogen (Urobilinogenurie)
- Bilirubin (Bilirubinurie)
- Erythrozyten (Erythrozyturie)
- Hämoglobin (Hämoglobinurie)
- Myoglobin (Myoglobinurie)
- Leukozyten (Leukozyturie).

26 – Notfall

1.

Welche Schockarten kennen Sie? Was tun Sie im Falle eines Schocks?

Schockarten:

- **hypovolämischer Schock:**
  Ursache: hoher Flüssigkeitsverlust (Blutung, Erbrechen, Durchfälle)
  Maßnahmen: Sistieren der Blutung (z. B. durch Druckverband), Schocklage (Beine hoch, Oberkörper flach), Flüssigkeitsersatz, Sauerstoffgabe, Beruhigung des Patienten
- **kardiogener Schock:**
  Ursachen: Herzinfarkt, Rhythmusstörungen, Kammerwandperforation
  Maßnahmen: Hochlagerung des Oberkörpers bei herabhängenden Beinen, keine Infusionen, keine Injektionen gefäßverengender Kreislaufmittel, Beruhigung des Patienten, bei Bedarf Sauerstoffzufuhr
- **endokriner Schock:**
  Ursachen: Diabetes mellitus, Addison-Krise, thyreotoxisches Koma, Hypoglykämie
- **anaphylaktischer Schock:**
  Ursache: Überempfindlichkeit gegen körperfremdes Eiweiß oder Medikamente (Insektenstiche, Organextrakte, Antibiotika, jodhaltige Kontrastmittel)
  Maßnahmen: falls möglich Entfernung des Allergens, Schocklage, falls nötig Sauerstoffzufuhr, Gabe eines Antihistaminikums
- **metabolisch-toxischer Schock:**
  Ursache: Endstadium chronischer Organerkrankungen (dekompensierte Leberzirrhose, Urämie)
- **septisch-toxischer Schock:**
  Ursache: (bakterielle) Toxine, oft mit Verbrauchskoagulopathie
- **psychogener Schock:**
  Ursache: extremer Schreck (z. B. beim Anblick eines Verkehrsunfalls) oder extreme Freude
  Maßnahmen: falls möglich, Beseitigung der Schockursache, Schocklage, Flüssigkeitsausgleich bei Blutverlust
- **neurogener Schock:**
  Hirnstamm- oder Rückenmarktrauma, Anästhesie, Intoxikation.

In allen Fällen gilt:
Vitalfunktionen prüfen, bewußtlosen Patienten in stabile Seitenlage bringen, Notarzt und Notarztwagen anfordern, Atmung, Puls und Blutdruck ständig kontrollieren, Patienten

gegen Unterkühlung schützen. Wenn die Atmung aussetzt: Herz-Lungen-Wiederbelebung durchführen. Wenn der Patient bei Bewußtsein ist: nichts zu essen und zu trinken geben, nicht rauchen lassen, nicht fortgehen lassen.

Der Schock verläuft normalerweise in **drei Stadien:**

1. Stadium:
Zentralisation des Kreislaufs, also Sicherung der Durchblutung der vitalen Zentren wie Hirn, Herz, Leber, Nieren;
Symptome: Blässe, kühle und feuchte Haut, kalte Extremitäten, dünner und fadenförmiger Puls, sinkender Blutdruck, steigende Frequenz

2. Stadium:
Dezentralisation des Kreislaufs durch Dekompensation, Weitstellung der Blutgefäße in der Peripherie;
Folge: Sauerstoffmangel in Hirn, Herz, Leber und Nieren;
Symptome: extrem niedriger Blutdruck, steigende Herzfrequenz, Bewußtseinstrübung, später Bradykardie

3. Stadium:
Sauerstoffmangel mit Organschäden an Hirn, Herz, Leber, Nieren; irreversibles Schockstadium mit tödlichem Ausgang;
Symptome: Zyanose, nicht mehr meßbarer Blutdruck, kaum noch tastbarer Puls, oberflächliche und maximal beschleunigte Atmung, Bewußtseinsverlust.

Achtung: Puls über 100 und Blutdruck unter 100 (systolisch) deutet auf einen Schock hin!

2.

Wie kann man den hypoglykämischen Schock differentialdiagnostisch von anderen Schockarten unterscheiden?

Der **hypoglykämische Schock** ist ein akut lebensbedrohlicher Zustand. Er tritt plötzlich ein, innerhalb von Minuten. Zuvor hat der Patient Hunger, Kopfschmerzen, Angst, Sprachstörungen, Verwirrung und Schweißausbrüche. Im Schockzustand zeigt er hypertone Muskulatur, Tremor, feuchte und kaltschweißige Haut; Atmung und Augenbulbi sind normal.

Wichtig ist hier die Anamnese; meist handelt es sich um insulinpflichtige Diabetiker.

Als erste lebensrettende Maßnahme gilt:
Beim hypoglykämischen Schock ist sofortige Glukosegabe indiziert, denn Glukose ist die einzige „Hirnnahrung“, und ein Mangel daran könnte lebensgefährlich sein. Dem bewußtlosen Patienten verabreicht man die Glukose i. v. Blutuntersuchungen werden später durchgeführt.

Im Unterschied zum **hyperglykämischen Schock** fehlen beim hypoglykämischen Schock ketoazidotische Kussmaul-Atmung mit Azetongeruch und exsikkotischen Zeichen.

Der **hypovolämische Schock** unterscheidet sich vom

hypoglykämischen Schock durch flache, schnelle Atmung und kollabierte Halsvenen.

Der **kardiogene Schock** zeigt Zeichen der Lungenstauung (gestaute Halsvenen und Rasselgeräusche), der **anaphylaktische** häufig auch Hautreaktionen und u. U. Bronchospasmus.

3.

Beschreiben Sie Wiederbelebungsversuche und Vitalfunktionsprüfung!

Sofortmaßnahmen (A-B-C-Regel):
(Eventuell muß der Patienten aus einer Gefahrenzone entfernt werden.)

- Zuerst erfolgt die Prüfung des Bewußtseins, der Atmung und des Kreislaufs (Puls und Blutdruck).
- Ist der Patient bei Bewußtsein, werden Verletzungen gesucht und eventuelle Blutungen gestillt (Wundverband, evtl. Druckverband, evtl. Ruhigstellung eines verletzten Gliedes). Der Patient muß gegen Unterkühlung oder gegen starke Sonneneinstrahlung geschützt werden.
- Ist der Patient nicht bei Bewußtsein und sind die Vitalfunktionen vorhanden, wird der Patient in die stabile Seitenlage gebracht, um die Aspiration von Erbrochenem zu verhindern.
- Sind beim nicht ansprechbaren Patienten keine Vitalfunktionen vorhanden, wird mit der Herz-Lungen-Wiederbelebung begonnen:
- Der Patient wird auf eine feste Unterlage gebracht, der Hals überstreckt, die Zunge nach vorne gelegt, der Mund ausgeräumt (Erbrochenes, Gebiß etc.).
- Man beginnt mit der Atemspende (Mund zu Mund bzw. Mund zu Nase).
- Der Brustkorb wird soweit freigemacht, dass man den Druckpunkt aufsuchen kann:
- Der Druckpunkt wird aufgesucht, indem man den Schwertfortsatz mit einem Finger tastet, zwei Finger der anderen Hand kranial danebenlegt und den Handballen wiederum kranial davon aufsetzt.
- Nun setzt man den Handballen der anderen Hand auf die auf dem Sternum liegende Hand, biegt die Finger nach oben ab, streckt die Arme und übt senkrecht zum Brustkorb einen etwa 4–5 cm tief reichenden Druck aus.
- Frequenz: ca. 60 - 80 Druckmassagen in der Minute.
- Herzdruckmassage und Atemspende werden im Wechsel ausgeübt, bei der Einhelfermethode sind dies 15 Druckmassagen und 2 Atemspenden im Wechsel, möglichst ohne Pause.
- Nach 4 Zyklen kontrolliert man den Puls rechts und links

am Hals; wenn der Puls fehlt, wird die Herz-Lungen-Wiederbelebung fortgesetzt.
- Jeder Zyklus beginnt mit der Atemspende und endet mit der Herzdruckmassage.

4.

Was kann man bei einem akuten Abdomen erkennen?

Typische **Leitsymptome** sind z. B.:
- akut auftretende Schmerzen
- starke Schmerzen im gesamten Abdominalbereich
- Loslaßschmerz
- abdominale Abwehrspannung mit brettharter Bauchdecke
- Übelkeit und Erbrechen
- Veränderung der Darmperistaltik mit Störung der Darmentleerung
- aufgetriebener Bauch (durch Windverhaltung, Meteorismus)
- Verschlechterung des Allgemeinzustandes, Rückenlage mit angezogenen Beinen
- eingefallenes Gesicht
- evtl. Fieber mit kühler, feuchter Haut
- Kreislaufstörungen
- Schocksymptome (schneller und flacher Puls, niedriger Blutdruck, kalter Schweiß, fahle Blässe)
- Kollaps.

Bei ernsten Prozessen sind zwei oder mehrere Hauptsymptome vorhanden. Diagnostisch bedeutungsvoll können auch Schwere und Reihenfolge der Symptome sein. Begleitende (und oft wegweisende) Symptome sind:
- Fieber
- Durchfälle
- Obstipation, etc..

27 – Untersuchungsmethoden

1.

Was ist eine Prima-vista-Diagnose?

Eine **Prima-vista-Diagnose** stellt eine sogenannte „Anhiebsdiagnose“ dar, d. h. dass schon zu einem sehr frühen Zeitpunkt der Untersuchung eine Vermutungsdiagnose gestellt wird. **Achtung:** Eine alleinige Prima-vista-Diagnose kann gefährlich sein, es muß in jedem Fall eine lege artis Untersuchung bei jedem Patienten erfolgen!

2.

Was tun Sie als Heilpraktiker, wenn Sie feststellen, dass ein vom Arzt verordnetes Medikament überdosiert ist?

Wird von einem Heilpraktiker festgestellt, dass ein Patient Probleme mit einer vom Arzt verordneten Medikamentation hat (z. B. Überdosierung), so hat er den Patienten nach Möglichkeit sofort **an den entsprechenden Arzt zu verweisen**, damit dieser die Medikamentenart, Dosis etc. überprüfen kann! **Achtung:** Keinesfalls darf der Heilpraktiker vom Arzt verordnete Medikamente absetzen oder die Einnahmedosierung eigenmächtig verändern!

3.

Was ist ein Ophthalmoskop - was ein Otoskop?

Ein **Ophthalmoskop** ist ein Augenspiegel (Betrachtung des Augenhintergrundes etc.), ein **Otoskop** ist ein Ohrenspiegel (Betrachtung des Gehörganges, Trommelfell etc.).

4.

Geben Sie eine mögliche Gliederung des Ablaufes einer körperlichen Untersuchung an!

Methodik der körperlichen Untersuchung: **I P P A F (L)**

- **I** – Inspektion,
- **P** – Palpation,
- **P** – Perkussion,
- **A** – Auskultation,
- **F** – Funktionsprüfung,
- (**L** – Labordiagnostik).

5.

Welche gedanklichen Reflexionen gehören im Allgemeinen zum Abwägen eines Symptoms?

Zu den **gedanklichen Reflexionen** hinsichtlich dem Abwägen eines Symptoms gehören z. B.:

- Äthiologie (Ursache der Entstehung),
- Pathogenese (Entstehungsmechanismus),
- Pathophysiologie (Bedeutung hinsichtlich der Funktion),
- Pathologie (morphologische Veränderungen seitens des Symptoms),

- Differentialdiagnostik (mögliche, unterschiedliche Bedeutung des Symptoms).

6.

An welchen Körperstellen könnte man eine anämische Blässe von einer sehr hellen Haut unterscheiden?

Eine **anämische Blässe** – im Gegensatz zu einer sehr hellen Haut - kann man relativ gut an den Konjunktiven und an den Fingernägeln (Nagelbett) erkennen!

7.

Was zählen Sie zu den allgemeinen Hirndrucksymptomen?

Folgende Erscheinungen zählt man im Allgemeinen zu den **allgemeinen Hirndrucksymptomen**:

- Kopfschmerzen,
- Erbrechen,
- Bradykardie,
- Blutdruckverminderung,
- Druckschmerzen über den Punkten der Foramina infra- und supraorbitale.

8.

Nennen Sie sechs Faktoren für die Charakteristik vergrößerter Lymphknoten im Körper des Menschen!

Folgende sechs Faktoren könnte man für die Charakterisierung **vergrößerter Lymphknoten** anführen:

- Größe,
- Verschieblichkeit,
- Zahl,
- Lage,
- Festigkeit,
- Schmerzhaftigkeit.

9.

Was bezeichnet man als thorakalen Rosenkranz?

Unter dem Begriff **thorakalen Rosenkranz** versteht man perlenartige Verdickungen an der kostalen Grenze zwischen Knorpel und Knochen (z. B. durch Rachitis bedingt).

10.

Was könnte für einen hebenden Herzspitzenstoß sprechen, diagnostiziert im 5 ICR medioklavikulär?

Ein hebender **Herzspitzenstoß**, diagnostiziert im Bereich 5 ICR medioklavikulär könnte für eine Linksherzhypertrophie sprechen.

11.

Welche Arten von Pulsationen könnten u. U. bei einer Rechtsherzhypertrophie bzw. Trikuspidalklappeninsuffizienz auftreten?

Bei einer **Rechtsherzhypertrophie** bzw. Trikuspidalklappeninsuffizienz könnten u. U. **Leberpulsationen** auftreten bzw. **Pulsationen im Epigastricum**.

12.

Welche Arten von Geräuschen verstärkt das Trichterstethoskop, welche das Membranenstethoskop?

Das **Trichterstethoskop** verstärkt eher tiefe Geräusche, das **Membranenstethoskop** verstärkt eher hochfrequente Geräusche.

13.

Wie perkutiert man eine absolute Herzdämpfung, wie eine relative Herzdämpfung?

Eine **absolute Herzdämpfung** perkutiert man im Allgemeinen mit einem schwachen Klopfen, eine **relative Herzdämpfung** perkutiert man mit relativ kräftigem Klopfen!

14.

Geben Sie Beispiele an, wann man bei einem Patienten u. U. nur schwache Herztöne hören kann!

Schwache Herztöne kommen u. U. dann vor, wenn folgende Faktoren vorliegen:

- Adipositas,
- Myxödem,
- Emphysem,
- Perikarderguß,
- Pleuraerguß,
- Myokardschäden.

15.

Welche Anzeichen sprechen für eine venöse Durchblutungsstörung?

Folgende Anzeichen sprechen für eine **venöse Durchblutungsstörung**:

- Zyanose,
- Ödeme,
- Stauungsempfinden,
- gestaute Gefäße.

16.

Welcher Zusammenhang besteht zwischen Lage und venös bzw. arteriell bedingten Schmerzen?

Normalerweise nehmen **venös bedingte Schmerzen** bei Lagerung über die Horizontale hinweg ab, **arteriell bedingte Schmerzen** nehmen bei einer solchen Lagerung zu.

17.

Wann kann man u. U. leicht Varizen übersehen?

Varizen könnte man u. U. am **liegenden Patienten** relativ leicht übersehen, da in einer solchen Lagerung die einzelnen Varizen leer laufen könnten.

18.

Wie gehen Sie vor beim Überprüfen des Loslassschmerzes im Abdominalbereich?

Der **Loslassschmerz im Abdominalbereich** ist häufig ein Zeichen, dass das Peritoneum parietale an entzündlichen Prozessen im Bauchraum beteiligt ist. Der Loslassschmerz sollte folgendermaßen ausgelöst bzw. überprüft werden: Man drückt die Bauchdecke langsam und vorsichtig ein und verharrt in dieser Position ca. 30 Sekunden. Danach erfolgt ein spontanes Loslassen. Dabei auf die Mimik des Patienten achten!
Achtung: Niemals eine Palpation direkt im Bereich des Schmerzgebietes vornehmen!

19.

Wie lösen Sie das Murphy-Zeichen aus?

Das **Murphy-Zeichen** wird bei einem Patienten ausgelöst, indem man mit abgewinkelten Fingern unterhalb des rechten Rippenbogens in Höhe der rechten Medioclavikularlinie die Bauchdecke eindrückt. Der Patient sollte dabei ausatmen. Das Murphy-Zeichen dient dem Nachweis einer vergrößerten Gallenblase.

20.

Was ist in Courvoisir-Zeichen?

Das **Courvoisir-Zeichen** beschreibt eine schmerzlose, palpable Gallenblase, welche die durch eine chronische Behinderung des Gallenabflusses aufgetrieben ist.

21.

Wann ist ein Brudzinski-Zeichen positiv?

Das **Brudzinski-Zeichen** ist dann positiv, wenn man den Kopf des liegenden Patienten relativ wirkungsvoll nach vorne beugt und der Patient dabei reflektorisch seine Beine in Knie- und teilweise auch Hüftgelenk beugt. Dadurch wird die Zugkraft an den lumbo-sakralen Nervenwurzeln reduziert.

22.

Welche pathologischen Gegebenheiten könnten Sie z.B. bei einer Anal- bzw. Rektalinspektion erkennen?

Folgende pathologische Gegebenheiten könnten bei einer **Anal- bzw. Rektalinspektion** u. U. zuerkennen sein:

- Analekzem,
- Analfissuren,
- Analfisteln,
- Analabszesse,
- Darmprolaps,
- Hämorrhoiden (Patient pressen lassen),
- Marisquen (hypertrophe Analfalten z. B. bei Perianalthrombosen).

23.

Was palpieren Sie bei einer Rektaluntersuchung?

Bei einer **Rektalpalpation** können u. U. folgende Gegebenheiten ertastet werden:

- Analreflex,
- Rektumwand,
- Sphinktertonus,
- Hämorrhoidalveränderungen,
- ggf. Prostata.

24.

Was bedeutet Faustperkussion bzw. Palpation bei den Nieren?

Eine **Nierenpalpation** kann im Prinzip nur bei sehr schlanken Patienten vorgenommen werden bzw. wenn die Nieren vergrößert sein sollten. Diese Palpation wird dorsoventral ausgeübt. Bei der **Faustperkussion** wird die Gegend um die Nierenlager abgeklopft, um ggf. Rückschlüsse auf Nieren- bzw. Kapselbelastungen ziehen zu können.

25.

Erläutern Sie kurz eine Untersuchung des 2. Herztones auf eine Spaltung!

Der **2. Herzton** ist ein sogenannter **Klappenschlußton**. Normalerweise schließt die Aortenklappe (A) so kurz vor der Pulmonalklappe (P), dass beide Klappenschlußtöne als ein Ton wahrgenommen werden.
Folgende Spaltungen können u. U. festgestellt werden:

- Pulmonalstenose: P schließt viel später als A,
- Aortenstenose: A schließt nach P,
- Mitralinsuffizinez: A schließt viel vor P.

26.

Erläutern Sie kurz den Weber-Versuch!

Weber-Versuch: Eine angestimmte Stimmgabel wird auf die Schädelkalotte (Scheitel) gesetzt. Der Gesunde empfindet den Schall gleichmäßig im ganzen Kopf. Liegt eine Schallwahrnehmungsstörung u. U. vor, so kommt es bei einer Innenohrschwerhörigkeit zu einer Lateralisierung zum gesunden Ohr; bei Mittelohrstörungen kommt es eher zu einer Lateralisierung zur erkrankten Seite.

27.

Erläutern Sie kurz den Rinne-Versuch!

Rinne-Versuch: Hier werden Knochen und Luftleitung miteinander verglichen („Luft leitet Schall besser als Knochen"). Eine angestimmte Stimmgabel wird auf den jeweiligen Mastoid gesetzt, bis der Patient keine Empfindung mehr verspürt, dann wird diese Stimmgabel sofort vor das Ohr gehalten. Bei Mittelohrstörungen z. B. wird eine Knochenleitung länger und intensiver als die Luftleitung empfunden (negativer Rinne).

28.

Was versteht man unter Scheidenabstriche nach Papanicolaou?

Nach einer Methode von Papanicolaou dienen gefärbte Scheidenabstriche der **zytologischen Diagnostik**, Zervixabstriche der **speziellen Krebsvorsorgeuntersuchung**.

29.

Erläutern Sie kurz unterschiedliche Arten von psychiatrischen Gesprächen zur Diagnoseerhebung!

Bezüglich der Durchführung von psychiatrischen Gesprächen kann man z. B. - je nach Einsatzvorgabe - folgende Formen unterscheiden:

- **Anamnese -** Hierbei wird die Vorgeschichte eines Patienten (persönliche Daten, Beschwerden usw.) festgestellt. - (Der Therapeut ist in aktiver Form tätig).
- **Interview** - Diese Art des Gespräches wird vorwiegend in der eigentlichen Psychotherapie eingesetzt. Hierbei wird dem Patienten u. a. die Möglichkeit geboten, sich zu freien Themen zu äußern und sich selbst darzustellen. - (Der Patient ist in aktiver Form tätig).
- **Exploration** - Hierbei eruiert bzw. erforscht man die psychopathologischen Vorgänge durch Befragung und Untersuchung der Vita eines Patienten. - (Der Therapeut ist in aktiver Form tätig).

30.

Nennen Sie Testverfahren, mit deren Hilfe man Persönlichkeitsstörungen diagnostizieren könnte!

Ziel von Testverfahren ist das Erfassen von einzelnen, z.T. ausgeprägten Persönlichkeitsstrukturen (z.B. Durchsetzungsvermögen, Aggressionspotential, Phantasieausgestaltung). Beispiele für solche Testverfahren wären z.B.:

- als subjektives Testverfahren der Minnesota-Multiphasic-Personality-Inventory (MMPI).
- als projektives Testverfahren der **Rohrschach-Test**.

Achtung: Diese Tests lassen keine direkten Diagnosen zu, sondern stellen nur Hilfsmaßnahmen im Rahmen eines umfassenden diagnostischen Vorgehens dar!

31.

Was versteht man unter psychologischen Testverfahren?

Darunter versteht man **standardisierte Meß- bzw. Prüfverfahren**, mit denen man Leistungen bzw. Merkmale eines Probanden mit denen anderer Probanden (unter möglichst gleichen Bedingungen) überprüfen und vergleichen kann.

32.

Erläutern Sie den Begriff „psychoanalytisches Erstinterview“!

Unter dem Begriff **„psychoanalytisches Erstinterview“** versteht man die erste (zeitlich limitierte) Gesprächssitzung („Gesprächsauseinandersetzung“) mit dem Patienten.
Als Therapeut möchte man recht frühzeitig eine Klärung bezüglich diagnostischer und auch prognostischer Fragestellungen herbeiführen.

33.

Im Rahmen des Erstinterviews hat die frühe Diagnosestellung einige wichtige Funktionen zu erfüllen. Geben Sie Beispiele!

Bei einer **(frühen) Diagnosestellung -** gerade im Rahmen eines **Erstinterviews** mit Klienten bzw. Patienten - sollten insgesamt gesehen drei wichtige Funktionen erfüllt werden:

- Eruierung von Krankheitszustand und Krankheitsbild des Patienten,
- Festlegung einer diesbezüglichen therapeutischen Vorgehensweise,
- Streben nach einer vertrauensvollen Therapeuten-Patienten-Beziehung („Arbeitsbündnis“).

34.

Wie gehen Sie im Allgemeinen bei der Untersuchung eines Patienten vor? Welche Temperatur sollte der Raum haben und warum?

Die körperliche Untersuchung des Patienten sollte in einer entspannten Atmosphäre und in einem warmen, freundlichen Raum erfolgen. In zu kühlen Räumen verändert sich der Muskeltonus, und Untersuchungsergebnisse können verfälscht werden!

35.

Wo kann der Puls getastet werden? Welche Pulsqualitäten und Pulsbesonderheiten kennen Sie?

Allgemein kann man die Pulse an folgenden Arterien tasten:

- A. temporalis
- A. carotis
- A. axillaris
- A. cubitalis
- A. radialis
- A. ulnaris
- Aorta
- A. femoralis
- A. poplitea
- A. tibialis
- A. dorsalis pedis.

Normalerweise wird der Puls beim Patienten mit Zeige- und Mittelfinger an der **Arteria radialis** gemessen.

Pulsqualitäten:

- **Pulsus altus** (hoher oder großer Puls) durch überhöhte Blutdruckamplitude bei Fieber, Aorteninsuffizienz oder Hyperthyreose

- **Pulsus celer** (schnellender, steil an- und absteigender Puls) bei kreislauflabilen Jugendlichen, Fieber, Aorteninsuffizienz oder Hyperthyreose
- **Pulsus durus** (harter, nur schwer unterdrückbarer Puls) bei Hypertonie
- **Pulsus parvus** (kleiner Puls) durch verminderte Blutdruckamplitude bei Herzschwäche, Aortenstenose
- **Pulsus filiformis** (fadenförmiger Puls) mit nur geringer Blutdruckamplitude, z. B. bei Schock
- **Pulsus alternans** (mit regelmäßig wechselnder Schlagstärke) als mögliches Zeichen für Myokardschaden oder Linksherzinsuffizienz
- **Pulsus paradoxus** mit inspiratorischer Abnahme der Pulsdruckamplitude von mehr als 10 mm Hg bei Rechtsherzinsuffizienz, obstruktiven Lungenerkrankungen, Herztamponade
- **Pulsus rarus** (langsamer Puls) bei Bradykardie
- **Pulsus frequens** (schneller Puls) bei Tachykardie.

Pulsbesonderheiten:
werden vom Herzen nach distal untersucht.

- **klopfende Karotispulse** bei Aorteninsuffizienz, Aortenisthmusstenose, Verschluß oder Teilverschluß der vom Aortenbogen abgehenden großen Kopf- und Armgefäße, Hyperthyreose
- **einseitig abgeschwächter bzw. aufgehobener Radialispuls** bei Stenose oder Thrombus auf dieser Seite, **beidseitig** aufgehoben z. B. im Schock
- **einseitig abgeschwächter Femoralispuls** bei Verlegung der Arterie oberhalb der Palpationsstelle, **beidseitige** Abschwächung ist Zeichen eingeschränkter kardialer Ausschüttung bei Aortenstenose oder Verengung der Aorta unterhalb der großen oberen Abgänge (Aortenisthmusstenose).

36.

Wo können Sie am Bein die Arterien palpieren?

Femoralispulse werden unterhalb des medialen Drittels des Leistenbandes seitenvergleichend palpiert.
Die **Arteria poplitea** palpiert man bei locker angewinkeltem Knie in der Kniekehle, etwas lateral von der Mittellinie.
Die **Arteria dorsalis pedis** palpiert man auf dem Fußrücken neben dem 1. Strahl.
Die **Arteria tibialis posterior** palpiert man zwischen Malleolus medialis und Achillessehne.

37.

Welchen Sichtbefund ergibt eine Hypertonie?

Symptome können lange Zeit fehlen. Bei (nicht renaler) Hypertonie findet man hauptsächlich:

- gesundes Aussehen (rotes Gesicht), „Flushing"
- leichte Lippenzyanose
- rote Konjunktiven
- Schwitzen
- (Hyper-)Aktivität
- Unruhe
- evtl. leichte Atemnot unter Belastung.

38.

Wie liegt der Patient bei der Bauchinspektion? Welche Schallqualitäten vernehmen Sie allgemein bei der Bauchperkussion?

Bauchinspektion:
Der Patient liegt auf dem Rücken mit leicht erhöhtem Kopf und unterlegten Knien, damit die Bauchmuskulatur entspannt ist. Es sollte warm im Raum sein und eine entspannte Atmosphäre herrschen.

Schallqualitäten bei der Bauchperkussion:
Bei der Perkussion des Bauchraumes überprüft man allgemein die **physiologische Tympanie** in allen vier Quadranten und stellt die Lebergrenzen fest. Vergrößerte Bauchorgane ergeben eine **Dämpfung**, bei peritonitischer Reizung ist die Perkussion schmerzhaft.

39.

Wie wird der Bauchraum eingeteilt, und wie werden die Organe zugeteilt?

Der Bauchraum wird in vier Quadranten eingeteilt: rechts oben, rechts unten, links oben, links unten. Schmerzen in den vier Quadranten weisen möglicherweise auf Erkrankungen folgender Organe hin:

rechter oberer Quadrant:
Dünndarm, Leber, Gallenblase, Zwerchfell, Pankreaskopf, Colon ascendens und Colon transversum, Mesenterialgefäße

rechter unterer Quadrant:
Appendix, Zäkum, Colon ascendens, Blase, Ureter, Uterus, Salpinx (Eileiter), Ovar, Mesenterialgefäße, Mesenteriallymphknoten

linker oberer Quadrant:
Magen, Dünndarm, Pankreaskörper und Pankreasschwanz, Milz, Colon transversum, Colon descendens, Mesenterialgefäße, Zwerchfell

linker unterer Quadrant:
Colon descendens, Sigmoid, Blase, Ureter, Uterus, Salpinx, Ovar, Mesenterialgefäße, Mesenteriallymphknoten.

40.

Beschreiben Sie die Palpation von Herz, Milz, Leber und Bauchraum!

Herz:
Palpieren läßt sich beim Herzen physiologisch nur der Herzspitzenstoß. Die Palpation erfolgt mit den Spitzen von Zeige- und Mittelfinger im 5. ICR innerhalb der Medioklavikularlinie (er sollte nicht breiter als 2 cm sein). Bei einem pathologischen Befund kann man ihn verbreitert und in ausgeprägten Fällen hebend palpieren; er kann auch nach rechts, links oder kaudal verlagert sein. Pulsationen und Schwirren sind ebenfalls pathologisch.

Milz:
Der Patient liegt auf dem Rücken. Palpiert wird die Milz mit der einen Hand, während die andere Hand am Rücken dagegen gehalten wird. Wenn die Milz bei tiefer Inspiration des Patienten an die tastenden Finger anstößt, ist sie bereits vergrößert. Die Milz ist an sich nur tastbar, wenn sie vergrößert ist.

Leber:
Bei Exspiration des auf dem Rücken liegenden Patienten palpiert der Untersucher tief unter den rechten Rippenbogen. Mit der Inspiration des Patienten schlägt der untere Rand des rechten Leberlappens an die Finger. Wenn man den Leberrand nicht tasten kann, sollte man weiter unten beginnen, um eine Lebervergrößerung nicht zu übersehen.

Bauchraum:
Zu palpieren ist jeder der vier Quadranten. Der Patient liegt flach mit entspanntem Bauch (Knierolle, Kopfkissen) auf einer festen Liege, Raum und Hände des Untersuchers sollten warm sein. Eine vorsichtige Untersuchungstechnik ist wichtig. Man palpiert mit flach aufgelegter Hand ca. 1 cm zunächst oberflächlich, dann tiefer und versucht, weiter innen gelegene Organe zu palpieren oder Druckschmerz auszulösen.

Allgemein Feststellung von:

- Lage der Organe
- Verschieblichkeit
- Größe, Form
- Festigkeit
- Druckschmerz
- Loslaßschmerz
- Abwehrspannung.

Man beginnt dort, wo der Patient keinen Schmerz angibt und tastet sich langsam zum Schmerzpunkt vor.

41.

Wie kann man einen Aszites feststellen? Bei welcher Herzerkrankung kann er vorkommen?

Auch kleine Flüssigkeitsmengen sammeln sich in Knie-Ellenbogen-Lage („Vierfüßlerstand“) nach den Gesetzen der Schwerkraft am tiefsten Punkt an.
Wenn man das Stethoskop am tiefsten Punkt des Bauches aufsetzt und die Finger der freien Hand gleichmäßig seitlich gegen die Bauchwand schnellen läßt und das Stethoskop dann zur Seite bewegt, wird das Klopfgeräusch am Rand der Aszitesansammlung lauter. Die Herzerkrankung, bei der es zum Aszites kommen kann, ist in erster Linie die **Rechtsherzinsuffizienz**.

42.

Was stellen Sie bei Inspektion, Palpation und Auskultation des Herzens fest?

Das Herz liegt im Mediastinum, zwischen den Lungen auf dem Zwerchfell. Die Basis zeigt nach oben rechts hinten, die Spitze unten links vorne. Das Herz ist um seine senkrechte Achse leicht gedreht.

Inspektion:
Herzbuckel bei angeborenen oder sehr früh erworbenen Herzvitien, sichtbare Stauung der Halsvenen bei Rechtsherzinsuffizienz, Pulsationen des Brustkorbes bei Rechtsherzhypertrophie, hebender Herzspitzenstoß bei Linksherz- oder Rechtsherzhypertrophie, Jugularispulswelle bei Pulmonalklappenstenose und Trikuspidalklappeninsuffizienz (hier zusätzlich noch sichtbare Herz- und Oberbauchpulsationen), epigastrische Pulsationen bei Fallot-Tetralogie, Vorhofseptumdefekt, Pulmonalklappenstenose, Trikuspidalklappeninsuffizienz (Hypertrophie des rechten Herzens), Blässe und Pulsation der Arteria carotis bei Aortenklappeninsuffizienz, Blässe bei Aortenklappenstenose, „Mitralbäckchen“ bei Mitralklappenstenose, Ödeme und Zyanose (Lippen, Ohrläppchen, Zunge, Haut, Nägel) bei Herzinsuffizienz.

Palpation:
Herzspitzenstoß, Schwirren im Jugulum bei Aortenklappenstenose, Schwirren über dem linken Brustkorb bei Herzscheidewanddefekten.

Auskultation:

- ICR parasternal rechts: Aortenklappe
- ICR parasternal links: Pulmonalklappe
- ICR parasternal links: Erb-Punkt, an dem man alle Klappen gleich gut hört, am besten die Mitralklappe (Mitralstenose und Aorteninsuffizienz)
- ICR parasternal rechts: Trikuspidalklappe
- ICR Medioklavikularlinie links: Mitralklappe

Normalerweise hört man Herztöne (physiologisch), Geräusche

sind pathologisch.

Der **1. Herzton** (Segelklappenschluß- und Myokardanspannungston) ist der längere und dunklere Herzton (Beginn der Systole, Ende der Diastole), der **2. Herzton** (Aorten- und Pulmonalklappenschlußton) ist der kürzere und hellere Herzton (Ende der Systole, Beginn der Diastole). Die Pause zwischen dem 1. und 2. Herzton ist kürzer als zwischen dem 2. und 1. Herzton.

43.

Was ist das Ziel der Lungenpalpation? Wie untersuchen Sie den Stimmfremitus?

Das **Ziel** der Lungenpalpation ist die Feststellung von verdichtetem Gewebe (z. B. bei Pneumonie) oder Verminderung der normalen Lungendichte (z. B. beim Lungenemphysem) bzw. Stellen ohne Belüftung (z. B. Atelektasen). Man geht bei dieser Untersuchung – wie bei den anderen auch – immer seitenvergleichend vor.

Den **Stimmfremitus** palpiert man, indem man beide Hände flach rechts und links auf den Brustkorb und/oder den Rücken des Patienten legt und ihn mit tiefer Stimme „99" sagen läßt. Die tiefen Schwingungen werden auf die Thoraxwand übertragen und somit spürbar. Der Stimmfremitus ist verstärkt bei Pneumonie, abgeschwächt bis aufgehoben bei Emphysem, Pleuraerguß, Atelektase und Pneumothorax (es schwingen die festen Bestandteile!).

Der Stimmfremitus ist **nicht untersuchbar** bei Kindern und bei Frauen mit hoher Stimme. Hier muß man auf die Auskultation der „Bronchophonie" (die Zahl „66" flüstern lassen) ausweichen.

44.

Was hören Sie bei der Lungenauskultation? Auf welche Erkrankungen weisen welche Geräusche hin?

Auskultation:

- **Vesikuläratmung (Alveoläratmung)** ist das leise, physiologisch nur in der Inspiration zu hörende Rauschen („fff"). Man auskultiert es am besten in der Achselhöhle.
- **Bronchialatmung** oder Röhrenatmen („ch") auskultiert man beim Gesunden über der Trachea und dem Hauptbronchus, pathologisch über luftarmen Lungenabschnitten infolge Infiltration (Pneumonie) oder Konsolidierung (Atelektase) (im Exspirium lauter, länger und höher).
- **Trockene Rasselgeräusche** (Giemen, Pfeifen, Brummen) werden bei Entzündungen wie der chronischen Bronchitis und dem asthmatischen Bronchialspasmus in beiden Atemphasen hörbar, wenn der Luftstrom zähflüssige Schleimfäden in Schwingung versetzt.

- **Feuchte Rasselgeräusche** sind Zeichen für Flüssigkeitsansammlung in den Bronchien und Alveolen: **grobblasige** entstehen bei Sekret in den Bronchien (z. B. Bronchiektasen), **feinblasige** bei Flüssigkeit in den Bronchioli und Alveolen (z. B. Lungenödem). Es handelt sich um Öffnungsgeräusche, die weiter in nichtklingende (Herzinsuffizienz, Bronchitis), klingende (Pneumonie) und metallisch klingende (Pneumothorax, große Kavernen) unterteilt werden.
- **Crepitatio** (Knisterrasseln) im Anfangs- und Endstadium einer Pneumonie entsteht durch die bei der Atmung erfolgende Trennung von Bronchiolen- oder Alveolenverklebungen.
- **Pleuritisches Reiben** („Lederknarren") – entgegen dem perikarditischen Reiben dem Atemrhythmus entsprechend – entsteht durch das Aneinanderreiben von entzündeten Pleurablättern (Pleuritis sicca). Es ist nur über den Lungenabschnitten zu hören, die bei der Atmung deutlich tiefertreten.

45.

Was perkutieren Sie bei der Lunge? Wie tief reicht die Lungenperkussion?

Die Perkussion der Lunge reicht nur ca. 5 cm tief. Man perkutiert seitenvergleichend und stellt die unteren Lungengrenzen sowie die Grenzen zu anderen Organen (Herz, Leber, Magen) fest. Außerdem prüft man mit dieser Methode die Atemverschieblichkeit der Lungen (beim Gesunden sollten sie ca. 4 cm betragen).

46.

Was hören Sie bei der Leberperkussion?

Man hört den Übergang vom Lungenschall (sonor) zur Leberdämpfung (Schenkelschall) an der oberen Lebergrenze. Bei der Inspiration ist dieser Übergang um ca. 4 cm nach unten verlagert.

47.

Wie und was kann man bei welcher Lebererkrankung palpieren? Mit welchen anderen Methoden kann man die Lebergrenzen bestimmen?

Die Leberpalpation erfolgt mit beiden Händen unterhalb des rechten Rippenbogens in der Medioklavikularlinie. Bei leichtem Druck der flach liegenden Finger läßt man den Patienten tief einatmen. Der darunterliegende Leberrand hebt die Finger leicht an.

Vergrößerung der Leber:

- Fettleber (Alkoholabusus, Adipositas)
- Stauungsleber (Rechtsherzinsuffizienz, Pericarditis constrictiva)
- Leberzellkarzinom oder Metastasenleber

- bestimmte Formen der Leberzirrhose
- Obstruktionen der Gallengänge
- Hepatitiden und andere Infektionskrankheiten (Mononukleose, Brucellose etc.)
- Diabetes mellitus
- Blutkrankheiten (Chronisch-myeloische Leukämie, Kugelzellenanämie)
- Speicherkrankheiten (Hämochromatose, Glykogenspeicherkrankheit).

Konsistenz der Leber:

- weich bei akuter Hepatitis
- fest bei chronischer Hepatitis
- teigig bei Fettleber
- hart bei Zirrhose
- steinhart bei Metastasen.

Beschaffenheit des unteren Leberrandes:

- scharf bei Amyloidose und Zirrhose
- abgerundet bei Herzinsuffizienz, akuter Hepatitis, Fettleber (durch Lebervergrößerung)

Knotige Veränderungen:

- Metastasen
- Leberabszeß
- Gummen
- Echinokokkus- und andere Zysten
- Narbenleber
- „bucklige" Zirrhose. Kleinhöckrige Veränderungen wie bei der posthepatitischen Zirrhose sind nur bedingt tastbar.

Leberpulsationen bei Trikuspidalinsuffizienz.

Schmerzhaftigkeit bei

- akuter Hepatitis
- Rechtsherzinsuffizienz (Kapselspannung durch akuten Blutstau)
- Leberabszessen
- und bei auf die Leber übergreifenden Gallenblasenentzündungen.

Bestimmung der Lebergrenzen:
Weitere Methoden zur Bestimmung der Lebergrenzen sind **Kratzauskultation** (speziell zur Abgrenzung der Leber nach unten) und **Sonographie** (allgemein).

48.

Was ist ein EKG? Was versteht man unter Sonographie?

EKG: Elektrokardiogramm, Aufzeichnung der Herzaktionsströme
Sonographie: Ultraschalluntersuchung mit Bildgebung zur Feststellung von Größe und Form eines Organs, evtl. von Tumoren.

49.

In welcher Reihenfolge nimmt die Durchlässigkeit für Röntgenstrahlen zu?

- Knochen
- Muskelgewebe
- Drüsengewebe
- Haut.

50.

Welche Arten von Pulsationen könnten u. U. bei einer Rechtsherzhypertrophie bzw. Trikuspidalklappeninsuffizienz auftreten?

Bei einer **Rechtsherzhypertrophie** bzw. Trikuspidalklappeninsuffizienz könnten u. U. **Leberpulsationen** auftreten bzw. **Pulsationen im Epigastricum**.

28 - Naturheilverfahren

1.

Nennen Sie Beispiele für Heilpflanzen bei verschiedenen therapeutischen Gruppen!

(Sie finden im Folgenden nur eine mögliche Auswahl von Phytotherapeutika!)

- **Herzerkrankungen:**
  Adonis, Ammei, Fingerhut, Maiglöckchen, Meerzwiebel
- **Kreislauferkrankungen:**
  Ginkgo, Lavendel, Rauwolfia
- **Gefäßerkrankungen:**
  Ackerschachtelhalm, Arnika, Beinwell, Hamamelis, Honigklee, Roßkastanie
- **Erkrankungen des Rachenraumes:**
  Arnika, Brombeere, Hagebutte, Isländisch Moos, Myrrhe
- **Grippemittel:**
  Echinacea, Ginseng, Holunder, Lindenblüten, Zitrone
- **Erkrankungen der Atemwege:**
  Ammei, Andorn, Anis, Bibernelle, Brechwurz, Efeu, Eibisch, Eukalyptus, Fenchel, Haselwurz, Kamille, Knöterich, Malve, Minze
- **Erkrankungen des Magen-Darm-Traktes:**
  Aloe, Andorn, Artischocke, Benediktinerkraut, Bitterholz, Bockshornklee, Engelwurz, Enzian, Feigenbaum, Fenchel, Galgant, Ingwer, Kalmus, Kümmel, Löwenzahn, Melisse
- **Erkrankungen der Leber und der Galle:**
  Andorn, Artischocke, Gelbwurzel, Ingwer, Löwenzahn, Mariendistel
- **Harnwegserkrankungen:**
  Bärentraube, Birke, Bohne, Brennessel, Goldrute, Kürbis
- **Psychische Befindlichkeitsstörungen bzw. Schlafstörungen:**
  Baldrian, Ginseng, Hopfen, Johanniskraut, Lavendel, Matebaum, Melisse, Passionsblume
- **Traumata am Bewegungsapparat:**
  Ananas, Arnika, Honigklee, Johanniskraut
- **Erkrankungen von Haut- und Schleimhäuten:**
  Arnika, Bockshornklee, Johanniskraut, Kamille, Maiapfel.

2.

Welche Anwendungsmöglichkeiten kennen Sie für Bärentraubenblätter und Schafgarbe?

- **Bärentraubenblätter:** Harnwegsinfektionen
- **Schafgarbe:** Magenulkus, dyspeptische Verdauungsstörungen, Appetitlosigkeit, Nervosität, Schlafstörungen, vegetative Dystonie, funktionelle Unterbauchbeschwerden der Frau.

3.

Nennen Sie abwehrsteigernde Mittel!

Abwehrsteigernde Mittel sind z. B. Echinacea, Holunder, Lindenblüten, Zwiebel.

4.

Welche naturheilkundlichen Mittel können Sie z. B.bei einer vergrößerten Vorsteherdrüse anwenden?

Die Prostata gehört zu den primären Geschlechtsorganen. Möglich wäre hier z. B. der Einsatz von Produkten aus Kürbiskernen.

5.

Bei welchen Krankheiten setzen Sie Salbei, Goldrute bzw. Rosmarin ein?

- **Salbei:** bei Halsentzündungen
- **Goldrute:** bei Blasen- und Nierenbeschwerden
- **Rosmarin:** bei Rheuma und Herz-/Kreislaufschwäche.

6.

Wie wirken Anis, Melisse und Passionsblume?

- **Anis** regt den Magensaft an, lindert Husten, Bronchial- und Darmkrämpfe und wirkt spasmolytisch.
- **Melisse** gibt man zur Beruhigung, bei Schlafstörungen und Magenbeschwerden.
- **Passionsblume** wirkt ebenfalls nervenberuhigend und als Schlafmittel.

7.

Wann setzen Sie Schöllkraut, Holunder, Artischocke ein?

- **Schöllkraut:** bei Magen-/Darmerkrankungen
- **Holunder:** bei Erkältungskrankheiten, Rachenentzündung, Reizhusten
- **Artischocke:** bei Lebererkrankungen und Völlegefühl, zur Galleförderung und gegen Arterienverkalkung.

8.

Welche phytotherapeutischen Mittel und welche Salben empfehlen Sie bei rheumatischen Beschwerden?

- **Phytotherapie:** Brennessel, Johanniskraut, Rosmarin, Wacholder
- **Salben:** Ameisensäure, Bienengift (Achtung: Allergien!).

9.

Wann wenden Sie Spitzwegerich, Johanniskraut bzw. Weißdorn an?

- **Johanniskraut:**
  innerlich gegen Depressionen, Wechseljahrbeschwerden, nervöse Erschöpfungszustände;
  äußerlich für Umschläge bei Nervenschmerzen und Rheuma
- **Spitzwegerich:** Katarrhe der Luftwege, entzündliche Veränderungen von Mund- und Rachenschleimhaut
- **Weißdorn:** Herz-/Kreislaufstörungen.

10.

Welche Pflanzen setzen Sie ein bei arteriellen bzw. venösen Gefäßkrankheiten?

- **arteriell:** Arnika, Ginkgo, Knoblauch, Mistel, Weißdorn
- **venös:** Roßkastanie, Steinklee.

11.

Welche Heilpflanzen verwenden Sie bei Arteriosklerose?

Bei Arteriosklerose verwendet man z. B. Knoblauch, Mistel, Weißdorn, Zitrone.

12.

Was machen Sie phytotherapeutisch, wenn Sie zu einem Patienten mit Fieber gerufen werden?

Bei Fieber können phytotherapeutisch Echinacea, Hagebutte, Holunder, Lindenblüten, Weidenrinde und Zitrone eingesetzt werden.

13.

Würden Sie bei Fieber in jedem Fall Wadenwickel anlegen?

Vorsicht mit Wadenwickeln ist geboten bei Kreislauflabilität, Venenleiden und Varizen!

14.

Wo verwenden Sie Baldrian bzw. Mariendistel?

- **Baldrian:** bei Nervosität und Schlaflosigkeit
- **Mariendistel:** bei Erkrankungen der Leber und der Gallenblase.

15.

Welche Ausleitungsverfahren kennen Sie? Wieviel Blut wird bei einem Aderlaß entnommen?

Ausleitungen z. B. über:

- **Darm:** Abführen mit Hilfe bestimmter Mittel als Einleitung für eine Fastenkur, z. B. mit Glaubersalz
- **Nieren:** Brennesseltee u. a.
- **Leber und Galle:** Löwenzahn, Schwarzrettich, Tausendgüldenkraut, Wermut etc.
- **Haut:** Baunscheidtieren, Cantharidenplaster, Schröpfen, Blutegel und Aderlaß
- **Nase:** Niesverfahren
- **Brechverfahren**

Blutentnahme bei Aderlaß: zwischen 200 und 500 ml.

16.

Welches sind die Säulen der Homöopathie?

Homöopathie bedeutet: **„similia similibus curentur“**, d. h. „Ähnliches möge durch Ähnliches behandelt werden“.
Die **3 Säulen** der Homöopathie sind:

- Ähnlichkeitsregel (Vergleich der Arzneiprüfungssymptome mit dem individuellen Krankheitsbild)
- Arzneimittelprüfung an gesunden Versuchspersonen
- Potenzierung.

17.

Welches sind die Trägerstoffe der Homöopathie?

Die Trägerstoffe der Homöopathie sind:
- **Weingeist**, vermischt mit Wasser (für flüssige Ursubstanzen bzw. -tinkturen und Verschüttelungen)
- **Milchzucker** (für feste Ursubstanzen und Verreibungen).

18.

Wie stellen Sie eine Urtinktur her?

Aus dem Ausgangsstoff (Pflanze, Tier, Mineral) wird nach Vorschrift des **Homöopathischen Arzneibuches (HAB)** die Urtinktur hergestellt. Das Homöopathische Arzneibuch ist die amtliche deutsche Pharmakopöe, die die Herstellung der Arzneien verbindlich festlegt.

Unter dem Namen Urtinktur werden die flüssigen Ausgangsstoffe (Essenzen, Tinkturen, Lösungen) zusammengefaßt:
- **Essenz:** Ausgangsstoff ist der Saft frisch gepreßter ganzer Pflanzen oder Pflanzenteile, zur Haltbarmachung mit 90%igem Alkohol versetzt.
- **Tinktur:** Ausgangsstoff ist die getrocknete, pulverisierte Pflanze oder gequetschte animalische Substanz (Biene, Ameise etc.). Mit 90–60%igem Alkohol (je nach Ausgangsstoff) werden die Inhaltsstoffe der Droge extrahiert und z. B. im Mazerationsverfahren verarbeitet.
- **Lösung:** Ausgangsmaterial sind vorwiegend lösliche Salze und Säuren. Diese werden je nach Lösungsfähigkeit zu wäßrigen oder alkoholischen Lösungen verarbeitet.

19.

Beschreiben Sie den Unterschied zwischen allopathischen und homöopathischen Mitteln!

Allopathie im weiteren Sinne bedeutet die Heilmethode der Schulmedizin, im engeren Sinne (im Unterschied zur Homöopathie) die Anwendung von Mitteln, die beim Gesunden die der Krankheit u. U. entgegengesetzten Symptome hervorrufen. Das Prinzip der Allopathie ist die Substitution dem Körper fehlender oder mangelnder Substanzen als mögliche Gegenregulation.

Das Prinzip der **Homöopathie** ist die Heilung mit Mitteln nach der Regel: „similia similibus curentur".
Die homöopathischen Arzneiwirkungen erfüllen die Bedingungen der Reiztherapie:
- Jede Arznei setzt einen spezifischen, für sie typischen Reiz.
- Der Reiz muß dem individuellen Krankheitsbild genau angepaßt sein, damit eine sinnvolle Reaktion erfolgen kann.

- Die Reaktion ist abhängig von der Ausgangssituation des Organismus.
- Kleine Reize haben einen stimulierenden Effekt, stärkere Reize provozieren eine direkte Erstwirkung, massive Reize wirken toxisch.
- Der Patient entscheidet allein durch seine Reaktion über die Angemessenheit des Reizes.

Homöopathische Arzneimittel greifen **regulierend** ein in die zentralen Steuerungsmechanismen des Organismus.

20.

Welche Mittel darf der HP erst ab D4 bzw. D6 verschreiben?

Der HP darf z. B. **Digitalis** erst ab D4 bzw. **Opium** erst ab D6 verschreiben.
(Achtung: Änderungen sind möglich!)

(Bei der Beantwortung der Fragen zur Homöopathie haben wir uns u. a. auf das Lehrbuch der Homöopathie von Gerhard Köhler gestützt.)

21.

Wie lautet die Ähnlichkeitsregel in der Homöopathie und was stellt sie dar?

„Simile similius currentis“ lautet die Ähnlichkeitsregel und sie besagt „Ähnliches ist durch Ähnliches zu heilen“.

22.

Welche Aufgabe besitzt die Ähnlichkeitsregel der Homöopathie?

Das eigentliche, individuelle Krankheitsbild des Patienten soll nach Möglichkeit mit dem **„Mittelbild“** des Homöopathikums übereinstimmen.

23.

Wie bestimmt man nach Möglichkeit das Krankheitsbild des Patienten in der Homöopathie?

Das individuelle Krankheitsbild des einzelnen Patienten wird herausgefunden durch einerseits die **Anamnese** und andererseits durch die **homöopathische Konstitution**.

24.

Was versteht man in der Homöopathie unter Potenzierung?

Potenzierung in der Homöopathie bedeutet: Ein Teil der Urtinktur wird herangezogen und mit neun Teilen einer „Trägersubstanz" (z. B. Alkohol oder Milchzucker) schrittweise verdünnt, verschüttelt bzw. verrieben.

25.

Welche Materialien verwendet man zur Fabrikation homöopathischer Arzneimittel?

Zur Fabrikation homöopathischer Arzneimittel werden vorwiegend **tierische, pflanzliche und mineralische Materialien** bzw. Substanzen verwendet.

26.

Wievielfach ist eine D3 in der Homöopathie verdünnt?

Eine **D3 in der Homöopathie** entspricht der **tausendfachen Verdünnung.**

27.

Welcher Zusammenhang besteht zwischen Potenzierungshöhe und Krankheitszustand?

Krankheitszustand und Potenzierungshöhe des Homöopatikums hängen folgendermaßen zusammen: Bei einem **akuten Krankheitsprozeß** wählt man vorwiegend eine **tiefere Potenz**, bei **chronischen Erkrankungen** eher eine höhere Potenz.

28.

Wie werden in der Homöopathie Mineralien und Metalle aufbearbeitet?

Mineralien und Metalle werden in der Homöopathie **verrieben**.

29.

Welche Teile von Tieren bzw. tierische Produkte können in der Homöopathie z. B. zur Verwendung kommen?

Folgende **Teile von Tieren bzw. tierische Produkte** werden in homöopathischen Mitteln z. B. verwendet:

- Austernschalen (Calcium carbonicum),
- Ganze Bienen bzw. Wespen oder spanische Fliegen (z. B. Apis, Cantharis),
- Schlangengifte (Lachesis).

30.

Was versteht man bei der Homöopathie unter einer Erstverschlimmerung?

Es wäre möglich, dass es nach Mittelgabe beim Patienten erst zu einer Verschlimmerung der Symptome seiner Erkrankung kommt. Dies bezeichnet man in der Homöopathie als **Erstverschlimmerung** und stellt eine Art „Heilreaktion" dar.

31.

Nennen Sie Beispiele für innerliche und äußerliche Anwendungen von Phytotherapeutika!

Innerliche Anwendungen sind primär das Trinken von Tropfen, Tees, Sirup etc..
Äußerliche Anwendungen sind primär Inhalationen, Spülungen (z. B. Auge, Mund) Waschungen, Voll- und Teilbäder, Umschläge (u. a. Wunden), Gurgeln, Inhalationen etc..

32.

Was versteht man in der Phytotherapie unter Absud, Mazeration und Ritus?

Unter **Abkochung (Absud)** versteht man das Zerkleinern von Pflanzenteilen, welche anschließend mit kaltem Wasser übergossen werden. Daraufhin lässt man diesen Ansatz eine bestimmte Zeit kochen und seiht ihn danach ab.
Beim **Kaltauszug (Mazeration)** werden die Pflanzenteile mit kalter Flüssigkeit (z. B. Alkohol, Wasser) übergossen. Danach verbleiben sie eine bestimmte Zeit in dieser Flüssigkeit. Danach erfolgt ein Abseihen.
Bei einem **Aufguß (Ritus)** werden z. B. Pflanzenteile mit kochendem Wasser übergossen. Daraufhin lässt man die Flüssigkeit eine bestimmte Zeit ziehen und seiht danach ab.

33.

Was versteht man unter Tinktur, Elixier, Sirup in der Phytotherapie?

Bei einer **Tinktur** werden pulverisierte Pflanzenteile mehrere Tage lang z. B. in Alkohol eingelegt.
Elixiere sind meist Tinkturen, denen zusätzlich Extrakte, ätherische Öle, Zucker etc. zugegeben wurden.
Unter einem **Sirup** versteht man eine Zuckerlösung, welcher ganz bestimmte Drogenauszüge beigemengt wurden.

34.

Erläutern Sie den Begriff Linimentum

Ein **Linimentum** ist ein Einreibemittel vorwiegend zum äußerlichen Gebrauch bestimmt.

35.

Nennen Sie Beispiele für wichtige Wirkstoffe von Pflanzen in der Phytotherapie!

Beispiele für wichtige Wirkstoffe von Pflanzen in der Phytotherapie wären:

- Alkaloide,
- Ätherische Öle,
- Bitterstoffe,
- Flavone bzw. Flavonoide,
- Gerbstoffe.

36.

Was versteht man unter Adstringenzien und Amara in der Phytotherapie?

Adstringenzien sind Substanzen, welche auf die Oberfläche von Haut und Schleimhaut einwirken und eine zusammenziehende Wirkung haben (z. B. zur Stillung von Kapillarblutungen).
Beispiele aus der Phytotherapie wären u. a.:

- Bärentraube,
- Beinwell,
- Eichenrinde,
- Gänsefingerkraut,
- Salbei.

Unter **Amara** versteht man im allgemeinen Bittermittel, welche eine verbesserte Magensaftproduktion in Gang bringen können. Beispiele aus der Phytotherapie wären u. a.:

- Enzian,
- Tausendgüldenkraut,
- Huflattich,
- Kalmus.

37.

Was sind Diaphoretika, Karminativa und Expektoranzien?

Unter **Diaphoretika** versteht man vorwiegend schweißtreibende Mittel (z. B. Lindenblüte, Kamille, schwarzer Holunder).
Karminativa sind vor allem Essenzen gegen Blähungen: (z. B. Kümmel, Anis, Fenchel).
Expektoranzien sind Mittel, welche das Abhusten erleichtern können bzw. auswurffördernd sind (z. B. Thymian, Malve, Spitzwegerich, Islandmoos).

29 – Sonstiges

1.

Warum würden Sie einem Patienten anraten, sich das Rauchen abzugewöhnen?

Gefahren des Rauchens sind u. a. Krebs verschiedener Organe (vorwiegend Zunge, Mund, Kehlkopf, Bronchien, Lunge, aber auch Magen, Pankreas etc.), auch chronische Bronchitis mit nachfolgendem Asthma bronchiale oder Lungenemphysem, Gastritis, Ulcus ventriculi, koronare Herzkrankheit, arterielle Verschlußkrankheit, Entwicklung einer Polyglobulie durch Sauerstoffmangel: Gründe genug, sich das Rauchen abzugewöhnen!

2.

Welche Injektionsarten kennen Sie? Beschreiben Sie genau die intravenöse (i. v.) und die intramuskuläre (i. m.) Injektion!

Außer **i. v.**- und **i. m.**- gibt es **subcutane** (s. c.-) und **intracutane** (i. c.-)Injektionen, die in der Praxis allgemein üblich sind. **Intraarterielle** und **intraartikuläre** Injektionen sollten dem Arzt für besondere Fälle vorbehalten bleiben.

Generell sind Hygienevorschriften und Sorgfaltspflicht zu beachten!

Vorbereitung der Injektion:

- Verordnung und Namen des Patienten überprüfen
- Hände waschen
- Injektionsmaterial und Medikament bereitlegen, Medikament (Name, Verabreichungsart, Dosierung, Verfallsdatum, Injektionszeit) kontrollieren
- Spritze und Aufziehkanüle vorbereiten
- Ampullenhals durch Beklopfen von Injektionsmittel freimachen
- Ampullenhals, Ampullensäge oder Einstichkappe der Stechampulle desinfizieren
- Ampulle aufsägen oder Ampullenhals abbrechen (mit desinfiziertem Tupfer)
- Spritze und Kanüle steril entnehmen und steril zusammenfügen
- Medikament unter sterilem Arbeiten aufziehen
- durch senkrechtes Halten der Spritze Luftblase abspritzen
- Aufziehkanüle gegen sterile Injektionskanüle austauschen.

i. v.-Injektion (auch Blutabnahme):

Indem das Medikament direkt in die Vene gespritzt wird, gelangt es schnell und ohne Wirkungsverlust in den Blutkreislauf.
Die Injektion muß unter strenger Berücksichtigung der Asepsis und Sterilität durchgeführt werden. Die bevorzugten Stellen

sind die Venen der Ellenbeuge, des Unterarmes und des Handrückens.
Man verwendet eine Spritze, die im Volumen größer ist als das Volumen des Medikaments, damit nach Punktion der Vene eine sachgerechte Aspiration durchgeführt werden kann.
Zur Punktion der Vene wird ein Stauschlauch (oder eine Blutdruckmanschette) am Oberarm so angelegt, dass nur die Venen und nicht die Arterien gestaut werden. Die Venen treten deutlich hervor.
Der Arm des Patienten ist auf einer festen Unterlage aufgelegt.
Man geht folgendermaßen vor (ggf. wird zuerst der Blutdruck gemessen):

- Arm des Patienten lagern, evtl. auf spezielles Injektionskissen
- Staubinde anlegen und Pulskontrolle durchführen
- Injektionsstelle und tastende Finger des Therapeuten desinfizieren
- Vene betasten
- Haut entgegen der Stichrichtung anspannen und Punktion durchführen
- Blut aspirieren (Blutabnahme)
- Medikament injizieren, dabei vorgeschriebene Injektionszeit einhalten
- Injektionsstelle beobachten, ob nicht eine Schwellung oder Verhärtung durch sogenanntes „Paraspritzen“ entsteht
- Injektionsnadel herausziehen und durch Hochheben des Armes und Druck auf die Injektionsstelle Blutaustritt aus der Vene verhindern (die Ellenbeuge nicht abknicken, da sonst ein Hämatom entsteht)
- wenn keine Nachblutung mehr vorhanden, Injektionsstelle mit Schnellwundverband (Pflaster) abdecken.

i. m.-Injektion:

Injektionsmengen über 1 cm^3 werden nach Möglichkeit in den M. glutaeus maximus verabreicht (möglicherweise auch in die Muskulatur des Oberarms).

Injektion (nach v. Hochstetter):

Bei Injektion in die rechte Gesäßseite legt man die linke Hand auf das Gesäß, die Zeigefingerspitze berührt den rechten vorderen Darmbeinstachel (Spina iliaca anterior superior), der linke Mittelfinger liegt abgespreizt auf der Crista iliaca. Der richtige Injektionsort befindet sich im unteren Drittel zwischen den gespreizten Fingern.
Die Einstichstelle wird vorschriftsmäßig desinfiziert (ein für diesen Zweck handelsübliches Desinfektionsmittel mit Tupfer auftragen und zwei Minuten wirken lassen). Der Einstich erfolgt senkrecht zur Hautoberfläche (zuvor auf die Länge der Kanüle

achten: bei adipösen Patienten ist eine Länge von bis zu 12 cm erforderlich).
Bevor das Medikament in den Muskel gespritzt wird aspiriert man, um sicherzugehen, nicht versehentlich ein Blutgefäß getroffen zu haben. In diesem Fall wird die Spritze verworfen. Wurde kein Blut aspiriert, kann die Injektion erfolgen.

3.

Nennen Sie Kontraindikationen für i. m.-Injektionen! Welche Risiken und Komplikationen können als Folge von Injektionen entstehen?

Kontraindikationen für i. m.-Injektionen:
- erhöhte Blutungsneigung (Antikoagulantien!)
- Hautveränderungen im Injektionsgebiet
- Schock
- Lebensgefahr
- Bewußtlosigkeit
- Herzinfarkt.

Risiken und Komplikationen:
- Nervenschäden (Ischias!) bei der i. m.-Injektion
- Hämatom
- Spritzenabszeß
- Gewebsnekrose (z. B. bei versehentlicher Injektion einer öligen Lösung in das Unterhautfettgewebe anstatt in den Muskel)
- Gewebsfibrosierungen, wenn bei Spritzenserien der Injektionsort nicht ständig gewechselt wird
- allergische Reaktion bis zum allergischen Schock
- versehentliches Injizieren in ein Gefäß durch Nichtbeachten der Aspiration z. B. bei der s. c.-Injektion
- Paraspritzen (z. B. neben einer Vene) mit Bildung eines Ödems
- versehentliche Injektion in eine Arterie anstatt in eine Vene
- Luftembolie etc..

4.

Nennen Sie Ursache, Symptome und erste Maßnahmen beim akuten Glaukomanfall!

Ursache:
- Abflußstörung des Augenwassers, starke Erhöhung des Augeninnendrucks infolge eines Winkelblockglaukoms.

Symptome:
- starke Kopfschmerzen mit Übelkeit und Erbrechen
- harter Augenbulbus, lichtstarre Pupille
- Nebelsehen
- Regenbogenfarbensehen.

Erste Maßnahme:
Sofortige Krankenhauseinweisung, da Erblindungsgefahr!

5.

Wie kann sich eine metabolische Azidose entwickeln?

Eine metabolische Azidose kann sich entwickeln z. B. durch:

- Additionsazidose (endogen: Ketoazidose, Laktatazidose; exogen: Intoxikation)
- Retentionsazidose (Niereninsuffizienz)
- Subtraktionsazidose (enteral, renal).

6.

Welches sind die allgemeinen Entzündungszeichen?

Rubor, Tumor, Calor, Dolor, funktio laesa sind die allgemeinen Entzündungszeichen.

7.

Was ist eine Gangrän?

Gangrän ist ein durch Minderdurchblutung, mechanische oder thermische Schädigung hervorgerufener Gewebsuntergang mit Gewebserweichung, Schrumpfung, Vertrocknung und Schwarzfärbung (trockene Gangrän); aus zusätzlicher Infektion mit Fäulnisbakterien resultiert die feuchte Gangrän mit Erweichung, evtl. Verflüssigung des nekrotischen Gewebes unter Bildung von üblem Geruch.

8.

Wie nennt man einen bösartigen Tumor des Epithelgewebes bzw. des Bindegewebes?

Den bösartigen Tumor des Epithelgewebes nennt man **Karzinom**.
Der bösartige Tumor des Bindegewebes heißt **Sarkom**.

9.

Welche Aufgaben hat die Präventivmedizin? Was versteht man unter einer Sekundär- bzw. Tertiärprävention?

Folgende **Aufgaben der Präventivmedizin** wären z. B. zu nennen: Verhütung von Krankheiten (Primärprävention), Krankheitsfrüherkennung, Vermeidung von Krankheitsverschlechterungen, Vermeidung von möglichen Folgeschäden.
Unter einer **Sekundärprävention** versteht man eine mögliche Früherkennung schon bereits eingetretener pathologischer Veränderungen im Körper eines Menschen, um durch frühzeitiges Einsetzen von Therapien eine Verschlimmerung verhindern zu können.
Unter einer **Tertiärprävention** versteht man Möglichkeiten und Maßnahmen, die schon bestehende Krankheitserscheinungen bzw. Krankheitsfolgen verringern und ggf. verbessern sollen.

10.

Wie unterscheidet die WHO Sucht und Gewöhnung?

Laut **WHO** unterscheiden sich beide Begriffe vor allem durch die **Tendenz einer möglichen Dosissteigerung**, die bei einer Sucht, nicht aber bei einer Gewöhnung vorkommen würde. Eine Dosissteigerung bei der Sucht entsteht vor allem durch eine Toleranzentwicklung gegenüber der Droge.
Achtung: Zwischen Gewöhnung und Sucht sind die Grenzen als fließend anzusehen!

11.

Die WHO hat Formen der Suchtstoffabhängigkeiten festgelegt. Nennen Sie diese und geben Sie ein wesentliches Unterscheidungskriterium an!

Folgende unterschiedliche **Typen von Suchtstoffabhängigkeiten** hat die **WHO** festgelegt:

- Alkohol-,
- Amphetamin-,
- Barbiturat-,
- Cannabis (Marihuana)-,
- Cocain-,
- Halluzinogen-,
- Khat-,
- Morphin-Typ.

Alle diese Typen gliedern sich in eine Gruppe mit vorwiegend physischem Abhängigkeitspotential (z. B. Alkohol, Barbiturat) von einer Gruppe mit eher psychischem Abhängigkeitspotential (z. B. Amphetamin, Cannabis, Cocain, Halluzinogen).

12.

Nennen Sie Beispiele für psychische Beschwerden und mögliche psychische Auswirkungen des Alkoholismus!

Folgende Beispiele für **psychische Beschwerden und mögliche psychische Auswirkungen des Alkoholismus** wären zu nennen:

- Antriebssteigerung, Euphorie (vor allem im Rausch),
- Dämmerzustand,
- verlangsamte Auffassungsgabe, Konzentrationsstörungen, Orientierungs- und Koordinationsschwierigkeiten (Desorientiertheit),
- Kritiklosigkeit,
- Amnesie für Handlungen im Rausch,
- Halluzinosen,
- Wahngefühle (Verfolgungswahn, Eifersuchtswahn etc.),
- Alkoholdelir (Delirium tremens).

13.

Welche körperlichen Erkrankungen kann ein Alkoholiker aufweisen? Nennen Sie Beispiele!

Folgende mögliche **körperliche Erkrankungen kann ein Alkoholiker** aufweisen:

- Hepatitis mit Ikterus (toxische Leberentzündung mit Gelbfärbung der Haut durch Einlagerung von Bilirubin (intrahepatischer Ikterus)),
- Leberverfettung bzw. Leberzirrhose (bindegewebige Umwandlung defekten Lebergewebes),
- Pfortaderstauung (z. B. durch Leberzirrhose),
- Gastritis mit Übelkeit und Erbrechen (ggf. Stauungsgastritis),
- Anämie (durch Gastritis mögliche verminderte Aufnahme von Vitamin B12 (mangels „Intrinsic factor")),
- Pankreatitis,
- Spider naevi (signifikante Hauterscheinungen),
- Rhinophym (signifikante Veränderung von Nase ggf. und Wangen (Schwellung, Rötung usw.)),
- Gynäkomastie (durch Leberschädigung verursachter schlechterer Abbau von gonadotropen Hormonen),
- Blutgerinnungsstörungen (durch Leberschädigung verminderter Aufbau von Fibrinogen bzw. Bereitstellung von Vitamin K),
- Polyneuropathie,
- Kardiomyopathien,
- Krampfanfälle (z. B. auch durch Mangel an Elektrolyten, Spurenelementen, Vitaminen),
- Kachexie (durch mangelnde Nahrungsaufnahme bzw. schlechtere Verwertung der Nahrung durch den Darm bzw. Pfortaderstau und Leberschädigung),
- Potenz- bzw. Libidoschwierigkeiten,
- Diabetes mellitus.

14.

Welche Art von Therapieverfahren stellt die Hypnose dar?

Eine **Hypnose** stellt ein rein suggestives Verfahren dem Patienten gegenüber dar. Dieser wird dabei - passiv durch den Hypnotiseur - in eine Art „Trance" versetzt, wodurch er allerdings keinen weiteren Einblick in seine eigentlichen psychischen Verhaltensweisen bzw. Problematiken bekommt. Diverse direkte Anordnungen und Befehle in der Hypnosesitzung sollen den Patienten zu einer Verhaltensänderung (z. B. bei Suchtverhalten) führen.
Da aber durch diese Methode keine tiefgreifenden Verankerungen in der Psyche des Patienten als Persönlichkeit erreicht werden, kann der Erfolg u. U. nur temporär sein.

15.

Was versteht man allgemein unter sogenannten „Biofeedbackverfahren"?

Darunter versteht man Verfahren, die eine **Rückmeldung von biologischen Funktionen und deren Signalen** - welche ansonsten nicht einer willkürlichen Steuerung unterliegen - erlauben.

16.

Wie entsteht Dermographismus- albus und wie Dermographismus- ruber?

Der **Dermographismus albus** kann durch lokales Zusammenziehen von Gewebe bei Bestreichen mit einem (möglichst stumpfen) Gegenstand entstehen (z. B. bei Atopikern).
Der **Dermographismus ruber** hingegen gilt als eine Art überschießende Reaktion durch Erweiterung von Gefäßen (z. B. bei erhöhter Reizantwort des vegetativen Systems).

17.

Wie kann man grob den Ernährungszustand eines Patienten einschätzen?

Ernährungszustand:

- Größe in cm – 100 – 10% = Durchschnitt,
- Größe in cm – 100 – 25% = Untergewicht,
- Größe in cm – 100 + 10% = Übergewicht.

18.

Was sind essentielle Nährstoffe?

Essentielle Nährstoffe sind Substanzen bzw. Verbindungen, welche im menschlichen Körper nicht selbst synthetisiert werden können. Allerdings sind diese Stoffe für Funktionen von Zellen unentbehrlich und müssen deshalb mit der Nahrung aufgenomment werden. Beispiele für essentielle Nährstoffe wären u. a. esseruielle Aminosäuren bzw. essentielle Fettsäuren.

19.

Wie und wo werden Kohlenhydrate im Organismus des menschlichen Körpers gespeichert?

Kohlenhydrate (Zucker) werden im Organismus als Glykogen vor allem in der Muskulatur und der Leber gespeichert.

20.

Was ist Sorbit und Xylit

Sorbit und **Xylit** sind Zuckeralkohole und werden vorwiegend als Zuckeraustauschstoffe gerade für Diabetiker eingesetzt und verwendet. Der Stoffwechsel der beiden Substanzen läuft unabhängig von dem Pankreashormon Insulin ab.

21.

Woran kann man an der Haut erkennen, dass eine Exsikose vorliegt?

Exsikose bedeutet „Austrocknung". Bei diesem Zustand fehlen u. a. auch größere Mengen an Flüssigkeit im Unterhautfettgewebe. Somit können vom Behandler abgehobene Hautfalten „stehen bleiben".

22.

Welche Aufgaben besitzen Fette?

Fette haben einerseits die Aufgabe als Energielieferant und weiterhin als Ausgangsstoffe für Biosynthesen. Weiterhin sind sie wichtig für die Lieferung essentieller Fettsäuren sowie die Resorption fettlöslicher Wirkstoffe, wie z. B. Vitamine.

23.

Wie kann man Nahrungsfette nach der Fettsäurezusammensetzung einteilen?

Bezüglich der **Fettsäurezusammensetzung** können mit der Nahrung aufgenommene Fette z. B. eingeteilt werden in solche mit einem vorwiegenden Inhalt an:

- einfach ungesättigten Fettsäuren (z. B. Olivenöl),
- zweifach (mehrfach) ungesättigten, essentiellen Fettsäure (z. B. Sonnenblumenöl),
- mehrfach ungesättigten Polyensäuren (z. B. Fischöle),
- gesättigten Fettsäuren (z. B. Kokosfett).

24.

Was ist Cholesterin?

Beim **Cholesterin** handelt es sich um ein **Sterin**, welches für den Menschen sowohl physiologisch als auch pathophysiologisch eine Bedeutung hat (u. a. wichtig in den Zellen).
Diese Substanz befindet sich in tierischen Nahrungsmitteln. Allerdings kann der Organismus das Cholesterin selbst aus Acetaleinheiten herstellen, z. B. in der Leber (am meisten), den Nebennieren und Gonaden, sowie in der Darmschleimhaut.

25.

Welche biologische Wertigkeit besitzt Eiweiß?

Eiweiß wird im Körper des Menschen vor allem für die Lieferung von Aminosäuren gebraucht, welche wiederum für die Biosynthese von körpereigenem Eiweiß sowie von bestimmten

stickstoffhaltigen Verbindungen (z. B. Purinen) benötigt werden.
Das mit der Nahrung zugeführte Eiweiß dient nach der eigentlichen Verdauung und Resorption durch den Darm in Form von nun vorliegenden Aminosäuren vorwiegend dem Baustoffwechsel. Es kann u. U. auch als Energielieferant dienen, z. B. unter pathologischen Bedingungen beim Diabetes mellitus.

26.

Was versteht man unter Avitaminose bzw. Hypovitaminose?

Unter einer **Avitaminose** versteht man einen absoluten, unter einer **Hypovitaminose** einen relativen Vitaminmangel.

27.

Geben Sie eine mögliche Einteilung der Vitamine an!

Man kann aufgrund unterschiedlicher Löslichkeiten Vitamine in zwei Gruppen einteilen:.

- **fettlösliche Vitamine** (E / D / K / A),
- **wasserlösliche Vitamine** (B / C).

28.

Was kann u. U. ein Vitamin D – Mangel bei Säuglingen bzw. Kleinkindern verursachen?

Ein **Vitamin-D-Mangel** könnte bei Säuglingen und Kleinkindern z. B. eine Rachitis (sog. ,,Englische Krankheit“) hervorrufen. Der bei dieser Erkrankung auftretende Calciummangel und die abnorme Weichheit des Knochen- bzw. Skelettsystems führen zu Deformierungen (z. B. rachitische Kyphoskoliose, X- oder 0-Beine, rachitischer Rosenkranz etc.).

29.

Wann spricht man von „Totenstille“ im Darm?

Man spricht bei einem Patienten dann von einer **„Totenstille“** im Darm, wenn keinerlei Darmgeräusche mehr zu vernehmen sind und ggf. auch durch Perkussion der Bauchwand und leichte Massage nicht mehr ausgelöst werden können. Das mögliche „Ticken der Todesuhr“ wird durch Gefäßpulsationen hervorgerufen.

30.

Was sind Illusionen?

Unter **Illusionen** versteht man ganz bestimmte Formen der Wahrnehmung, bei welchen allerdings Empfindungen bzw. Sinneseindrücke falsch gedeutet bzw. interpretiert werden.

31.

Was sind Halluzinationen?

Unter **Halluzinationen** versteht man ganz bestimmte Wahrnehmung oder Erlebnisse, welche allerdings ohne Sinnesreize oder Erregung der Sinnesorgane auftreten bzw. zustande kommen.

32.

Was ist eine Creme im Unterschied zu einer Paste?

Eine **Creme** ist im Allgemeinen eine Salbe mit einer besonders weichen Konsistenz (enthält cinc größere Menge Wasser)
Pasten sind Salben, in welchen pulverförmige Bestandteile aufgeschwemmt (suspendiert) sind.

33.

Was versteht man unter Hospitalismus?

Hospitalismus stellt eine Sammelbezeichnung sowohl für physische als auch für psychische Schädigungen dar, die in oder durch längeren Krankenhaus- bzw. Heimaufenthalt erworben werden können.
Beispiel: Nosokomiale Infektionen in Krankenhäusern bzw. negative psychische Folgen durch längeren Aufenthalt in medizinischen Einrichtungen.

34.

Von welchen relevanten Hormonen hängt meist das Ausmaß der Körperbehaarung ab?

Relevant für das Ausmaß der Körperbehaarung ist das **Gleichgewicht** zwischen den Hormonen **Östrogen** und **Androgen** im Körper des Menschen.

35.

Was sind Begleitbeschwerden?

Begleitbeschwerden sind Beschwerden, welche direkt mit den Problemen der Hauptbeschwerden verknüpft sind.

36.

Nennen Sie Charakteristika für folgende Fieberarten: remittierend, intermittierend, kontinua.

Charaktersitisch für ein **remittierendes Fieber** sind Tagesschwankungen über 1°C ohne Rückkehr zu einer normalen Körpertemperatur.
Charakteristisch für **intermittierdendes Fieber** sind Tagesschwankungen über 1°C, allerdings mit Rückkehr zur normalen Körpertemperatur.
Charakteristisch für ein **kontinuierliches Fieber** ist das

verbleiben einer erhöhten Körpertemperatur u. U. über Tage hinweg mit Schwankungen unter 1°C.

37.

Was ist bei axillär gemessenen subfebrilen Temperaturen zu beachten?

Axillär gemessene **subfebrille Temperaturen** übersteigen im Prinzip nicht die 38 °C Grenze.

Auswahl empfohlener/weiterführender Literatur

Abele, U.; Stiefvater, E. W.: Aschner - Fibel. Haug-Verlag
Ahrens, S.: Lehrbuch der psychotherapeutischen Medizin, Schattauer-Verlag
Ariens, E.J., Mutschler, E., Simonis, A.M.: Allgemeine Toxikologie. Thieme-Verlag
BGW (Hrsg.): Unfallverhütungsvorschriften, Richtlinien, Sicherheitsregeln, Merkblätter.
Bommert, H.: Grundlagen der Gesprächspsychotherapie. Kohlhammer-Verlag
Buddecke, E.: Grundriß der Biochemie. Walter de Gruyter-Verlag
Dahmer, J.: Anamnese und Befund. Grundlagen klinischer Diagnostik. Thieme-Verlag
Donhauser, H.: Der Beruf des Heilpraktikers. Darstellung des Berufes, Analyse der Ausbildungssituation und Vorschläge zu ihrer Verbesserung.
Stahl-Kadlec, C.; Donhauser, H.: Diagnose-Rätsel.
Stahl-Kadlec, C.; Donhauser, H.: Repetitorium für den psychotherapeutisch orientierten Heilpraktiker und den psychologischen Berater zur Ausbildungsbegleitung; Prüfungs- und Praxisvorbereitung
Ebert, D.: Psychiatrie systematisch. Uni-Med-Verlag
Ermann, M.: Psychotherapeutische und psychosomatische Medizin. Kohlhammer-Verlag
Faller, A.: Der Körper des Menschen. Thieme-Verlag
Faust, V. (Hrsg.): Psychiatrie. Fischer-Verlag
Germer, J.: Farbatlas für Infektionskrankheiten. Schattauer-Verlag
Häfner, H.: Psychiatrie: Ein Lesebuch für Fortgeschrittene. Fischer-Verlag
Herold, G.: Innere Medizin. Selbstverlag G. Herold
Huber, G.: Psychiatrie. Schattauer-Verlag
Karl, J.: Neue Therapiekonzepte für die Praxis der Naturheilkunde. Pflaum-Verlag
Karlson, P.: Kurzes Lehrbuch der Biochemie. Thieme-Verlag
Keidel, W. D.: Physiologie. Thieme-Verlag
Klußmann, R.: Psychotherapie. Springer-Verlag
Köhler, G.: Lehrbuch der Homöopathie. Hippokrates-Verlag
Lang, C.: Demenzen: Diagnose und Differentialdiagnose. Chapmann & Hall-Verlag
Liebau, K. F.: Berufskunde für Heilpraktiker. Pflaum-Verlag
Lippert, H.: Anatomie. Text und Atlas. Urban und Schwarzenberg-Verlag
Mertens, W.: Einführung in die psychoanalytische Therapie, Band 1–3. Kohlhammer-Verlag
Möller, H.-J.: Therapie psychiatrischer Erkrankungen. Enke-Verlag
Müller, C. (Hrsg.): Lexikon der Psychiatrie. Springer-Verlag
Mutschler, E.: Arzneimittelwirkungen. Wissenschaftliche Verlagsgesellschaft
Pschyrembel: Klinisches Wörterbuch. Walter de Gruyter-Verlag
Rassner, G.; Steinert, U.: Dermatologie. Lehrbuch und Atlas. Urban und Schwarzenberg-Verlag
Robert-Koch-Institut: Richtlinie für Krankenhaushygiene und Infektionsprophylaxe.
Schaffner, W.: Heilpflanzen und ihre Drogen. Mosaik-Verlag
Scharfetter, C.: Allgemeine Psychopathologie. Thieme-Verlag
Schettler, G.: Greten, H.: Innere Medizin. Thieme-Verlag
Schneider, K.: Klinische Psychopathologie. Thieme-Verlag
Schüßler, G.: Psychosomatik / Psychotherapie systematisch. Uni-Med-Verlag

Seng, G.: Naturheilverfahren und Homöopathie. Trias-Verlag
Siegenthaler, W.: Differentialdiagnose innerer Krankheiten. Thieme-Verlag
Silbernagl, S.; Despopoulos, A.: Taschenatlas der Physiologie. Thieme-Verlag
Stahl-Kadlec, C.; Donhauser, H.: Diagnose-Rätsel.
Stahl-Kadlec, C.; Donhauser, H.: Repetitorium für den psychotherapeutisch orientierten Heilpraktiker und den psychologischen Berater zur Ausbildungsbegleitung; Prüfungs- und Praxisvorbereitung
Stühmer, R.: Das große Buch der Naturheilkunde. Gustav Lübbe-Verlag
Thews, G.; Mutschier, E.; Vaupel, P.: Anatomie, Physiologie, Pathophysiologie des Menschen. Wissenschaftliche Verlagsgesellschaft
Tölle, R.: Psychiatrie. Springer-Verlag
Valerius, K.-P.: Fotoatlas Anatomie. Mit DVD des Präparationskurses. Lehmanns Media
Valerius, K.-P.: Fotoatlas Neuroanatomie. Mit DVD. Lehmanns Media
Vogel, H.: Differentialdiagnose der medizinisch-klinischen Symptome. UTB/ Ernst Reinhardt-Verlag
Weylandt, K.-H., Klinggräff, P.v.: DDInnere Lehmanns Media
Woschnagg, H.: Mein Befund. Laboruntersuchungen verständlich gemacht. Carl Überreuter-Verlag